吴云鸣 主编

家庭用药1001问

山西出版集团
书海出版社

主　编：吴云鸣

副主编：独　山

余　平

其他编写人员：

陈　功　　黄　山　　徐爱华

严　峻　　金筠青　　丁仁根

前言

据世界卫生组织(WHO)统计:全世界死亡的病人中,约有1/3是死于用药不当。2005年初,由国内多家媒体联合进行了“2004年百姓安全用药调查”,结果显示,我国不合理用药情况大概占到了用药者的12%~32%,约有数亿人次。这是一个惊人的数字,严重威胁着人们的健康和生命。调查还发现,只有40%的人注意药品的生产企业、批准文号、产品批号、有效期等药品相关信息;相当一部分人服用剩余药品或来源于亲戚朋友处的药物,说明很多人的安全用药意识十分淡薄。

药品作为一种特殊的商品,应该得到消费者的谨慎对待。但是,目前还有不少人抱着“久病成良医”的想法,随意用药;有的人迷信“好”药、“新”药、“贵”药、进口药;很多人一旦有病,喜欢中药、西药、多种药大把吃……滥用药物现象比比皆是,药源性疾病的发生率居高不下。究其原因,人们缺乏用药常识是其根本。

使用合格的药品,并不等于安全用药的全部,只有正确合理地使用合格药品,才能确保用药安全,其中包括合理选药、合理用药,才能获得良好的药品效果,又可避免或减少药物不良反应的发生。

家庭是社会的细胞,家庭成员的正确、合理用药,不仅关系到家庭每个成员的健康,还涉及整个家庭的幸福与和谐,因此,我们要认真了解用药知识,谨慎用药。

本书从认识药物、要明明白白买药、解读药品说明书、正确用药、特殊人群的用药、饮食与药物、常见病的合理用药、药物作用和药物反应、药源性疾病、家庭合理进补、家庭药箱等11个方面进行深入浅出的介绍。限于篇幅,对书中参考或引用众多学者的研究成果和著作出处,未能一一列出,恳请见谅。由于我们水平有限,书中错漏之处在所难免,敬请大家批评指正。

编者

2006年11月

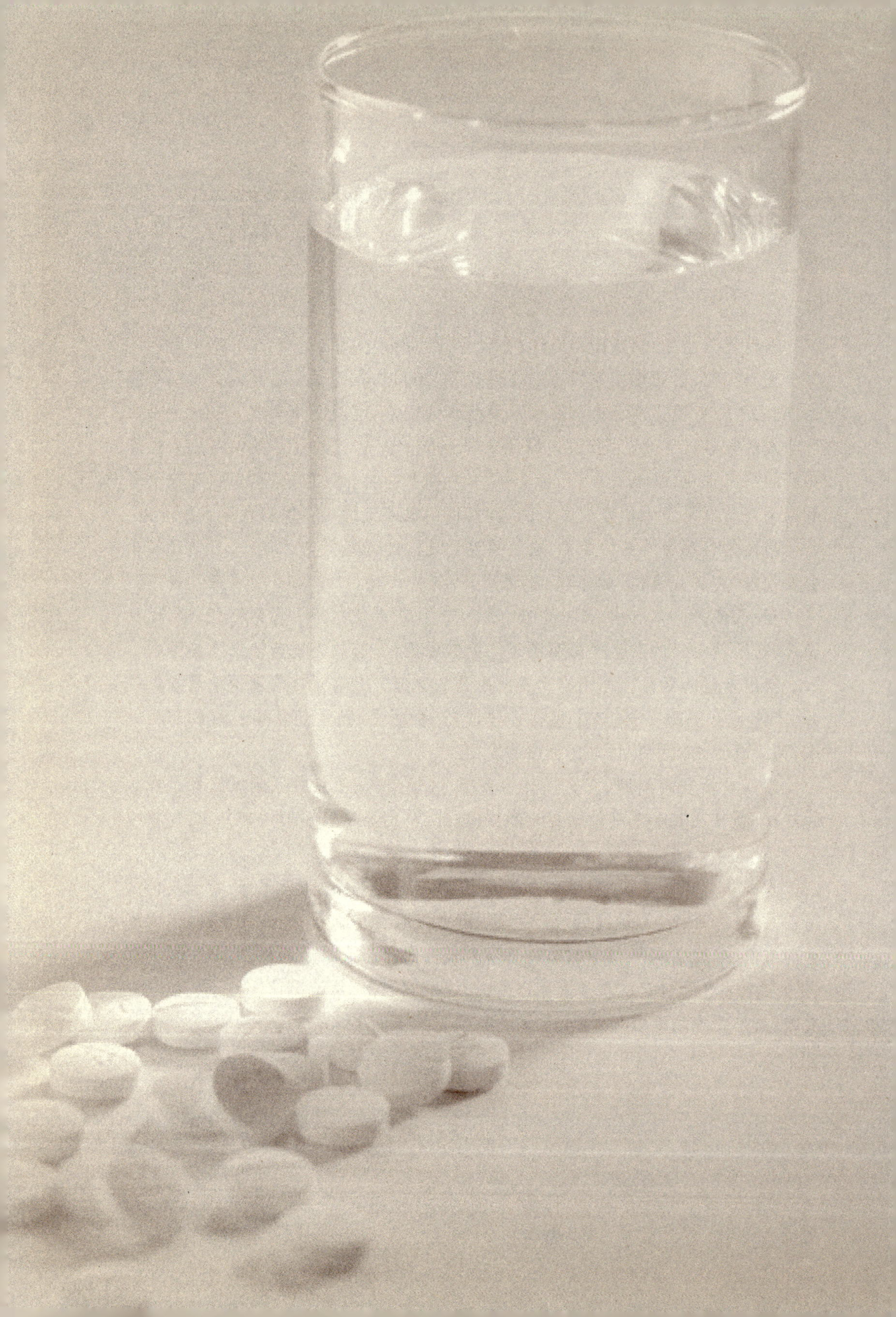

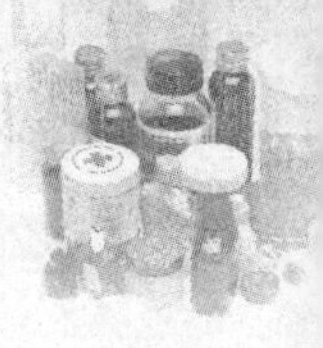

目录 Contents

第一部分　认识药物

药物是人类同疾病作斗争的最有效的手段之一，临床上治疗疾病有75%的疗效是通过药物治疗来实现的。

第二部分　要明明白白买药

药品是一种特殊的商品，是一种性命攸关的商品。

第三部分 解读药品说明书

不看说明书用药,是用自己的生命在“打赌”。

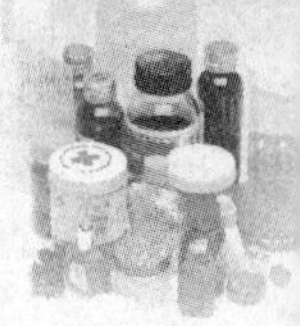

第四部分　正确用药

正确用药可使药物的治疗作用事半功倍。

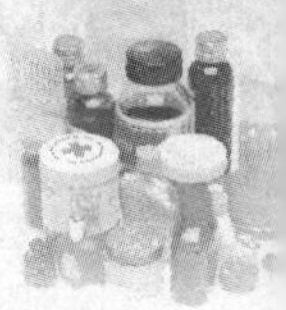

第五部分　特殊人群的用药

儿童、妇女、老人的生理状况与常人有所不同，药物的作用和反应也会发生与常人不同的变化，因而他们用药也要有特殊的调整。

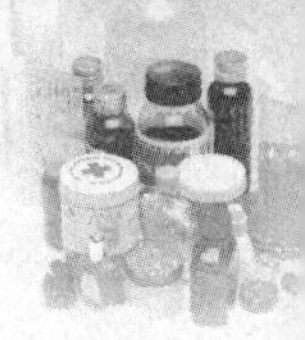

第七部分 常见病的合理用药

2005年初，由多家媒体联合进行了“2004年百姓安全用药调查”，结果显示，我国不合理用药情况占到用药者的12%~32%。

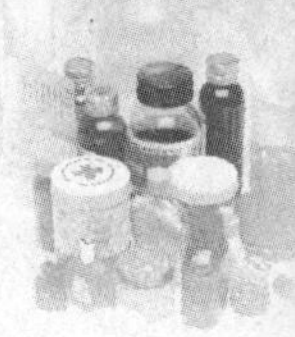

第八部分 药物作用和药物反应

药物是“天使”,药物也是“魔鬼”。

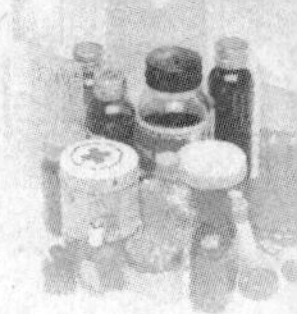

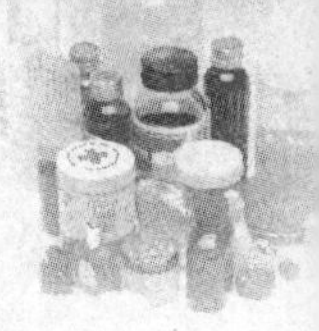

第九部分　药源性疾病

我国药源性疾病已占常见病的10%。目前在国际上已经把药源性疾病提高到“社会公害”的高度来认识。

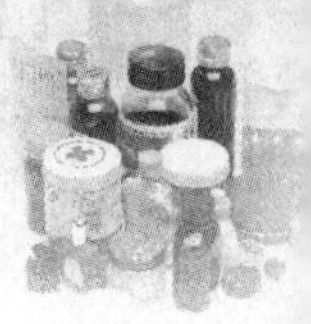

第十部分　合理进补

合理进补就是根据个人的体质,缺什么补什么,运用中药来调理人体气血阴阳及脏腑功能,达到有病治病,无病防病强身的作用。

第十一部分　家庭药箱

家庭药箱是家庭自我保健的一项重要措施,一旦有小伤小病,备用的药物即可解燃眉之急,以免除疾病之苦。

第一部分

认识药物

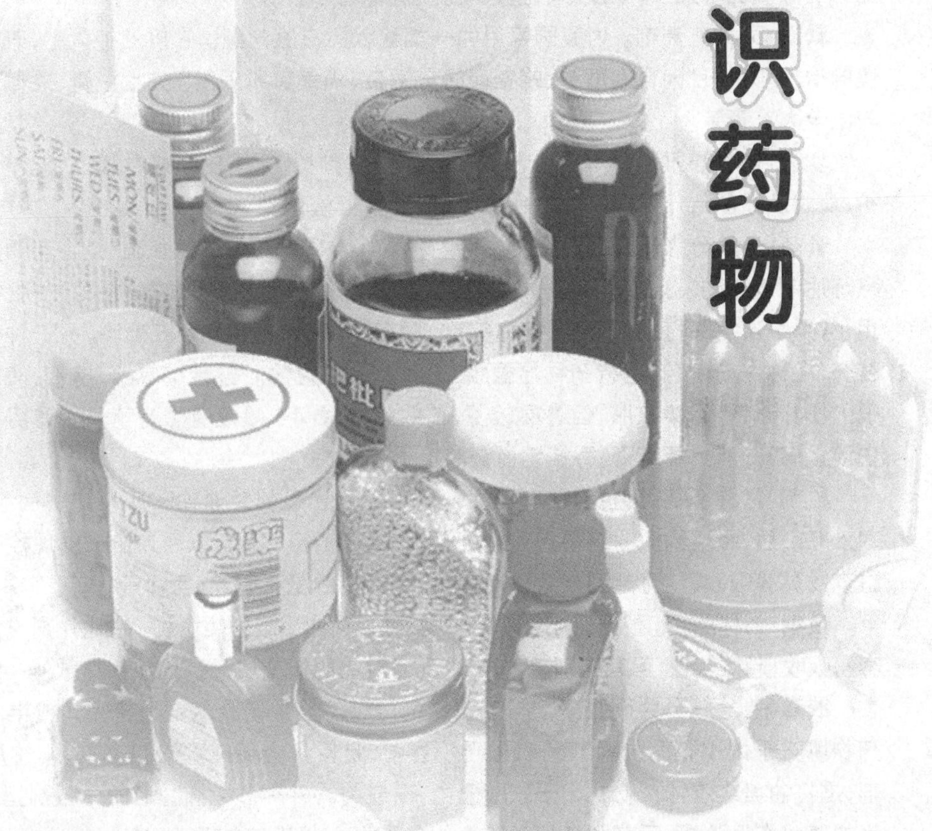

药物是人类同疾病作斗争的最有效的手段之一，临床上治疗疾病有75%的疗效是通过药物治疗来实现的。

常用药物有哪些剂型?

常用药物的剂型有数十种，各有一定的特点。现将一些主要的剂型简介如下:

汤剂:是我国医学中应用最早的一种剂型。它有很多优点，如可以根据病情变化加减，灵活使用药物;汤剂多为复方，药物之间能相互促进，相互制约，可达到增强疗效、缓和药性的作用，而且制备简单，吸收较快。但容积较大，味苦，且易于变质或发霉。

药酒:是用黄酒或白酒将中药浸出的一种剂型。有时还加入蔗糖或蜂蜜来矫味着色。常用于祛风活血、止痛散淤，效果颇佳，且久贮不易变质。如虎骨木瓜酒、舒筋活络酒等。但小儿、孕妇及心脏病、高血压病患者不宜服用。

膏滋:又称煎膏剂。为我国习用的一类膏状的口服剂型。它以滋补为主，兼有缓慢的治疗作用，且因含有蔗糖、蜂蜜而味美适口，为病者所乐用。如枇杷膏、益母草膏与十全大补膏等。

软膏:药物与凡士林等混合制成一种半固体剂型，涂于皮肤或黏膜上，能起到保护、滑润及局部治疗作用。如烫伤软膏、醋酸肤轻松膏等。

膏药:一般分为硬膏药与橡皮膏药两种。其中硬膏药俗称黑膏药，是将药物用油熬炼后制成，能扩张血管，促进局部血液循环，从而起到消肿、拔毒、去腐、生肌等作用，常用于治疗跌打损伤、风湿疼痛等症。如宝珍膏、狗皮膏及万应膏等。另一种橡皮膏药，俗称伤筋膏药，是将药物与橡胶、松香及油脂性物质混合制成的，携带、使用都很方便，而且不污染衣服，但膏层较薄，药效维持时间一般没有黑膏药长。常用的有伤湿止痛膏、消炎解毒膏、香桂活血膏等。

栓剂:又称塞药，为古老的剂型之一。如人们熟悉的甘油栓和痔疮锭呈鱼雷形，塞入肛门后，经括约肌收缩易压入肠内，发挥局部治疗作用。以后人们又发现栓剂通过直肠黏膜吸收，还可起到全身作用，如治疗哮喘的氨茶碱栓、氨哮素栓等。

散剂:俗称药粉。根据医疗用途的不同，可分为内服或外用两种。它比片剂或丸剂容易吸收，起效较快，但有的刺激性较大，而且容易吸湿变质，需要密闭贮存。

胶囊剂:一般分为硬胶囊剂与软胶囊剂两种。其中硬胶囊剂是将固体或半固体药物填充于大小不同的两节圆筒形硬胶囊中，紧密套合而成。软胶囊剂，常称胶丸剂，是将油类或液体药物封闭于软胶囊中，而成为一种圆形或椭圆形的内服剂型。前者如速效伤风胶囊，后者如鱼肝油胶丸。它们不仅外表整洁美观，容易吞服，而且可

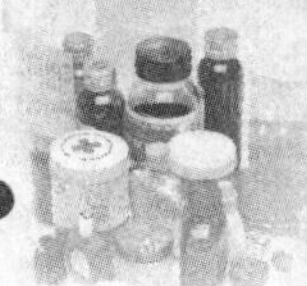

以掩盖药物的不良气味，服用后迅速崩解释放药物。

丸剂：俗称丸药，为古老的剂型之一。由于它具有服用、携带方便，借助包衣掩盖药物的不良气味以及作用缓和、持久等特点，因而常用于慢性病的治疗及调和气血。按所用的辅料不同，丸剂又可分为水丸、蜜丸、糊丸、蜡丸等类型。

滴丸：是20世纪60年代发展起来的高效、速效的口服剂型，多用于难溶性的、不易吸收的或有刺激性的药物，是丸剂的革新。服用后，辅料迅速溶解，而使药物呈微粒析出，吸收较快。如苏冰滴丸、芸香油滴丸等。

冲剂：呈颗粒状，临用时加温开水冲服。它是汤剂的新发展，既保持了汤剂药效发挥快的特色，又克服了汤剂体积大，容易腐败变质的缺点。再则加入多量糖粉，具有糖浆剂的特点，对小儿尤为适宜。如感冒冲剂、止咳冲剂等。

片剂：它具有剂量准确、成本较低以及服用、贮存、运输方便等优点。还可在药片上压上主药的名称及含量，便于识别。也可在药片上压成凹纹，以利于折成两半或四分服用，但儿童及老年人不易吞服。

纸型片：它外表像一张纸，撕一格即可服用。这是将一定量的药物吸附在一定大小的特制的可食性纸上而制成的一种内服剂型。它体积小、疗效高、包装简单、便于携带。但由于纸的吸附量有限，只适用于小量药物。如口服避孕纸片、胃疡平纸片、硫酸阿托品纸片等。

膜剂：为近年来发展的一种新剂型，是将药物溶解在一定材料中制成薄膜状的剂型。它的含量准确，重量轻、体积小，既可口服，也可外用。如硝酸甘油膜、毛果芸香碱眼用膜及避孕膜等。

注射剂：俗称针剂。针剂具有很多优点，其药效迅速，适于急救；不受消化液和食物的影响；还可产生局部定位作用。缺点是使用不便，注射疼痛和价格高。常用的有水针和粉针两类，前者如葡萄糖注射液、氯化钠注射液；后者如青霉素、辅酶A等。另外还有油针如雌乙醇、丙酸睾酮等。

气雾剂：由喷雾剂发展而来，主要是将药物与液化气体或压缩空气同装于带有阀门的封闭耐压的筒内，使用时借助容器的压力，使药物呈雾状自动喷射出来，让这些微粒直达呼吸道或被皮肤吸收，以发挥作用，其吸收速度并不亚于注射，而工序却比注射剂要简便得多。如喘息定气雾剂、芸香草气雾剂。其特点是剂量较小、奏效迅速，能保持药物的无菌状态，并能减少局部涂药的疼痛与感染，副作用较小，但制备麻烦，价格较贵，需要有一定的设备，因而其应用受到一定的限制。

微型胶囊：简称微囊，是近20年发展起来的一种新剂型。它的体积很小，只有一微米到几百微米，可以将它制成胶囊剂、片剂、注射剂等使用。微囊，主要是将固体或液体药物包裹一层高分子物质，而成为一种密封的囊状粒子。其特点是，能增加药物的稳定性，使其不受湿气、光线的影响，同时可防止药物挥发、掩盖臭味，并减少其刺激性。如蒜素微囊胶囊剂、牡荆油微囊片、亮菌甲素微囊注射液等。

近些年来，随着医药技术的飞速发展，剂型的面貌也发生了很大的变化，且涌现出不少新剂型。其中最诱人的莫过于"导弹式药物"了。例如制造一种运载抗癌药物的"微型导弹"，让它识别敌友，定向地击中癌的病灶，而不伤害正常细胞。

综上所述，任何药品的治疗作用，固然取决于本身的化学结构、性质和组成，然而剂型是药物应用的必要形式，它可以调节药物作用的快慢和持续的时间，甚至可以像导弹一般导向定位，提高命中率，减少副作用。可见，只有将药物制成相应的剂型，才能适应各种不同的情况，达到治疗的目的。

处方药与非处方药有什么主要区别？

处方药与非处方药的主要区别

	处方药	非处方药
疾病类型	病情较重、需要医生确诊	小伤小病或解除症状
疾病诊断者	医生	患者自我认识和辨别，自我选择
取药凭据	医生处方	不需处方
主要取药地点	医院药房、药店	药店(甲类)、超市(乙类)
剂量	较大	较小，剂量有限定
服药天数	长、医嘱指导	短、有限定
品牌保护方式	新药保护、专利保护期	品牌

非处方药有哪些特点？

适合范围：主要是常见的或季节性的轻微疾病，症状明显，容易自行判断，并可准确选购药品而对症治疗。

使用安全：据现有资料与临床使用经验证实为安全性大的药品。它性能平和，只要按常规剂量使用，不会产生毒副反应，仅有一般不良反应，且为暂时性的，停药后可迅速消退。即使连续使用多日，也不会成瘾，更无潜在的毒性，不会引起蓄积中毒。

疗效确切：药物作用的针对性强，适应证明确，易被患者掌握与接受。治疗期间

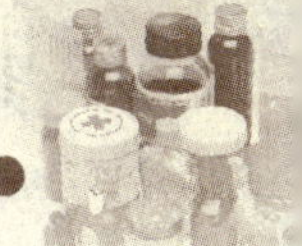

不需要经常调整剂量，更无需特殊监测。

质量可靠：药品的理化性质比较稳定，在一般储存条件下，经较长时间（如2年以上）也不易变质。

内容详尽：药品说明书及药品包装说明详细、准确无误，而且文字深入浅出，通俗易懂，利于操作。

使用方便：以口服、外用、吸入等便于患者自行使用的剂型为主，分剂量使用的药物，简便明了，易于掌握。价格合理，易被患者接受。

非处方药使用要注意些什么？

“是药三分毒”，为更好地发挥非处方药的治疗作用，可参照以下“五掌握”，正确应用。

要掌握症状：在用药治疗前，要先明确自己患的是什么病，然后再用药，不可只凭自己主观感觉或某一个症状就随便用药。例如发热、头痛是许多疾病的共有症状，感冒时可出现，脑炎、脑膜炎以及某些急性传染病和感染性疾病的早期也可出现。如果用非处方药中的对乙酰胺基酚治疗感冒所引起的发热、头痛，就会收到良好的效果；而用于后者，则会掩盖症状，延误病情而造成严重后果。

要掌握所用药物的功效与主治范围：在用药前应仔细看药品说明书，明确所用药品的性质和应用范围。如非处方药中的通宣理肺丸、羚翘解毒丸、藿香正气水，这三种中成药都可以治疗感冒，但它们的性质是截然不同的。如通宣理肺丸是辛温解表药，具有散寒解表、宣肺止咳的功效，主治风寒感冒。这种感冒多发生于冬季，病人有受凉史，病后主要特点是发热轻，怕冷重、鼻寒、流清涕，不出汗，伴有头痛和全身关节酸痛、咳嗽等，用后就会收到良好的疗效。羚翘解毒丸则属辛凉解表药，具有辛凉解表、清热解毒的功效，主治风热感冒。这种感冒多发生于春季，特点是发热重、畏寒轻、鼻涕黏稠，口干咽痛、咯黄痰、头胀痛、有汗或无汗等。藿香正气水属祛暑解表药，具有祛暑解表、和中理气的功效，主治暑湿感冒，这种感冒多发生于夏季，病后发高热，头晕、头胀、心中烦热、身倦无汗、口渴喜饮，伴有恶心、呕吐、小便短赤色黄等。如果不了解这些药物的功效与主治范围，用羚翘解毒丸等辛凉解表药治疗风寒感冒就等于是寒上加凉，用通宣理肺丸等辛温解表药治疗风热感冒就等于是热上加温，不但治不好病还会加重病情。

要掌握用药时间与用量：为使所用药品获得满意的治疗效果，减少不良反应，要注意药品说明书中的用药时间和用量。如乳酶生属助消化药，应在饭前10分钟服；布洛芬等解热镇痛药对胃肠道有刺激，应在饭时或饭后服；驱肠虫药阿苯达唑、甲苏达唑、枸橼酸哌嗪等，应在半空腹或空腹时服。如果在饭后服，药物就会被食物阻隔，不能很快进入肠道而难以达到驱虫的目的。

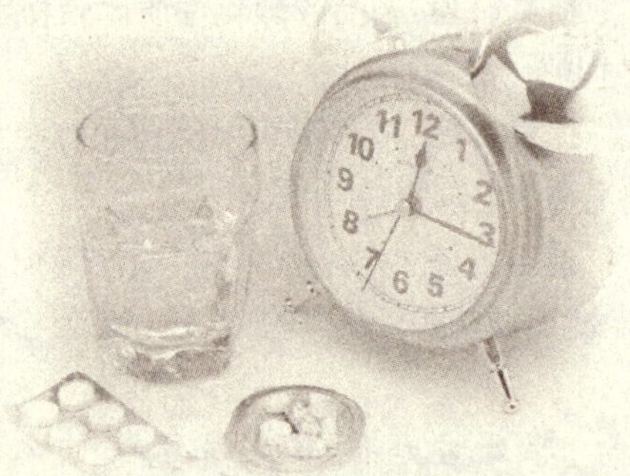

在应用非处方药治病时，也要严格掌握药物剂量，不能过量用药，否则会导致不良反应的发生。如酵母片是常用的助消化药，过量服用后同样可造成腹泻；对乙酰胺基酚虽然比其他解热镇痛药的不良反应小，但发热病人尤其是老年人过量服用后，可造成出汗过多而发生虚脱。

要掌握药物的不良反应与相应对策：非处方药同样会使人体产生不良反应，严重的不良反应如过敏反应等出现的机会较少，但在应用过程中也应提高警惕。如在服药后出现皮肤瘙痒、皮疹或发热等情况时，很可能是药物过敏，对此应及时停药和及时就医诊治。某些非处方药如苯海拉明、异丙嗪、马来酸氯苯那敏等都属常用的抗组胺药，广泛用于治疗过敏性疾病，但用药后常出现疲倦乏力和嗜睡等反应，因此在用后应注意休息；对于从事高空作业、重体力劳动的人员和驾驶员，对这类药应慎用。如必须服用时，应暂时脱离原工作岗位，以免发生安全事故。

要注意观察疗效：应用非处方药，大多数是在未经医生诊断的情况下应用的，这就容易造成用药针对性不强的问题，所以在用药期间，自己要注意观察疗效。如用药2日~3日后，病情不减轻反而加重或又出现新的症状时，应及时就医诊治，以免延误病情。

第二部分

要明明白白买药

药品是一种特殊的商品，是一种性命攸关的商品。

怎样才能买到最适合自己病症的药？

医疗体制的改革和非处方药制度的实施，使得人们自行选购药品的机会显著增多。那么，怎样才能从种类繁多的药物中选购到最适合治疗自己病症的品种呢？

关键是对症。在购药之前，应首先明确治什么病，然后再对照所要购买药品的外包装上或药品说明书中所列的主治或功能（有的为适应证，有的为作用与用途）及禁忌症、副作用（或不良反应），看看是否对症。对症才能购买。如果病人病情复杂、严重，一般药品不能治疗时，应到医院或诊所请医生诊治，以免耽误治疗。

在对症的基础上，要选择疗效较好的药物。一种病，往往有好几种药品都对之有效，而一些药品也往往能治几种病。这时应根据病人病情、体质、得病原因，在对症的前提下选择效果较好的药物。

多数药物都有一些毒性反应。有些药物效果虽好，但毒副反应却比较严重，有些药物见效虽较缓慢，但毒副反应都相对较小。因此，选用作用较好而毒副反应较低的药物，也是家庭购药应遵循的一个原则。

在考虑到对症、高效及毒副反应低等因素后，还应考虑价格因素，选择价格相对较低和当地容易购买到的药物。

由于医药知识的缺乏。一般人在购买药物时容易受到外界各种因素的影响，其中以广告的影响为甚。虽然药物广告在推广新药方面起着积极的作用。但夸大宣传的情况比较严重。因此，在购买药物时保持清醒的头脑，尽量避免某些药物广告和药品推销员的误导和干扰是十分重要的。

另外，还要避免受到别人口传和自己以往经验的影响。一种药物对他人有效，不一定对自己有效；自己过去服用时曾经有效，也不代表现在仍然对自己有效。用药时如拿不定主意还是请教医师和药师为好，千万不要自作主张。

购买药品有哪些注意事项？

目前，药品分为处方药和非处方药。处方药比较复杂，需要严格管理，应由医生开方才能购买。非处方药疗效确切，使用方便，比较安全，可自行到药店购买。在购买家庭常用药时应注意以下几点：

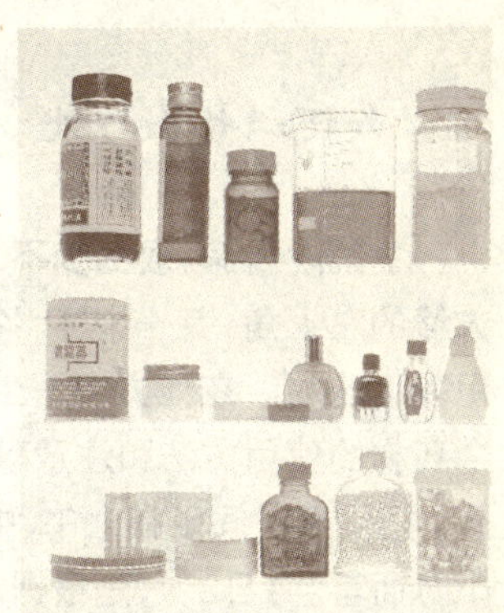

要选购家庭能够自行使用的药品。药品的剂型很多，一般在家庭使用，宜选用口服制剂或外用制剂，使用方便；而注射制剂等需要在特殊条件下使用，故不宜购买。

注意所购药品有无“两号一标一家”。按规定，药品在外包装上必须有药品监督管理部门的批准文号、药品生产厂家的生产批号，有经过批准的注册商标和生产厂家的名称。无上述标志或标志不全的，不宜购买，以防买到假药。

要有药品说明书。所购的药品一定要有说明书，并标明有效期。如所购药品为了贮存，并非急用，应选离失效期远的药品。

不要随处购药。当前假药、劣药泛滥，无照非法个体诊所及药店时有出现，不能随处购买药品，应到正规医院或“三证”齐全的公司、药店去买。“三证”指营业执照、药品经营企业合格证和药品经营企业许可证。不要轻信什么“祖传秘方”、“包治百病”、“现身说法”等胡乱吹嘘，更不要到游医、地摊上购买药品，以防上当受骗，既花了钱，又耽误了病情，甚至造成严重后果。

要牢记需购药品的名称。目前在药品市场上，药的商品名或别名繁多，很容易造成混淆。如痛痉平与痛痉宁、邦备与邦迪、达力新与达力士等，虽一字之差，但其药物作用却完全不同。所以，药名绝不能搞错。

自购备贮的药品量不宜过大。以免过期失效，造成浪费。

购买备用药，要选易于贮存，包装完整的药品。一般应购买小包装的整瓶、整盒的药物，对零散的片、丸、胶囊等制剂，应用瓶或盒分别盛放，并应立即标上药物的名称、用途、用法、用量及失效日期。

要向药店索取购药发票等购药凭证。如果发现或怀疑所购药品有质量问题，消费者可以凭有关购药凭证向管理部门投诉，这样可以对药店经营者进行及时处理，挽回消费者的损失。

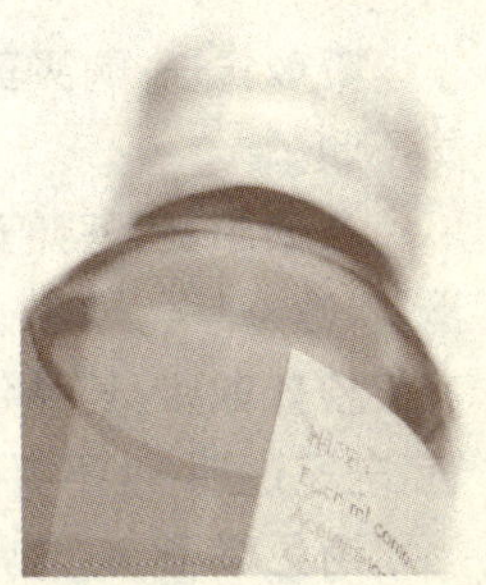

选购进口药品应仔细查看。药品包装及说明书上必须有国家主管部门核发的进口药品注册证、药名及有效成分、生产国家、生产厂家。药店在销售进口药品时，必须持国家口岸药检所出具的进口药品检验报告书复印件，消费者有权要求药店出示该复印件，在中国市场销售的所有进口药品必须有中文说明书。

注意药品有效期。一般宜选购离失效期较远的药品。

如何识读医师处方?

去医院看病,医生少不了要给你开一张处方。如果你稍加注意,便会发现,在处方笺的左上角,有一个"R."符号。R.是拉丁文"取"、"拿"一词的缩写,它的含义是取用以下药物。在处方中医生都写明了每种药物的使用方法,病人在取药时应记住各个药物的使用方法和注意事项。许多人用药,常把1日3次的1日,理解为白天这段时间。把用药时间定在上午、中午和下午,或是三餐前后。其实不然,1日3次是指1天24小时而言。1日3次,是根据24小时内药物在人体血液中的浓度变化制定出来的。**因此,1日3次,正确的服药时间是每隔8小时用药1次。**两次服药间隔时间过长,会影响疗效;两次服药间隔时间过短,会增加药物的毒副作用。考虑到人的作息规律,每日3次,用药时间可以这样安排:早上7点,下午3点,晚上11点。同样的道理,每日2次,每日4次,都应以24小时来安排用药时间,具体情况请务必遵医嘱用药。

处方中的常用外文含义为:q.d.每日1次,b.i.d.每日2次,t.i.d.每日3次,q.i.d.每日4次,q.o.d.隔日1次,q.m每晨,q.n.每晚,q.h.每小时,s.o.s.需要时,p.r.n.必要时,h.s.临睡时,p.c.饭后,a.c.饭前,a.m.上午,p.m.下午,i.m.肌内注射,i.v.静脉注射,i.d.皮内注射,i.h.皮下注射,i.v.gtt.静脉滴注,p.o.口服;ug微克,mg毫克,g克,kg千克,ml毫升,u单位。

如何选购非处方药物?

选购非处方药时应注意以下问题:

判断疾病:购药前应根据症状,结合自己掌握的医药知识做出明确判断,也可向药房人员咨询,便于准确选择药品,对判断不明确的症状,应去医院检查。

看说明书:正规药品的说明书应具有批准文号、药名、主要成分、药理作用与适应证、用法用量及不良反应、禁忌症等内容。购买时应仔细阅读,与患者的症状对照后选用。

索取凭证:购买药品后应要求开具发票,写清药名等内容,并将其妥善保存,以防不测。

准确用药:遵照药品说明书,结合患者的性别、年龄、体重等因素,掌握用药剂量、次数、疗程。其中用药剂量特别重要,用量过大易引起毒副反应。

检查期限:药品包装上印有生产日期、有效期及储存条件等,使用前须详细检查,若已过期,就不要使用。

避免联用:有些患者对用药存在贪多心理,认为品种愈多疗效越好,殊不知,若

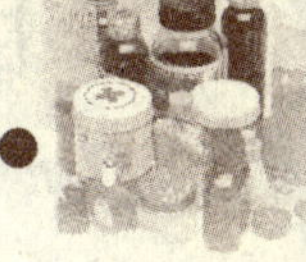

配伍不当反而会引起毒副反应。

为什么不能盲目迷信进口药?

有些人对进口药品感兴趣,可能有以下几方面的因素:①进口药广告诱人,对病人有极大的诱惑力;②药品的制作工艺水平高,里外包装美观,获得了病人的信任;③价钱昂贵迎合了部分国人"好货不便宜"的消费心理;④有些国家(如美国、德国、日本等)在医药领域的确占有领先地位。这些方面是进口药的优势,使它赢得了一些人的青睐。然而,事物总是一分为二的,进口药也有不良的一面。目前,在血液制品的制作过程中,怎样去尽血液中的肝炎病毒和艾滋病病毒,至今还没有公认的好办法。因此从肝炎、艾滋病流行的地区进口冻干血浆、抗血友病第八因子等,这对我国人民的健康不仅无益,而且是个威胁。如浙江省18个血友病病人,因用进口的抗血友病第八因子,其中有4人感染了艾滋病病毒。

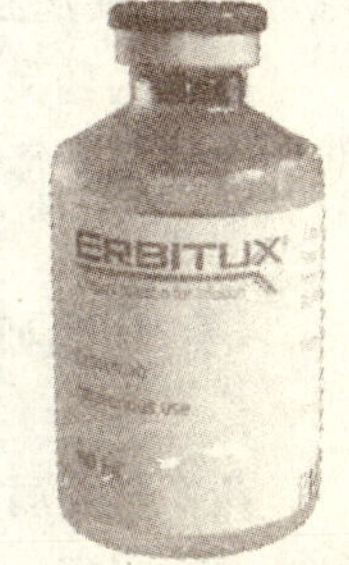

此外,进口药品是根据他国人的病种、体型而研制的。国人的体型与其并不完全一致,存在着差异;而同一疾病可由不同的病因所致,病型亦不完全相同,同样存在着一定的差异,因此进口药是否完全适合国人,应具体药物具体分析。

药品是治病的,无须讲究是洋还是土,关键在于对症下药,合理用药,切忌过分迷信进口药。

怎样看药物的批准文号和批号?

药物的批准文号和批号,是两个不同的概念。

药物的批准文号是指生产该药的许可证号,药物批准文号自1999年之后由国家药品监督管理局统一颁发。在此之前,是由各省、自治区、直辖市卫生主管部门和卫生部核准颁发的。这类批准文号目前依然有效。批准文号如为"(2001)卫药准字第×××号",则表示该药是2001年由卫生部批准生产的。批准文号如为"湘卫药准字(1996)第×××号",则表示该药是1996年由湖南省卫生厅批准生产的。一般由各省市的标记(如江苏省称"苏"、福建省称"闽")以及批准日的年数和编号等组成。

批准文号为"国药准字x(或z)2000××××号",则表示该药是国家药品监督管理局2000年批准生产的,其中x代表化学药品,z代表中药;批准号为"(97)卫药输字第×××号”，则表示该药品是1997年由国外生产输入进口的。

怎样识别进口药品的有效期？

我国进口的药品以美、日、德、英、瑞士、俄罗斯等国家的为多。

常见的国外药品的有效期表示为Expiry date (EXP.DATE)、Expiration date 、Expire、Use before，表明的是失效期。Storage life(贮存期限)、Stability(稳定期)、Validity(duration)，表明的是有效的期限 。年、月、日多用阿拉伯数字表示，年份排在最后。月份常用英文缩写字母表示，1月~12月依次是Jan、Feb、Mar、Apr、May、Jun、July、Aug、Sep、Oct 、Nov、Dec。如Exp.Date：Feb1992，表示失效期是1992年2月，药品可使用到1992年1月30日。

日本的药品包装上多用昭和年份表示，只要在它的年份上再加上25年，就和我们使用的公元年份一致了。

怎样识别假冒伪劣药？

药物是治病救人的特殊商品。如果不慎购买了假药，不但会延误治疗，还可能使身体遭受损害。掌握一些识别假药的基本常识是必要的。

仔细观察是识别假药的第一个步骤。可以观察药品内外包装的色泽与细微之处。如最小的字迹是否清晰可见，印刷套色是否精致、有没有错误等。按《中华人民共和国药品管理法》规定，药品包装上应印有标签和说明书，其中包括药品的名称、规格、厂家、批准文号、批号、主要成分、适应证、用法用量、不良反应和注意事项等。合格药品包装上应印有商标图案及“注册商标”，有的还有仿伪物或防伪激光图案。因生产药品须获当地卫生行政部门批准，故合格药品的包装或标签上均印有“批准文号”。而假药在包装印刷上一般比较粗糙。

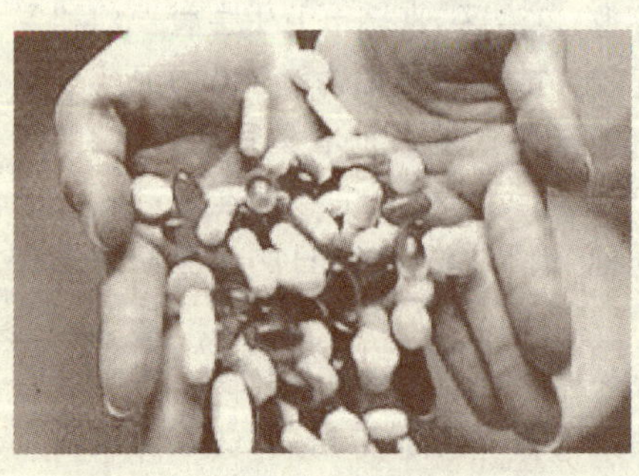

从药品外观质量上来看，伪劣针剂颜色改变，有沉淀分层，出现混浊絮状物或黑霉点及其他固体结晶。伪劣片剂药片颜色变黄、变深，出现花斑霉点、潮解，糖衣片裂开、发霉等。伪劣糖浆有发霉、异臭、大量沉淀的现象。伪劣冲剂有结块、潮湿、发黏、溶化、生虫的现象。

为了防止上当受骗，要尽量到正规的药

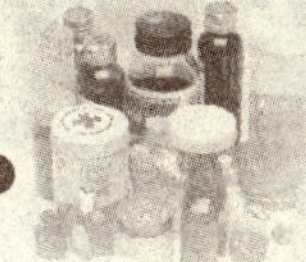

店购药。对所购药物的质量存有疑问时，可将相关的物证，如病历、处方、购药发票、收据、内外包装及药物等，一并送至当地药品监督管理局或消费者协会，供鉴定之用，以维护自身的合法权益，保证用药的安全。

如何区别药名相近的药物？

药物的通用名称多数是按照一定的规则编写的，不容易混淆，而且有规律可循，词尾相同的往往是同一类药物。但是一些老药的名称（其中一部分也收入为通用名称）或习惯叫法却无规律可循。有许多药品名称非常相近，甚至只有一字之差，而作用却差之千里，如果不小心误用，后果非常严重。药品的商品名更是五花八门，容易混淆。下面列举一些实例加以说明，希望对进行自我药疗的病人能有一定的帮助。

1.名称或习惯叫法易混淆的药物

安定和安坦：安定（通用名：地西泮）是抗焦虑药物，用于焦虑症和各种神经官能症、失眠、癫痫和抽搐等；安坦（通用名：苯海索）是抗震颤麻痹药物。

阿拉明和可拉明：阿拉明（通用名：间羟胺）是抗休克药物；可拉明（通用名：尼可刹米）是中枢兴奋药物。

安妥明和安妥碘：安妥明（通用名：氯贝丁酯）是调节血脂药物；安妥碘（通用名：普罗碘胺）是眼科用药。

氟脲嘧啶和氟胞嘧啶：氟脲嘧啶是抗肿瘤药物；氟胞嘧啶是抗真菌药物。

氯丙嗪和异丙嗪：氯丙嗪是抗精神病药；异丙嗪是抗组织胺药。

利血平和利血生：利血平（通用名：利舍平）是降血压药物；利血生是升白细胞药物。

普鲁卡因和普鲁卡因胺：普鲁卡因是局麻药物；普鲁卡因胺是抗心律失常药物。

司可林和尼可林：司可林（通用名：氯琥珀胆碱）是骨骼肌松弛药物；尼可林（通用名：胞磷胆碱）是中枢兴奋药物。

他巴唑和地巴唑：他巴唑（通用名：甲硫咪唑）是抗甲亢药物；地巴唑是降血压药物。

痛痉宁和痛痉平：痛痉宁（通用名：卡马西平）是镇痛药物；痛痉平（通用名：甲羟痉异）是胃肠解痉药物。

六甲烯胺、六甲溴铵和六甲蜜胺：六甲烯胺（通用名：乌洛托品）是泌尿系统消炎药物；六甲溴铵是降压药物；六甲蜜胺则是抗肿瘤药物。

2.商品名易混淆的药物

贝兰德和贝立德：贝兰德（通用名：法莫替丁）是抗酸及抗溃疡病药物；贝立德：

（通用名：氧氟沙星）为喹诺酮类抗菌药物。

迪尔诺和迪尔松：迪尔诺（通用名：布洛芬）是解热镇痛药物；迪尔松（通用名：地尔硫草）则是防治心绞痛的药物。

迪克菲、迪克乐和迪克新：迪克菲（通用名：利福喷汀）是抗结核药物；迪克乐（通用名：双氯芬酸）为非类固醇类抗炎药物；迪克新（通用名：替硝唑）则为抗厌氧菌药物。

恩得来和恩得欣：恩得来（通用名：普萘洛尔）是抗心律失常药物；恩得欣（通用名：葛根素葡萄糖）则为防治心绞痛药物。

诺福丁和诺福生：诺福丁（通用名：双氯芬酸）是非类固醇类抗炎药物；诺福生（通用名：维拉帕米）是抗心律失常药物。

3.很多中药的名称虽然只有一字之差，但其功用却差别很大。若误服，不但不利于身体健康，反而有害。

赤芍与白芍：赤芍味苦、性寒，有泻火凉血、化淤止痛之功效，主要用于血热、肝火引起的吐血、经闭等症；白芍味酸苦、性寒，有养血敛阴、柔肝止痛之功效，主要用于肝血不足、肝阴亏损引起的头晕、月经不调等症。

苍术与白术：二者皆有燥湿健脾的作用，但白术苦甘性缓，补多于散，长于补脾气；苍术行散力强，长于祛风除湿，燥湿健脾。

石决明与草决明：两者皆有清肝热、明目退翳的作用。但石决明还有滋养肝阴的作用，对于肝虚血少，视物不清者较佳；草决明长于清泻肝胆实火而明目，故对肝胆郁热、目赤肿痛者较为常用。

半枝莲与半边莲：两者均有利水消肿作用，但半枝莲苦寒性较强，以小便不利或腹水、热重于湿者为宜；半边莲以淡渗见长，其利水消肿作用比半枝莲强，临床常用于湿重于热者。

黄连、黄柏、黄芩：均为有名的苦寒泻火燥湿药，但各有所长。黄连长于泻心火而除热；黄柏长于泻肾经相火而清湿热；黄芩长于清肺火。因此，古人有“黄芩治上焦，黄莲治中焦，黄柏治下焦”的说法。

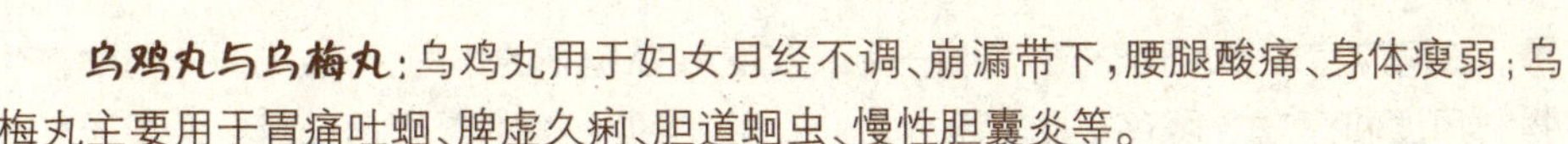

乌鸡丸与乌梅丸：乌鸡丸用于妇女月经不调、崩漏带下，腰腿酸痛、身体瘦弱；乌梅丸主要用于胃痛吐蛔、脾虚久痢、胆道蛔虫、慢性胆囊炎等。

香附丸与香莲丸：前者主要治疗血虚气滞引起的胸肋胀痛、经行胀痛及妊娠恶阻、胎动不安；后者主要用于治疗湿热内痔引起的下痢赤白，脓血相杂，里急后重之症。

归脾丸与归参丸：前者主治心脾两虚引起的怔忡健忘、食少不寐，妇人经水过多及脾虚出血等症；后者适用于实热血燥引起的头面生疮、面生粉刺、口舌糜烂等症。

为什么买药时要看清药品的含量？

同一种药品，为了适合不同的年龄或不同的病情，往往制成不同的规格。如降血脂药辛伐他汀片，尽管都是每盒10片，外包装也差不多，但一种是每片含药量5毫克，另一种是每片含药量10毫克，后者一片相当于前者两片，一盒相当于前者两盒。类似的例子还有很多，如心脑血管病人常吃的辅酶Q_{10}胶囊，就有5毫克、10毫克、15毫克3种；护肝药肌苷片有0.1g、0.2g2种；阿司匹林片有5毫克、25毫克、100毫克、200毫克、300毫克、500毫克6种；维生素E有5毫克、50毫克、100毫克3种等。

药品的含量规格不同，价格自然不同。一般情况下，大含量规格的药品要比小含量规格药品的单价高。

必须特别强调的是，前后用药更换规格后一定要注意调整服用剂量。如辛伐他汀片，老年高胆固醇血症患者常规量每晚口服5毫克的2片就行了，更换10毫克的片剂后只能口服1片，若再口服2片就可能引起不良反应。原本每天服用10毫克2片的中青年冠心病患者，改服5毫克片后就需服4片，再服2片就起不到治疗作用了。

此外，不同含量规格的药品其用途也会不同。如每片25毫克的阿司匹林，可用于治疗心脑血管疾病，而每片300毫克的片剂只能用于治疗风湿病。两种规格的制剂不能相互代替。再如，用于胃肠解痉时0.5毫克的阿托品就足够了，用1支5毫克或10毫克的阿托品，可使人中毒。但抢救有机磷中毒时就需要用大含量的阿托品，用1支0.5毫克的就起不到治疗作用。

为什么长期使用某一厂家的一种药品后，不宜更换其他厂家的同一种药品？

药物的生物利用度是评价药品制剂质量的重要指标，生物利用度不同，药物的疗效也不同。生物利用度取决于药品制剂的物理性质，如溶解度、颗粒大小、赋型剂等。不同厂家生产的同一药品，由于制剂工艺和赋型剂的不同，可造成同一药物在生物利用度和疗效方面存在显著差异，临床上经常见到有的患者诉说因更换不同厂家的药品后疗效降低，甚至病情加重的情况。所以，临床使用某一药物，尤其是作用于心血管系统及其他安全范围较窄的药物，一旦获得满意的疗效，应尽量用原厂家生产的药物，以防止因药物质量的差异造成血药浓度波动大而影响疗效。

为什么要慎重使用偏方？

“偏方治大病”，不少人对此深信不疑，有人绘声绘色地讲述某偏方治疗疑难病症的故事，以证明偏方不虚。

不可否认，偏方对某种病症确有些作用，但它的使用存在着因时、因地、因人、因很多条件而异的特点，否则后果难测。此外，偏方土方之所以未能作为正式药方列入医学著作，最主要的原因就是这种药方没有足够的科学依据和证明。而正规药方和药物，无论中药西药，不但在理论上都经过严密的科学论证，而且必须经过足够的临床试验。因此，使用没有经过足够科学论证的偏方和土方应该慎重。

那么，为什么还有那么多人相信偏方呢？其原因大概有三：①某些偏方土方对某些疑难病症在某种情况下的确有效果，增加了其神秘性；②偏方简便省钱，操作容易，对经济并不富裕的普通人来说，具有很大诱惑力；③科学的健康知识不普及，有些人尚不具备基本的健康知识，加上有病乱投医的心理，使不少人不惜舍身一试。

但是，无论什么样的理由，从价值衡量的角度看，都远远不能与人的健康相比。因此，在药物的使用上应该依靠科学，不要拿自己的身体和生命当儿戏，要慎用偏方土方！

为什么保健食品不能替代药品？

药品与保健品两者分属两个体系，各自生产、管理、使用相差甚远，不能混为一谈。现在因为零售药店很多，两类产品常常同放柜架出售，使得消费者误认为小病吃点保健品，大病、重病买点药品用即可，这是不妥的。

1997年，由国家技术监督局发布的《保健（功能）食品通用标准》（以下简称《标准》）中指出：保健（功能）食品是食品的一个种类，具有一般食品的共性，能调节人体的功能，适用于特定人群，但不以治疗疾病为目的。《标准》按照调节人体功能的作用，将保健（功能）食品分成调节免疫功能、延缓衰老、改善记忆、促进生长发育、抗疲劳、减肥等13大类。在技术要求上，《标准》明确规定保健（功能）食品至少应具有调节

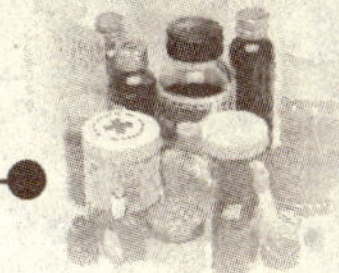

人体功能作用的某一种功能，并对功效成分提出要求，即保健（功能）食品一般应含有与功能相对应的功效成分及功效成分的最低有效含量。

那么，怎样判断药品与保健食品呢？

从外包装批准文号上区分：药品与保健食品生产的审批权，药品为省级以上卫生行政部门，保健食品为国家食品、药品监督管理局。二者批准文号的格式内容有不同之处。药品批准文号格式为：省市简称+卫药准字+（年号）+第××××××号（由6位数字组成）。如上海市卫生局1999年审批的药号批准文号为：沪卫药准字（1999）第××××××号。保健食品批准文号格式为：卫食健字+（年号）+第××××号，或国食健字G+（年号）+第××××号。进口保健食品批准文号为：国食健字J+（年号）+第××××号。通过查看包装上的批准文号，就可很直观地区分出药品与保健食品。

从治疗作用和保健作用差异区分：药品一般都要有明确的适应证、不良反应、用法用量、疗程以及注意事项等，并须在医生的指导下使用；而保健食品虽也注明适应证、用法用量等，但其使用过程长，对人体有一定程度的滋补营养、保健康复作用，只能对疾病治疗起到辅助作用，没有十分明确的治疗效果。

常见的违法药品包装和标签内容有哪些？

药品的包装及标签上也可以提供一些药品及用药方面的信息，它们往往仅是药品说明书的一部分，但是有的包装上擅自添加了一些广告用语或企业宣传用语，如"国家优质产品"、"纯中药制剂"、"生物高科技新产品"、"医学首选"、"治疗显效率100%"、"国家级新药"、"中药保护品种"、"GMP认证"、"进口原料分装"、"监制"、"荣誉出品"、"获奖产品"、"保险公司质量保险"、"公费报销"、"名贵药材"以及"国家A级企业产品"等等字样，这些都是误导病人的不实之词，并且与国家的规定格格不入。

如何识别变质药品？

药品都是由化学物质构成的，易受时间、温度、光线、空气等因素的影响。如果贮藏方法不当或存放时间过长，容易变质失效，甚至产生有毒物质，因此必须引起重视。药品有无变质一般可借助药品的外观有无变化来初步判断。

注射液（水针剂）：应澄明（混悬液除外）、无颜色变化（药物的颜色可以从说明书中得知），中草药注射剂一般颜色较深，大部分药液无色，少许微黄或淡黄。如发现药液颜色比说明书中描绘的变深，出现黑白点或絮状物、混浊、沉淀、霉点及其他固体结晶，说明药品已经变质不能再用。但也有些药品，在低温时溶解度小，会析出结晶，稍用温水加热即可溶解，像这类药品，说明书上都有说明，应根据医疗部门意见决定能否再用。

注射用粉针剂：摇动时瓶内药粉粘住瓶壁，结块、变色、潮解，甚至溶化成糊状，则表明已变质不能使用。

油针剂：一般应是淡黄色，均匀澄清的油溶液，如发现油液混浊、有沉淀分层或颜色变深，近似棕色，表示已变质，不能用。

药片：通常有不包糖衣的压制片和包糖衣的包衣片。如果不包衣的白色药片变黄、颜色变深，药片上有花斑、发霉、疏松、表面粗糙凹凸不平、潮解或有结晶析出等，就说明药片变质了。包衣片出现糖衣表面褪色露底、白色糖衣片有黑色或花斑、糖衣层裂开、发霉等现象，就不应再用。如果阿司匹林上发现针状小结晶、维生素C片变成淡糙米色或淡棕色、含碘化物的药品由白色变成红棕色，都属于已变质药物。纸型片是一种口服剂型，一般应纸片均匀、干燥，分格完整。如纸片表面不匀、缺损、受潮、发霉、粘纸等，都是药物变质或疗效下降的信号。

胶囊：软化、碎裂或表面粘连、发霉等，不可使用。

丸剂：变形、变色、发霉、有异样斑点或臭味，不宜继续使用。

干糖浆或颗粒剂（冲剂）：都是能倒动的颗粒，如出现发黏、结块、溶化、发霉、异臭、变色、变硬等情况时，也不宜继续使用。

口服液体制剂：不论是颜色深浅，都应均匀无异味，否则应作为变质处理。

眼药水：澄清液体（混悬液除外），如有颜色变化、结晶、絮状物或毛点，就不能使用。

眼药膏及其他药膏：失水干涸、水油分离、有油败气味等就不能再使用。

酊剂、浸膏剂、糖浆剂：看是否有分层、析水、沉淀等现象及嗅之有异味。糖浆出现大量沉淀、发霉、变色，开盖后有气体产生，说明已变质，应忌服。

软膏剂：软膏剂较以上几种制剂稳定，但如超过有效期，或检查有酸败、异臭、膏质油层析出或有结晶析出，则不宜使用。

人参、海马等贵重中草药品：若贮存时间较长也会出现受潮霉烂、虫蛀等变质现象，不能再服用。若霉变、虫蛀的范围小，去除霉变及虫蛀部分后尚可使用。

所有药品现在都标有有效期，没有标注有效期或超过有效期的药物都不能使用。

第三部分

解读药品说明书

不看说明书用药，是用自己的生命在"打赌"。

不规范的药品说明书常见的问题有哪些？

北京市消费者协会曾经组织专家和普通病人对一些常用药品说明书进行了评议，人们对药品说明书常见的主要问题归纳如下：

(1)项目名称五花八门。依照有关规定，药品说明书中的项目名称都有一个固定的叫法，如不良反应、注意事项等。但有的说明书特别是一些把英文药品说明书直译成中文的进口药品说明书，其中的项目名称可以说是五花八门。有的说明书把"药理作用"称做"特性"，把"不良反应"称做"药物其他的可能作用"，"注意事项"称做"请注意"或"警告"等等。这样，使人们读起来不光是觉得别扭，而且有时读而不解其意。

(2)项目次序颠倒、混乱。先前的法律法规对说明书中各项目的前后次序没有硬性规定，但是在临床实际应用中，人们已经形成了习惯的排列次序，医生和病人也有习惯的阅读方式。基本上是按照药品名称、结构式、性状、药理作用、药代动力学、适应证、用法与用量、不良反应、注意事项、禁忌、规格、包装、贮藏、有效期、批准文号、生产单位的次序排列。但有的说明书仍然存在着项目次序颠倒、混乱的情况，使得医生和病人在阅读时容易遗漏、忽略重要的项目。

(3)项目内容存在"兼并"、"转岗"、"分流"、"下岗"现象。有的说明书把不良反应、注意事项、禁忌都写在"注意"项目中；有的把药理作用、适应证都写在"作用与用途"栏中。医生和病人在阅读时必须将一整块内容分门别类地归纳清楚，这不仅给医生和病人阅读造成麻烦，而且禁忌、不良反应等关系到用药安全的重要内容，往往容易被忽略。有的说明书"禁忌"一项写在"注意事项"栏中，没有单独列出明示，仔细阅读后才能发现，极容易遗漏。有的说明书将注意事项的内容分别写在"用药限制"、"特别注意"、"药物相互作用"栏中。阅读时必须通读全文，融会贯通，在多个项目中提取有用的内容，经综合整理，才能变成完整的"注意事项"。有的说明书有"禁忌"项目，但其内容不是禁忌症，而是注意事项。这些都给阅读者造成混乱。

(4)项目不齐全。有少部分药品说明书甚至存在缺项现象。某祛痰药品的说明书缺项达14项。特别是在一些青霉素类和头孢类的抗生素、非甾体消炎镇痛药品的说明书中，不仅缺少"禁忌"项目，而且未明示"青霉素或头孢菌素过敏者禁用"、"有胃肠道活动性溃疡者禁用"等警示性文字，对病人的用药安全极不负责任，极易造成药源性事故。

(5)部分说明书内容过于简单，只说不明。部分药品说明书项目基本齐全，但内容过于简单，只说不明，甚至一笔带过。阅读者读而不知所云。

(6)对于药理作用、不良反应、注意事项、禁忌等项内容的叙述含糊其辞、避重就

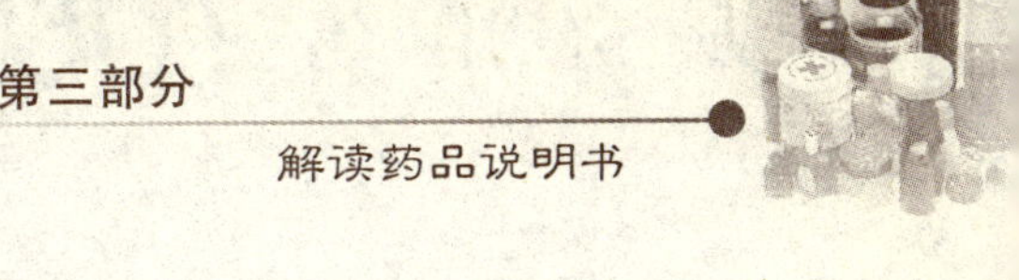

轻。部分说明书对不良反应、注意事项、禁忌等内容，能少写就少写，能不写就不写，编撰出诸如“很少会发生特殊副作用”、“不良反应轻度、可逆”等含糊其辞的说法，以及“无明显不良反应”与“偶有口干、恶心”等前后矛盾的说法。大部分合资药厂和少数国内药厂对药品的用法用量、不良反应、注意事项、禁忌等内容叙述极为详尽，特别是不良反应项目，只要该药品在全球发生过一例有意义的不良反应，或者仅是可能由该药品引起的不良反应，也要详细说明。这充分反映出生产厂家对病人负责的态度。与那些编写说明书含糊其词、避重就轻的做法形成了鲜明的对比。

(7)说明书叙述不清，不使用习惯用语和正规医学术语，其内容晦涩难懂。个别药品说明书，特别是由英文说明书直译过来的说明书，不仅在项目上不规范，在语言的表达上也是叙述不清，不使用习惯用语和医学术语，不符合我国医生和病人的阅读习惯，其内容晦涩难懂。

(8)个别说明书自行增加项目和内容，存在夸大其辞、使用不实之词的现象。有的说明书出现“纯天然植物”、“医学首选”、“治疗显效率100%”等不科学、不客观的文字，甚至宣称“国内首先研制成功新型抗菌消炎药”、“坚持服用×××片，可消除一切不适而痊愈”；有的说明书增加[×××特点]、[临床验证]等项目，带有明显的自我宣传色彩。

(9)项目内容不完整，有些说明书的项目比较齐全，内容也比较详尽，但是个别项目内容不完整，这种现象比较普遍。如在药品名称项目中，许多药品缺少汉语拼音药名；生产单位项目中，缺少厂址、邮编、电话；进口药品缺少生产厂家的中文译名和国内总经销商的名称、地址、邮编、电话等。

(10)个别说明书“历史悠久”，内容陈旧，有错别字。一份北京某药厂产品的说明书中所留的电话号码是6位数字，还是十几年前的说明书，至少说明该药物在近十几年的临床应用中所发现的不良反应，没有及时补充到说明书中，厂家缺乏必要的责任心；而且，如有疑问，也无法给厂家打电话。还有一份说明书错字连篇，把“简介”写成“简解”，把“副作用”写成“付作用”。其说明书的质量如此低劣，其药品质量就更令人担心了。

以上仅是调查了的部分药品说明书表现出的问题，在我们日常生活中，在不同的地区可能还会发现更为严重的问题。例如，早几年，某些进口药品的包装乃至说明书中没有一个中文字体，令老百姓拿着药不敢吃，也不知怎么吃；有的抗感染药“能治疗敏感菌引起的各种感染”，但谁也不知其所指的“敏感菌”究竟是哪些。这些情况都反映出药品说明书存在着严重的问题，对我们进行自我保健、自我药疗造成了严重的障碍。

药品"性状"是什么意思？

一般用来描述药品的外观、颜色、气味等性状。可以帮助我们从外表上鉴定药品的基本性质。如果长期保存后，这些性质发生了变化，如颜色由白色变成了黄色，澄清的液体出现了沉淀，都可能意味着药品发生了性质改变，服用前要引起注意。

药品"适应证"介绍什么内容？

这是介绍药物适用于哪些疾病或症状的项目，不论医生还是病人都应认真阅读，而且还应注意区分"治疗××疾病"、"缓解××疾病的症状"或"作为××疾病的辅助治疗"的不同。例如，感冒是生活中的常见疾病，主要是由于一些特殊的病毒引起的一系列不适。由于感冒病毒非常容易变化，因此至今我们还没有一个直接"治疗感冒"的药物。但是我们有很多感冒时可服用的药物，如"日夜百服宁"、"泰诺感冒片"等，这些药物的配方不同，它们主要是针对感冒引起的头痛、发热、鼻塞、咳嗽等症状，分别"缓解"其中某些症状的。癌症病人在接受化疗时除了应用一些化疗药物，还要根据情况使用一些缓解化疗药物引起呕吐、白细胞降低等副作用的药物，这些药物就不能说是"治疗"癌症，而只能是作为癌症病人化疗时"缓解"某些症状而使用的"辅助药物"。

为什么要仔细阅读"用法用量"？

用药方法与用药剂量是安全、有效用药的重要基础，本项目的内容也是医生和病人应该认真阅读并真正理解掌握的。

首先要明确该药品的正确用药方法，如口服、皮下注射、肌肉注射、静脉注射、静脉滴注、外用、喷雾吸入、肛门塞入等。尤其应该注意有些药物不同适应证需采用不同的用药方法，以免误用。例如，庆大霉素注射液，一般用于治疗感染性疾病时都是肌内注射或静脉滴注的，但有时一些肠道细菌引起的腹泻，医生可能要求我们口服庆大霉素。如果缺少直接口服的制剂时，也可直接口服其注射液，此时就应特别注意其用药方法。

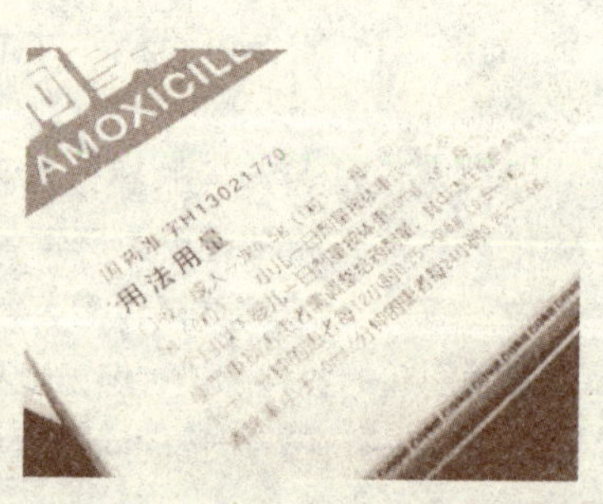

对于某些特殊的制剂，如注射用无菌粉末、喷雾剂、阴道栓剂等，说明书一般都

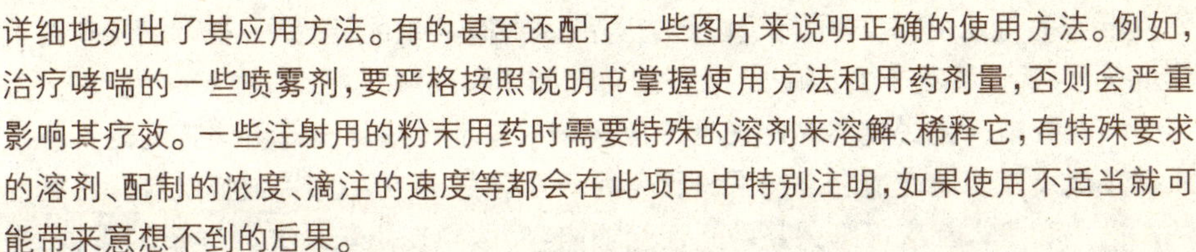

详细地列出了其应用方法。有的甚至还配了一些图片来说明正确的使用方法。例如,治疗哮喘的一些喷雾剂,要严格按照说明书掌握使用方法和用药剂量,否则会严重影响其疗效。一些注射用的粉末用药时需要特殊的溶剂来溶解、稀释它,有特殊要求的溶剂、配制的浓度、滴注的速度等都会在此项目中特别注明,如果使用不适当就可能带来意想不到的后果。

药品的用药剂量也是与相应的适应证对应的,应准确地区分不同适应证的用药剂量、计量方法、用药次数以及疗程期限,特别注意与制剂规格的关系(即××毫克相当于×片或×支等)。剂量一般以一次"××(或××~××)(重量或容量单位,如克、毫克、微克、升、毫升等),一日×(或××~××)次"方式列出。应特别注意是"一日"的用量还是"一次"的用量,还应注意用重量或体积表示的药品剂量与几片、几支之间的对应关系。现国家已经明确做出规定,如该药品为注射液、注射用无菌粉末、片剂、胶囊剂、丸剂、颗粒剂、冲剂、口服溶液剂、膜剂或栓剂等,必须在重量或容量单位后以括号注明相应的计数(如片、粒、包、支、安瓿等)。如:"一次×片,一日×次","一次×支,一日×次等"。这样我们正确地理解用量就方便多了。

在掌握用法用量时,还应注意有些药物的剂量分为负荷量(为迅速起效而在用药初期给予的较大剂量,如掌握不好很容易引起副作用)及维持量(为维持原有疗效而继续给予的药量)。有的用药时从小剂量开始逐渐增量,直至达到适合病人的剂量。有的药品必须在饭前、饭后或饭时服用者,应仔细看明白,认真遵守。需进行疗程用药者则必须按照注明的疗程剂量、用法和期限正确使用。

有的药品的剂量需按体重或体表面积计算,如"按体重一次××/千克(或××~××/千克),一日×次(或×~×次)",或以"按体表面积一次××/平方米(或××~××/平方米),一日×次(或×~×次)"。这时我们必须严格地按照服用者当时的体重或体表面积计算其用量。一般的说,按照体表面积比按照体重更为可靠,但我们很难知道自己的体表面积究竟是多少,所以这种药物一般都要在医生指导下或只有在医院里才使用,因此我们在弄不清楚时可以直接去询问医生或药师。

有很多药物,根据不同适应证、不同的用药对象(成人、老人或儿童等)会有不同用药方法和剂量;不同的用药途径也会有不同的给药剂量(如同一药物的口服、肌注或静滴给药,其用药剂量和给药间隔都会有所不同)。

为什么不能对"不良反应"掉以轻心?

药物不良反应是指在按规定剂量正常应用药品的过程中产生的有害而非所期望的与药品应用有因果关系的反应。客观地讲,绝大多数药物都会有出现各种各样不良反应的可能性，有些不良反应是与药品本身有关系的，而另一些可能还与用药者的生理、病理情况有关，因此必须仔细对照阅读和注意。

一般要求药品说明书在此项目下应实事求是地详细列出应用该药品时可能发生的不良反应。通常情况是按不良反应的严重程度、发生的频率或症状等顺序列出的。医生和病人都应仔细完整地阅读此项内容，做到在用药前充分理解和掌握，在用药中有重点地对可能出现的不良反应进行严密观察。必须知道，有些药物不良反应是主观能感受或观察到不适的，如出现明显的胃肠道反应、发热、皮疹等；有些却不一定能迅速意识到，如有些肝、肾功能的变化等，必须依靠定期及时地复查某些检验项目才能及时发现并做出处理，因此观察不良反应不能仅靠自己的感觉来判断。

“禁忌症”为什么很重要?

禁忌症是禁止应用该药品的人群或疾病情况，并尽量阐明其原因。凡是符合其条件应严格禁止使用该药品，通过理解其原因和机制，还可以举一反三地应用于其他说明书未提到的具体情况中。

为什么要重视“注意事项”?

注意事项包括用该药品时必须注意的问题，如影响药物疗效的因素（如食物、吸烟、饮酒等对用药的影响等），需要慎用的情况（如肝、肾功能异常的情况等），用药过程中需观察的情况（如过敏反应，定期检查血常规、肝功、肾功等），用药对于临床检验的影响等。可以帮助医生和病人更加科学地使用这种药物，排除一些干扰该药物发挥正常疗效的因素，并且进一步注意用药安全的观察。

“药物相互作用”提醒什么?

列出与该药产生相互作用的药物并说明相互作用的结果及合并用药的注意事项。这项内容也与我们正确用药关系重大。在日常生活中我们往往要多种药物合并使用，一些病人特别是老年病人，往往多种疾病集于一身，有慢性病，有急性病，有长期用药，有临时用药，有治疗用药，有辅助用药，有时还同时服用一些保健品。这时就应认真清理一下同时或同时期服用的各种药物或食物，尽量避免它们之间的各种不良相互作用，保证药物正常疗效的发挥。

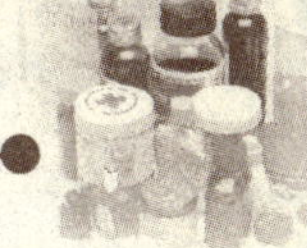

为什么要看清“规格”、“贮藏”、“包装”的内容？

规格指每片（粒、支等）含有多少剂量的药物成分。必须注意，有的药品（特别是注射剂）有多种规格，它们共用一种说明书，阅读时应该对照您使用的是哪种规格的药品。复方制剂有的只标主要成分，如APC片只标明含阿司匹林0.42克；有的只标出主要成分的名称；有的则标出所有的成分含量。

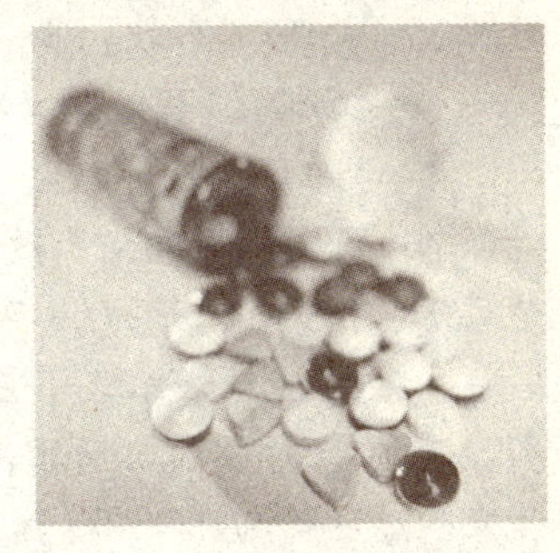

贮藏指标明贮藏药品所需的具体条件（温度、干湿、明暗等）。药品在贮存保管中，影响药品质量的因素，主要有5大要素：空气（氧和二氧化碳）、光线、湿度、温度和时间。

密闭、密封、隔绝空气：主要是选择适当的容器，如纸盒、塑料袋、玻璃瓶，进行密闭、密封或熔封，以防止空气、水分的入侵。

干燥：指相对湿度为50%~70%。

阴凉：指温度不超过20℃。

避光：对遇光易变色、沉淀的药品要求避光，如己烯雌酚、氯氮草（利眠宁）等。这种药品一般选择棕色玻璃容器，或黑色包裹的无色玻璃容器，或其他不透光的容器包装。未使用完的药品也要注意避光保存。

低温、冷藏、防冻：抗生素、生物制品、脏器制品在高温下易变质，生物制品冻结后也能失去活性，乳剂受冻后易破坏分层。冷藏指在2℃~10℃之间，一般可在电冰箱冷藏室保存，如血清、菌苗、类毒素、球蛋白、白蛋白等药品。但冷藏不等于温度越低越好，这类药品也要防冻，因为疫苗等冻结后会变性；氢氧化铝、乳白鱼肝油等药品冻结后易分层。

包装包括包装规格和包装材料。包装规格系指小包装的规格。包装材料系指小包装的材质。小包装是指我们买到手的盒、包、瓶等，其中可能还会分成若干更小的包装，如1包板蓝根冲剂装有12小袋冲剂，每盒注射剂装有10支安瓿等。

为什么千万不要漏看“有效期”？

有效期是指保证药物有效的日期，它是根据药品的稳定性来确定的。这是保证药品安全有效使用的重要数据，大家都知道，过期药品是不能使用的。在药品说明书上有几种有关有效期的写法，其含义略有不同。

"有效期为1999年7月"指该药物可用到1999年7月31日。

"失效期为1999年7月"指该物只能用到1999年6月30日。

"有效期990701指该药到1999年7月1日前有效。"

"生产日期980701有效期×年"指该药的生产日期是1998年7月1日，该药从这日算起："×"年内有效。

"批号980701有效期×年"指该药的生产日期是1998年7月1日，该药从这日算起，"×"年内有效。

国内许多厂家的生产批号大都按照生产日期编号，这种批号常为6位数，前2位是年份，第三、四位是月份，末2位是日期；有时后边还有第七、八、九位数，无论6位以后有几位数，都只表示该药生产的班次或其他厂内分批的情况。随着新世纪的开始，多数药品已改为4位数纪年，国家也已做出决定，今后生产的药品都要按4位数纪年法来标注日期，这样一来，药品批号就成为8位或8位以上了，其代表的意义也依次为年、月、日、班次……但必须注意的是，一些进口厂家的批号，特别是进口厂家的药品批号有着特殊的编号方法，并不一定按照生产日期编号，因此不能简单地按照生产批号来判断其生产日期和有效期。

一般抗感染药、生物制剂类药品都标有严格的有效期规定。根据这一规定，结合药品生产日期就可判断该药品是否过期失效。

为什么要关注"批准文号"和"生产企业"？

批准文号指国家批准的该药品的生产文号，必须与药品的生产批号（标明该药品生产的批次）加以区别。可想而知，药品的批准文号中的年份一定是早于生产批号中的年份。

生产企业系指该药品的生产企业（而不是销售企业），该项内容包括企业名称、详细地址、邮政编码、电话和传真号码，有时还有企业的网址。这些都是便于医生或病人在用药中有各种疑问时可以随时和企业联系的，因此也是一项不可缺少的项目。

药品说明书中"或遵医嘱"是什么意思？

拿到一种药品说明书、标签上用法用量项下常有"或遵医嘱"字样，它有两种意思：

（1）标签上标注的是常规剂量和用法。一般病情，可按常规剂量方法服用，但是，每个人的体质、病情、对药物的敏感性不同，用药的剂量也常不相同，医生可根据病

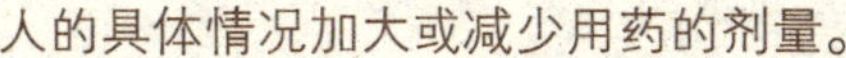

人的具体情况加大或减少用药的剂量。

(2)一般药物往往不止一项用途,而每种用途的剂量也不相同。例如,阿司匹林是常用退热药,它又是抗风湿药,又有抗血栓形成的作用,在用于这三种不同疾病时,用量是大不相同的。

因此,在用药时最好还是遵照医生的指导服用,不要自行乱服。

药品说明书和医生医嘱不一致时,以什么为准?

说明书是指导医生正确开处方,指导病人正确用药的重要资料。有时候,您会发现医生开出的医嘱可能有与药品说明书不一致的情况。

作为病人究竟该以哪个为准,听谁的呢?

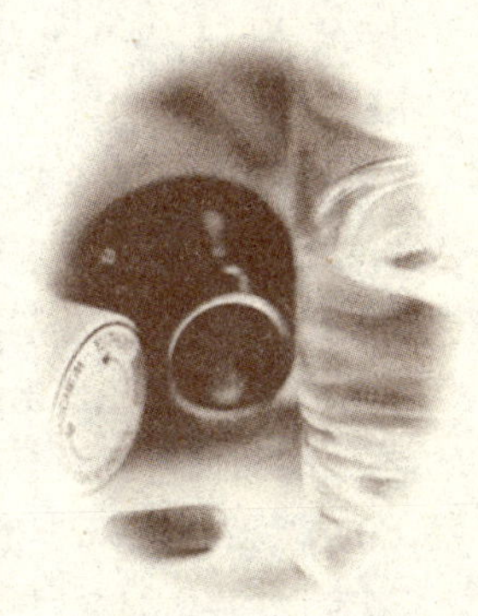

不论是按说明书,还是听医生的,作为病人您都得多留个心眼。应该说,药品说明书在药品申报过程中经过了众多专家的考核认可,而且在法律上具有一定的权威性。医生也只能是药品说明书的使用者之一,因此,也可能存在对说明书理解上和记忆上的一些偏差,甚至是工作疏忽。因此,一旦两者出现不一致,首先要向医生提出质疑。如果医生能够解释这是特殊的用法并表示对此负责,则可以相信医生,因为医生是有法律义务对其医疗行为负责的。

从另一个角度讲,药品的使用是在实践中不断发展着的,而说明书不可能非常及时地更新。有一些药品的临床实际用法也是在不断发展的,因此可能在一定的范围内,对说明书的用法有所拓展。从这个角度讲,只要其有理论依据,有能证明有效安全的证据。可以在某些方面有新发展,我们应该尊重医生的医嘱。如给胆绞痛病人开了硝苯吡啶,说明书标明该药是钙离子拮抗剂,能扩张冠状动脉,增加冠状动脉血流量,提高心肌对缺血的耐受性,用于心绞痛。但硝苯吡啶用于胆绞痛也能解痉止痛,且不会诱发老年人青光眼发作和尿潴留。

当然也不排除个别药品企业对病人缺乏责任心,在制作和印刷药品说明书时产生一些错误。发现类似的情况,我们必须立即向医生,甚至有关部门提出质疑。

怎样理解“慎用”、“忌用”和“禁用”?

绝大多数的药品说明书上都印有“慎用”、“忌用”和“禁用”的事项。怎样理解这三个词呢?这三个词的意思总的是嘱咐吃药的人要注意,不能乱吃。需要明白的是,这三个词虽只有一字之差。但嘱咐的轻重程度却大不相同。

慎用:提醒服药的人服用本药时要小心谨慎。就是在服用之后,要细心地观察有无不良反应出现,如有就必须立即停止服用;如没有就可继续使用。所以,"慎用"是告诉你要留神,不是说不能使用。比如利他林对大脑有兴奋作用,高血压、癫痫病人应慎用。

忌用:比"慎用"进了一步,已达到不适宜使用或应避免使用的程度。标明"忌用"的药,说明其不良反应比较明确,发生不良后果的可能性很大,故用"忌用"一词以示警告。比如患有白细胞减少症的人要忌用苯唑青霉素钠,因为该药可减少白细胞。

禁用:这是对用药的最严厉警告。禁用就是禁止使用。比如对青霉素有过敏反应的人,就要禁止使用青霉素类药物;而青光眼病人绝对不能使用阿托品。

药品"剂量"、"常用量"、"极量"、"中毒量"、"突击量"有什么区别?

剂量:通常是指成人一次使用的平均药量。药物剂量的大小,是决定药物在体内血药浓度高低的,超过一定限度,药物的治疗作用将变为毒害作用,轻者引起中毒,重者会致人死亡。因此,在使用药品的时候,必须认真掌握剂量,毒性药更应注意。

常用量:常用量即治疗量,指临床常用的有效剂量范围,对大多数人能产生明显的治疗作用,又不致引起严重不良反应的用量。该剂量为成人(18岁~60岁)一次的用量,60岁以上的老人,一般用成人量的3/4;小儿剂量可按下列方法计算:

1岁以内=0.01×(月龄+2)×成人剂量

1岁以上=0.05×(年龄+2)×成人剂量

突击量与维持量:突击量即在疾病的药物治疗中,为了使药物在体内达到较高浓度,以便迅速杀灭病原体或控制病情,常首先给予较大的剂量。维持量即等病情控制后,减少剂量,通常为维持体内有效浓度的最小剂量。采用这种剂量,一来可使已取得的疗效得以维持,长期控制病情;二来可减少用药量,减轻药物的不良反应。

极量:极量是指安全用药的极限,是最大的治疗量。超过极量就有发生中毒的可能,除特殊情况外,一般不得超过。极量有一次极量、一日极量、疗程极量及单位时间内的用药极量之分,应予区别。

中毒量与致死量;用药超过极量,引起中毒反应的剂量叫中毒量;造成严重中毒而引起死亡的量,叫做致死量。

药物的"复方"与"复合"有什么不同?

人们常把"复方"与"复合"药物视为同一概念,如把"复合氨基酸注射液"写成

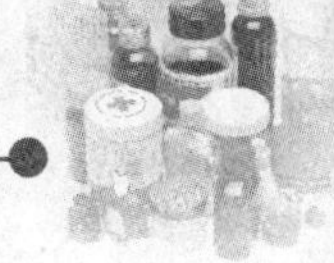

“复方氨基酸注射液”。这不仅是概念上的错误,还会带来用药混乱。

复合：系指由几种同类别的药物组成的制剂，当然也允许有其他类别的药物。如,复合维生素B片由维生素B_1、B_2、B_6复合而成,并以此为主,但还含烟酰胺、泛酸钙等,故以“复合维生素B”命名。又如,复合磷酸酯酶片由麦芽中提取的多种酶(主要是磷酸二酯酶、磷酸单酯酶)组成。这些酶都具有膦酸酯酶的活性,可看成一类,故以“复合”之意而命名。

复方:系指几种不同类别的药物混合而成的制剂。其药名是指处方中的主药。比如复方碘溶液是由碘和碘化钾组成的,而起治疗作用的是碘,碘化钾只是在配制过程中增加碘的溶解度。又如,复方地芬诺酯片由地芬诺酯、阿托品等组成,两者皆有治疗作用,但以地芬诺酯为主,故而得名。再如,复方氯丙那林片,内含氯丙那林、溴己新等成分,这显然是不同类别的几种药,但以氯丙那林为主,故名。

“复方”与“复合”是不同概念,应严格区分,以确保用药安全。

药物的计量单位是怎样换算的?

中西药物计量单位,一律采用国家规定的公制。根据药物的性状不同,采取不同的计量单位。固体和半固体药物用重量单位克(g)表示,液体药物多用容量单位“毫升(ml)”表示。其换算如下:

重量单位:1千克(kg)=1000克(g)

1克(g)=1000毫克(mg)

1毫克(mg)=1000微克(mg)

容量单位:1升(L)=1000毫升(ml)

一部分抗生素、维生素等,由于药物纯度不恒定,无法用重量、容量来表示药效的大小,只能依靠生物检定的方法与标准品进行比较来测定,采用特定的国际单位来表示它们的效价,简称单位(Unit.IU.U)。如青霉素针剂常用的为80万单位一瓶。效价单位不是计量单位,但用效价单位来表示含量的药物如需换算成重量单位,可根据其理论效价来换算。所以,在临床使用药品时,有时用国际单位表示含量,有时用重量单位表示含量。

现将一些常用药物的理论效价单位与重量单位换算关系介绍如下:

1毫克(mg)=10000单位的药物有:链霉素、土霉素、红霉素、金霉素盐酸盐、新霉素、卡那霉素、多粘菌素B、庆大霉素等。

四环素:1毫克(mg)=1082单位;青霉素钠:1毫克(mg)=1670单位;青霉素钾:1毫克(mg)=1598单位;长效青霉素:1毫克(mg)=1211单位;红霉素乳糖酸盐:1毫克

(mg)=672单位;维生素A:1毫克(mg)=2907单位;维生素E:1毫克(mg)=1单位;维生素D:1毫克(mg)=40000单位。

进口药品说明书中常见的英文名称有哪些?

进口药品说明书常见的英文名称如下:

(1)适应证(Indication):常用的表示方法有Indication(适应证),Indication and Usage(适应证与用途),Major(Principal) Indication(主要适应证),Uses(用途),Action and Use(作用与用途)。

(2)禁忌症(Contrain dications):常用的表示法是Contrain dications(禁忌症),也有用Resrictions on Use(用药限制)。

(3)剂量与用法(Dosage and Administration):方法有Dosage and Administration(剂量与用法),Administration (用法),Method of (tor) Administration (用法),Mode of Application(用法),How to use(用法),Route of Administration(给药途径或用法),Direction for Use(用法),Application and Usage(用法),Dosage(剂量),Posology(剂量学)。可能还有其他表示法。

(4)不良反应(Adverse Reactions):常用表示法有Adverse Reaction(s)(不良反应),Unwanted(Untoward) Reaction(s)(不良反应),Sideeffects(副作用),Side Reactions(副作用),Unwanted (Undesirable) Reactions(副作用),By-effects(副作用)。

(5)注意事项(Precaution):常用表示法有Precaution(注意事项),Cautions(注意事项),Note(注意),Special Note(Precautions,Cautions)特别注意,N.B(注意),Warnings(警告),Important(重要事项),Important for the Patients(病人须知)等。

(6)包装(Package):“包装”在英文说明书中的表示方法有许多种,常用的是Pack(Package)和Supply。

(7)贮存(Storage):常用表示法Storage。常用短语有Store(Keep) in a cool and dry place (存放于阴凉干燥处),Proteet from light (heat)(避光或热),Prevent moisture(防潮),away from light(避光),away from children(勿让儿童触及),out of(the)reach of children (勿让儿童触及)。

(8)其他项目(Others):上述几项是绝大多数英文药品说明书中必备项目,但许多说明书中还常常有其他一些项目,如:特点(Characteristics),性质(Properties),药动学(Pharmacokinetics),用药过量(Overdosage),相互作用(Interactions),有效期(Validity)等。

第四部分

正确用药

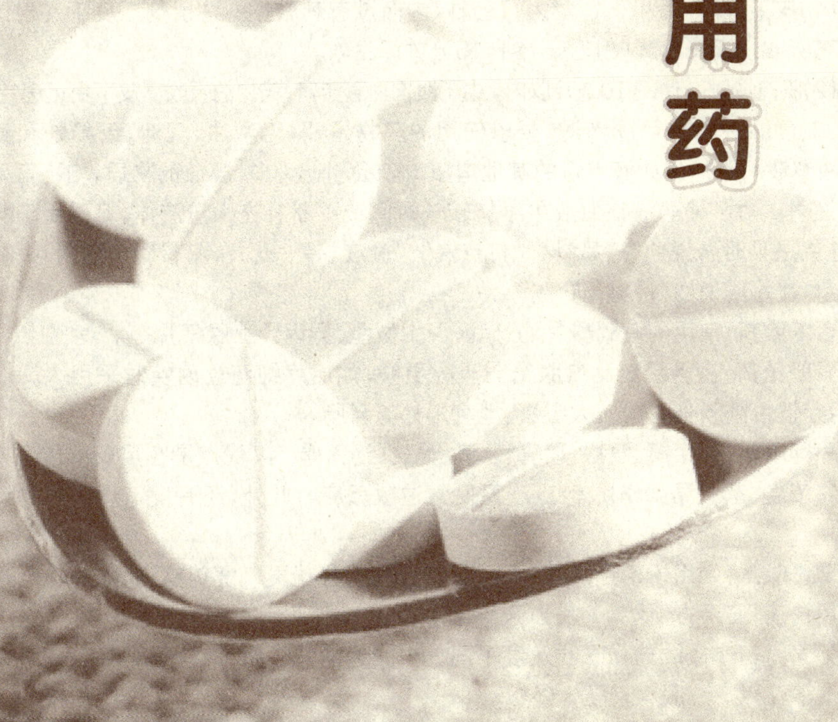

正确用药可使药物的治疗作用事半功倍。

常用的用药方法有哪些?

用药方法又称给药途径,用药方法不同及正确与否,对药物疗效影响很大。不同的用药方法有不同的特点。

口服:绝大多数药物进入胃肠道后,能为胃肠道黏膜所吸收。因此口服给药是一种最常用的方法。其优点是服用方便、安全,要求的药物制剂比较简单,易为病人所接受。其缺点是药物易受食物影响,并需经过胃的排空进入小肠后才被吸收,发挥作用慢(一般口服半小时后才显效)。有些药物,如胰岛素、苄星青霉素等,口服后会被消化酶破坏。卡那霉素口服不易吸收。依米丁等口服刺激性太大,极易造成恶心、呕吐,无法口服给药。

注射:其优点是剂量准确,作用快,但要求严格,要有给药器械(注射器等),要严格消毒以及使用不同的注射技术。此法适用于病情严重或不能口服用药的病人。常用的注射方法有如下几种:

(1)皮下注射:适用于剂量为1毫升以内而没有刺激性的注射剂。皮下注射比口服给药吸收快而安全,注射后5分钟~15分钟即生效。

(2)肌肉注射:药量在10毫升以内。由于肌肉血管丰富,药物的吸收比皮下更迅速完全。

(3)静脉注射或静脉滴注:要求使用的药物澄明,无浑浊、沉淀,无异物和致热原。油溶液和不能与血液混合的其他溶液或者会引起溶血、凝血的物质,均不可采用静脉注射。为了使药液在血液中维持较长时间或不断补充大量液体,可采用静脉滴注,这就是平时所说的"打吊针"、"打点滴"、"输液"等。此外,还有鞘内注射、关节腔内注射,就是所说的"打封闭针"。

舌下给药:常用的有硝酸甘油、硝酸异山梨酯、异丙肾上腺素片等。

直肠给药:直肠给药比口服给药吸收更快,如治疗细菌性痢疾时采用大蒜液灌肠,治疗慢性结肠炎时用庆大霉素、地塞米松等灌肠。

局部用药:有涂擦、撒粉、喷雾、含漱、熏洗、滴入等。其优点是在用药部位保持较高药物浓度,产生局部作用,但应注意发生过敏反应。此外,还有皮下埋藏药物等方法。

雾化吸入:如用于治疗哮喘的喘康速气雾剂、舒喘灵气雾剂等,此法的优点是药物作用快速,使用方便。

不同给药途径的药物吸收速度不同,一般为静脉注射>(快于)吸入>肌肉注射>皮下注射>口服>直肠>外敷。

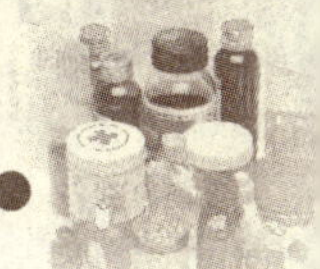

有利于提高药效的用药方法有哪些?

早晨服:抗结核药(如异烟肼)和糖皮质激素(如强的松)等,早晨8时左右服用,可提高疗效并降低不良反应。

空腹服:空腹服西咪替丁、胃仙-U等抗胃溃疡药,可使药物更多地分布在胃黏膜表面,使药效提高。

饭后服:四环素和抗生素类药物,可减少药物对胃肠的刺激,提高药物的利用率。

糖水服:驱虫药左旋咪唑用糖水送服可增加药效;用于治疗肺燥、肺虚、肠燥、便秘等疾病的中成药用蜜糖水送服,可提高药效。

茶水服:降压、利尿的西药和用于治疗心血管疾病的中成药,用绿茶水送服,可增强疗效。

脂餐用:维生素E、维生素A等脂溶性药物在食用油性食物后服用,更有利于药物吸收。

米汤服:补气、养肠胃的中成药用稀粥送服;补气、健脾、利膈、止渴、利尿的中成药物用米汤送下;需口服的中药粉末最好也用稀粥送服,以减少药物对胃肠的刺激。

黄酒服:治疗气血虚弱、身体虚寒、气滞血淤、风湿痹症、中风等疾病的中药丸剂,用黄酒送服为佳。

站立服:服用丸剂、片剂等,立姿服比坐姿和卧姿服效果好。

用药剂量为什么要因人因病而定?

科学用药的关键在于合理掌握剂量。用药剂量的大小决定着药物在人体内的浓度与作用强弱。只有准确地掌握用药的剂量,才能达到预期的目的。

用药剂量与年龄因素有关。一般所说的常用量,是指16岁~60岁成人一次平均量。老人和儿童的用药剂量应相应减少。因为老年人药物代谢酶的活性有所降低,加之肝肾功能减退,药物代谢排泄速度必须减慢,所以用药量要适当减小。60岁以上的老年人,肾功能约为年轻时的一半,用药剂量应为成人量的4/5。80岁以上的老年人,用药剂量应为成人量的1/2。高龄老人的用药剂量更应慎重,可根据实际体重的体质情况来考虑。小儿对药物比成年人敏感,他们许多器官的发育尚待完善,药物代谢酶的活性比成年人低,解毒能力也较弱。小儿用药剂量必须按照年龄的大小严格控制,对一些作用剧烈或毒性较强的药物,更应按每千克体重精确计算用量,确保用药安全。

用药剂量也与体质有关。体弱和肝肾功能不全者,剂量要相应减少。人群个体间对药物的反应亦有差异,有些人对药物特别敏感,称为“高敏性”。有些人则不敏感,

“耐受性”相对较强。

服用药物之前，一定要明确剂量。每日服几次，每次服多少，不能含糊。同一种药品往往有几种规格的制剂，规格不同，所含有效成分也不同。故而不能按每次服几片来计量，必须根据药物的实际含量计量，如含量多少克或多少毫克。有些药物是由几种药物共同组成的复方制剂，例如速效伤风胶囊，是由乙酰醋氨酚、扑尔敏等多种药物组成的，服用量则按每次1粒~2粒来计量。

为什么用药剂量过大过小都不利于治疗？

不少人急于通过药物来解除病痛，但并不是所有的药物剂量与疗效都是成正比的。用药剂量过大，往往会事与愿违，甚至产生严重的毒副反应。

医学上将能引起药理效应的最小剂量称为最小有效量。有效量达到最大限度时，称为极量，超过极量就有中毒的危险。能引起中毒的最低量，称为量小中毒量。只有比最小有效量大，而又比最小中毒量小的这段剂量范围，才属于用药的安全范围。

由于用药者的具体情况不同，用药剂量可在安全范围内进行调节，不同的人用药剂量可能会有所区别，但要注意原则，就是应该在规定的剂量范围内调节，既要有效又要安全，不得超过极量的限度。如果简单地认为加大用药剂量就能提高治疗效果是十分错误的。

有些人为了避免药物的不良反应，或者为预防疾病，采用小剂量用药的方法，这不值得提倡。首先，用药剂量过小，达不到药物的有效浓度，一般是无效的。即使稍有作用，也不能有效地抑制或消灭病原微生物。其次，小剂量用药容易导致耐药性和抗药性。因此，医嘱用药剂量不可随意减少。小剂量用药一般只局限于下列情况：局部用药，如渗出型结核胸膜炎将小剂量链霉素注入胸腔，这要在医院内由医生操作；预防性给药，如有流行性脑脊膜炎接触史的人可给予磺胺嘧啶。

药物治疗需要一定时间，一般而言，急性疾病疗程较短，慢性疾病疗程较长，任何疾病的药物治疗只有具有足够的疗程，才能彻底消除或抑制病原微生物或致病因子，帮助和促进脏器机能恢复，达到痊愈的目的。过早停药会导致病原微生物的复活与繁殖，使疾病再度复发。如尿路感染至少需连续使用7天~10天药物才能根治，有些人用药2天~3天，见尿路刺激症状稍有缓解就停药，结果使尿路中病原微生物起死回生，感染复发。

有的药首次剂量为什么要加倍？

为使某些药物迅速达到有效浓度，及时而有效地抑制病原体，常常在第一剂要

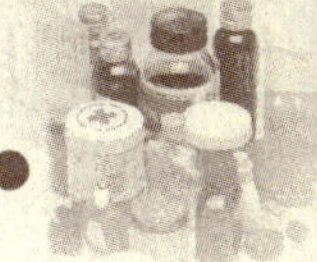

给予加倍量。常用的药物有磺胺类、氯喹等。这种用量方式主要取决于两个方面：

(1)取决于药物的作用方式：如磺胺类是通过与细菌代谢物——对氨苯甲酸竞争二氢叶酸合成酶，从而妨碍二氢叶酸的形成，最终影响细菌的核蛋白的合成，进而抑制细菌的生长与繁殖。而对氨苯甲酸与二氢叶酸合成酶的亲和力远较磺胺类药强，对氨苯甲酸的浓度等于磺胺药浓度的1/25000~1/5000时，即可对抗磺胺药的抑菌作用。所以，在服用磺胺类药时，必须使机体组织中的药物浓度大大超过对氨苯甲酸浓度，才能充分发挥抑菌作用。因此，首先用量加倍，以便使血中药物迅速升高至有效抑菌浓度。

(2)取决于药物分布的特殊性：如氯喹口服吸收后，能较多地与组织蛋白结合，大量沉积在内脏组织中，在肝、脾、肾、肺中的浓度高于血浆达200倍~700倍。为了使氯喹能迅速控制疟疾症状，必须加快其血浓度上升的速度，以便及时抑制红细胞内的疟原虫。因此，在开始治疗时，应给予加倍量(或称突击量)，使药物在组织中迅速达到饱和，从而可使血浓度较快上升，达到并超过有效水平。常用磷酸氯喹的首次剂量应是1克，第二天、第三天各为0.5克。

如何正确使用口服药物？

治疗不同疾病的药物，采用不同的剂型和服药方法，以增进疗效，减少不良反应。治疗咽喉炎的药物，如六神丸、甘草片、喉症丸等含化效果最佳；止咳糖浆、甘草合剂、竹沥水可在咽喉部停留时间长一些，最好服后暂不饮水；治疗消化性溃疡的氢氧化铝、胃舒平、盖胃平、乐得胃等应嚼碎后或研碎后温水送服；治疗心绞痛的硝酸甘油，则舌下含化作用最快；解热镇痛片、去痛片等应嚼碎(研碎)，温水送服，这样止痛作用快，可减轻对局部胃黏膜的刺激；乌洛托品片最好用少量温水溶化后服用，以防止浓度过高而刺激胃引起疼痛；包有糖衣的黄连素、红霉素、氯霉素、铁剂等不能嚼碎，应整片吞服；对牙齿有腐蚀作用或使牙齿染色的药物，如酸类或铁剂，服用时可用吸管吸服，避免与牙齿接触，服药后及时漱口。

怎样正确服用各种片剂？

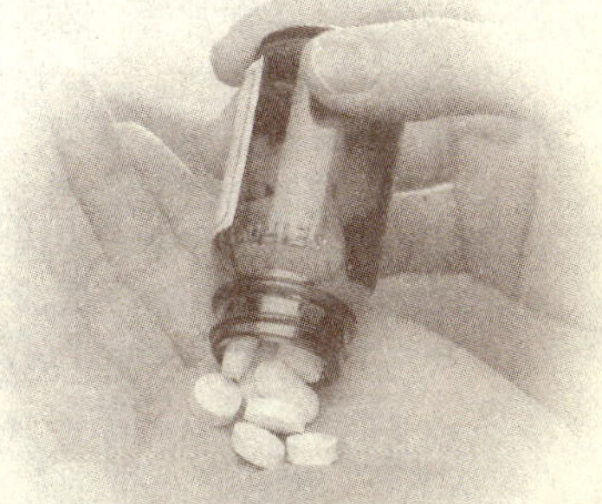

片剂系指药物原料与辅料混合后经压制而成的片状或异形片状制剂，可内服和外用，是目前临床应用最广泛的剂型之一。主要的片剂剂型及服用方法有：

压制片：指普通片剂，应用最广，也最为常见。外观可见压制特有的光泽，可与薄膜包衣片相区别。一般情况下片剂均要整个吞服，温水送下。有的药片中间有一道刻痕，可以很容易地掰开服用半片。有时也可以研碎服用，但一定注意是普通片剂。

包衣片：指在压制片（片芯）外包上衣膜的片剂，可分糖衣片及薄膜衣片。糖衣片一般外观为椭圆，有蜡样光泽；薄膜衣片一般还有片剂的棱角，细看有包裹着塑料样半透明膜的感觉，多有色泽，不同于普通片剂。片剂包衣的目的是消除异味、防潮、避光等以增加稳定性、避免胃液破坏等等，如阿司匹林肠溶片、红霉素肠溶片、麦迪霉素肠溶片等，它们具有一个共同特点：在胃中保持药物的原形，不被溶解，而在肠液中崩解吸收。在胃酸中不稳定、易分解失效的药物（如胰酶片），对胃黏膜有刺激性的药物（如红霉素片），包上肠溶衣后，可保护它们不被胃酸破坏，减少不良反应。

因此包衣片一般应整个吞服，温水送下，有破碎不应服用。但是有些中药包衣片是为了改变外观形象，必要时可以研碎服用，使用时最好咨询药剂师。

多层片：指由两层或多层组成的片剂，各层可含不同的药物或各层的药物相同而辅料不同。在包装和说明书上应标记是多层片。制成多层片的目的：①避免复方制剂中不同成分之间的配伍变化；②制成缓释片剂，例如由速释和缓释两种颗粒压成的双层片，也有两层片，也有两层均由不同缓释颗粒制成的双层片。因此多层片只能整个吞服，温水送下，有破碎不应服用。

泡腾片：指含有泡腾崩解剂的片剂。泡腾片遇水可产生二氧化碳气体使片剂迅速崩解。多用于可溶性药物的片剂，可供口服或外用，如乙酰水杨酸泡腾片。口服应先加水溶化后服用，外用可直接放入用药部位。

咀嚼片：指在口中嚼碎后咽下的片剂，这类片剂较适合于儿童或吞咽困难的病人。咀嚼片在缺水的情况下也可按时用药。一些营养药如维生素以及治疗胃部疾病的氢氧化铝、三硅酸镁等多制成咀嚼片应用，可加速药物溶出，提高药效。咀嚼片应在口中嚼碎后咽下。

口含片：又称含片，是指含在口腔或颊膜内缓缓溶解而不吞下的片剂。含片多用于口腔及咽喉疾患，起局部消炎作用，药效发挥迅速，可产生持久的治疗作用，如含碘喉片、华素片等。这类片剂硬度一般较大，不应在口腔中快速崩解，也不应破碎。服用方法是含在口腔或颊膜内缓缓溶解而不是吞下，紧急时可以嚼碎，但不要随唾液咽下，更不可整片吞下。

舌下片：舌下使用的片剂。药物由舌下黏膜直接吸收，有速效，有可防止胃肠液pH及酶对药物的不良影响等。如血管扩张剂、甲基睾丸酮等激素类药物常制成舌下片应用。最有代表性的药物是硝酸甘油片，必须舌下含服，2分钟~3分钟可起良好作用，迅速缓解心绞痛症状，若吞服则可能在30分钟后才能起效，延误急救治疗。另外

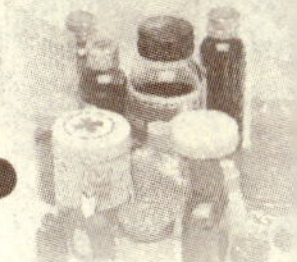

该药吞服后经过肝脏会有90%以上被代谢掉，因此吞服硝酸甘油疗效甚微，故一定要舌下含服。

舌下片应放在舌下含服，紧急时可以嚼碎，但不要随唾液咽下，更不可整片吞下。

溶液片：又称调剂用片。为临用前加适量水溶解使其成一定浓度溶液的片剂。所用药物和辅料都应是可溶性的，一般供漱口消毒、洗涤伤口等用。为避免口服中毒，此类片剂多制成特殊形状或着色，以便于识别，如复方硼砂漱口片。此类片剂的使用方法是临用前加适量水溶解，漱口消毒、洗涤伤口，切勿吞下。

缓释片：系通过适宜的方法延缓药物在体内的释放、吸收、代谢以及排泄的过程，从而达到延长药物作用的一类片剂。具有血药浓度平稳、服药次数少、治疗作用时间长等特点。如氨茶碱缓释片、硫酸亚铁缓释片等。一般应整个吞服，用水送下。注意一定要整片服。

控释片：系指药物从制剂中能迅速地释放到体内而发挥治疗作用的一类片剂。具有药物释放平稳，接近零级过程；吸收可靠，血药浓度平稳，不良反应小和药物作用时间长，可减少服药次数等特点。如氯化钾控释片等。一般应整个吞服，用水送下。注意一定要整片服。

缓释或控释片剂的外观可能与普通片剂相似，但是缓释或控释剂型的每一片中的剂量大于普通型药物的一片剂量，掰开后，破坏了特殊工艺结构，可能使大剂量药物一次进入体内，产生严重不良反应。

但是也有的缓释或控释剂型可以分开服用，如盐酸曲马多缓释片（奇曼丁）可以分为两半服用，请注意看说明书，必要时可以咨询药剂师。

分散片：系遇水可迅速崩解均匀分散的片剂。分散片吸收快、生物利用度高。如罗红霉素分散片、雷尼替丁分散片等。分散片可口服或加水分散后吞服，也可咀嚼或含吮服用。

服药的体位对药物的吸收有什么影响？

服药时所采用的体位对药物的吸收作用有着较大影响。英国科学家对口服能在X线下清晰可见的钡元素的病人进行研究观察，结果发现，病人采用站立或坐位服药时，只需6毫升的水冲服，药物在5秒钟之内就能全部到达胃里；但如果躺着服用同样的药物，用了多达几倍的水冲服，有一半药物在长约25厘米的食管里就逐渐被溶化吸收，并不能全部到达胃里，致使药物没有完全发挥作用，有些药物还会刺激食道黏膜。另外，躺着服药也易使药物和水误入气管，引起呛咳。所以，在口服用药时，最好采用“站位”或“坐位”，切勿躺着服药。

服药为什么要讲究时间?

由于病情不同,药物不一,加之药物的吸收、排泄各异,所以,掌握时间用药,可以使药物发挥最佳治疗效果,减少药物治疗带来的副作用,有利于使用药物安全、有效。

饭前服药(饭前30分钟~60分钟)。此时服药,胃肠道内无食物,不会干扰、影响药物的吸收,药物的作用也能完全、有效地发挥,因此凡要求药物充分吸收、奏效快而无刺激性的药物,均可在饭前服用。如胃动力药多潘立酮,用于治疗消化不良症,宜在饭前15分钟~30分钟服用,必要时也可在睡前服。又如,健胃药龙胆大黄合剂在饭前10分钟左右服用,可促进胃液分泌,增进食欲。再如,止泻药如活性炭、碱式碳酸铋等,为了尽快发挥其作用,也可在饭前服。像助消化药,如多酶片、酵母片、大神曲、谷麦芽、乳酶生等均需在饭前或饭时服,以便药物与食物充分拌和而发挥最大效果。治疗胃溃疡的药物,如氢氧化铝、复方氢氧化铝、复方铝酸铋、甲氧氯普胺等,可以中和胃酸,保护胃黏膜免受食物刺激,也应在饭前服用。

饭后服药(饭后15分钟~30分钟)。胃肠道内有食物时,可以减轻药物的刺激。凡是刺激性大的药物,宜在饭后服用。刺激性强、容易损伤胃黏膜的药物,如硫酸亚铁、三溴片、氯片胺、阿司匹林、吲哚美辛、氯丙嗪、稀盐酸等,服后易产生恶心、呕吐、嗳酸等胃肠道反应,甚至引起胃肠道出血,所以宜在饭后服用。维生素B_2空腹不易吸收,普萘洛尔饭后用药比空腹用药利用度高,所以这些药物也宜在饭后用。

睡前服药(睡前15分钟~30分钟)。滋补药品,如人参、蜂乳、十全大补膏、阿胶、鱼鳔胶、阿莫西林等,不宜在饭后服用,最好在晚上睡前或早晨空腹用药,以利于人体迅速吸收和充分利用。镇静催眠药也应在睡前服。缓泻药,如果导片等,因其作用缓慢,应在睡前服,翌晨即可排便。作用快的导泻药,如硫酸镁等,对肠壁有较强刺激性,服用后4小时~6小时有催泻作用,适宜在早晨空腹时服用。利尿剂应在清晨或白天服用,夜晚服用则影响睡眠。

清晨服药。抗肺结核药,如异烟肼、利福平等,常清晨一次性给予,这样可使药效增强,副作用减少。肾上腺皮质激素类药物,如氢化可的松、泼尼松等,对人体作用与服药时间关系极大。肾上腺皮质激素在人体内的分泌呈昼高夜低节律性,清晨其分泌量骤高,下午减少,夜晚几乎无分泌,负责调控皮质激素分泌的脑垂体促肾上腺皮质激素的分泌,皮质激素在人体中的结合与运载也呈这种节律。这种节律对人体白天活动、夜晚休息所需能量多少进行适当调控,因此通常把1日3次或4次给药方法改为早晨一次给予。这样不干扰肾上腺皮质激素的分泌节律,又使药效增强,副作用减少。

定时服(间隔一定时间用药):多为一些吸收快、排泄快的抗菌消炎药,如四环素、土

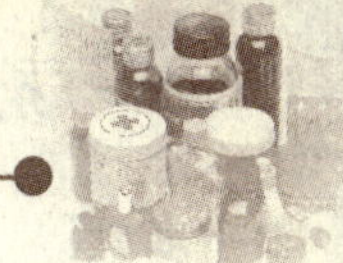

霉素、红霉素等。因排泄或破坏较快,为维持有效浓度,需每隔一定时间服用一次。

必要时服:多为解痉止痛药,如颠茄、阿托品、普鲁本辛等在胃肠痉挛疼痛时服用;感冒发烧时服APC(复方阿司匹林)、阿苯片;头痛时服用去痛片;心绞痛发作时,舌下含化速效硝酸甘油片等等。

不同的药怎样选择最佳服药时间?

近年来,随着医药科学的发展,专家们发现许多药物的疗效与用药时间密切相关。这是因为人体的生理和病理变化与昼夜节律波动现象有关。故此,应根据疾病的昼夜节律波动规律,选择最佳服药时间,达到最佳疗效。

铁剂:贫血患者补充血剂,晚上7点服用与早上7点服用相比,在血中铁的浓度增加4倍,疗效最好。

钙剂:人体的血钙水平在午夜至清晨最低,故临睡前服用补钙药可使钙得到充分吸收和利用。

降血压药物:根据人体生物钟的节律,服降血压药1日3次,宜分别于早上7时,下午3时和晚上7时服用,早晚两次的用药量比下午用量要适当少些。晚上临睡前不宜服用降压药,以防血压过低和心动过缓,致脑血栓现象出现。

抗生素及消炎类药物:抗生素药物排泄较快,为了在血液中保持一定浓度,每隔6小时应服药1次。消炎药物,如风湿性或类风湿性关节炎患者,多于每天清晨和上午关节疼痛较重。如服消炎止痛的药物,可在早晨加大剂量服1次,效果最好,且可免去中午的1次服药。

降糖药:糖尿病患者在凌晨对胰岛素最敏感,这时注射胰岛素用量小,效果好。甲磺丁脲上午8时口服,作用强而且持久;下午服用,需要加大剂量才能获得相同的效果。

强心药:心脏病患者对地高辛和毛花甙C等药物,在凌晨时最为敏感,此时服药,疗效倍增。

抗哮喘药:氨茶碱在早上7时左右服用,效果最佳。

抗过敏药:赛庚啶于早上7时左右服用,能使药效维持15小时~17小时;而晚上7时服用,只能维持6小时~8小时。

激素类药:人体对激素类药的反应也有时间节律。由于人体肾上腺皮质激素的分泌高峰在上午7时左右,故在每天上午7时一次性给药疗效最佳。

解热镇痛药:如阿司匹林在早上7时左右(餐后)服用疗效高而持久,若在下午6时和晚上10时服用,则效果最差。

降胆固醇药:由于人体内的胆固醇和其他血脂的产生在晚上会增加,因此病人宜在吃晚饭时服用降胆固醇的药物。

催眠药、驱虫药、避孕药：一般宜在晚上临睡前半小时服用。抑制胃酸的雷尼替丁、法莫替丁可以选择每晚睡前服用，因为胃酸的分泌有昼少夜多的规律。

除了西药，中药对服用时间也很有讲究。我国古代的《本草纲目》记载道："病在胸膈以上者，先食后服药；病在心腹以下者，先服药后食；病在四肢血脉者，宜空腹而在旦；病在骨髓者，宜饱满而在夜。"足见古代人民已经总结出了许多与时间相关的用药问题。

空腹服用：驱肠虫药，如乌梅丸、驱蛔丸等，需清晨空腹给药。

饭前(10分钟～60分钟)服用：滋补药或贵重药如人参酊、鹿茸精、人参再造丸、十全大补膏等；健胃药如健胃散、龙胆大黄片等；制酸止痛的胃药，如乌贝散；某些刺激性祛痰药如远志糖浆、橘红丸等。

饭后(15分钟～30分钟)服用：助消化药如六神曲、健脾丸、香砂枳实丸等，对胃有刺激性的药物如黄连羊肝丸、盐酸小檗碱(黄连素)等。

睡前(15分钟～20分钟)服用：安神药如枣仁安神胶囊、养血安神胶囊、五味子糖浆等；缓泻药如通便润肠丸、麻仁丸等。

定时服用：抗疟疾药如七宝散、清便饮等在疟疾可能发作前2小时服用；调经药应在临近经期前数日服用。

酌情服用：对于急病可不拘泥于时间，不分昼夜地给药，以求迅速缓解病情。如苏冰滴丸、冠心苏合丸等通常早晚各服一次，但在心绞痛发作时可及时加服。

如何正确理解"一日三次，饭前服用"？

因为药品说明书上写着"一日三次，饭前服用"。所以你每日准时在三餐前服药。错！"一日三次" 是药物学家根据实验测定出药物在人体内的代谢速率后确定的，意思是将一天24小时平均分为3段，每8小时服药一次。只有按时服药才能保证体内稳定的血药浓度(血液中药物的浓度)，达到治疗的效果。如果把三次服药时间都安排在白天会造成白天血药浓度过高，给人体带来危险，而夜晚又达不到治疗浓度。

"饭前服用"则是指此药需要空腹(餐前1小时或餐后2小时)服用以利吸收。如果你在吃饭前刚吃进一大堆零食，那此时的"饭前"不等于"空腹"。

而"饭后服用"则是指饱腹(餐后半小时)时服药，利用食物减少药物对胃肠的刺激或促进胃肠对药物的吸收。同样，如果你在饭前刚吃进不少零食，也不必教条到非要饭后才服药。

以下是一些需要在空腹或饱腹时服用的常用药：

空腹:氨苄西林、苄星青霉素、阿莫西林、红霉素、利福平、阿司咪唑、复方氢氧化铝、大部分中药或中成药等。

饱腹:青霉素V钾、阿司匹林、地西泮、复方磺胺甲恶唑、磺胺吡啶、环丙沙星、马来酸氯苯那敏、帮助消化的胃蛋白酶等。

酸性药、碱性药为何不宜同时服?

不论西药还是中药,都具酸性或碱性的性质,中性的药物是极少的,在用药前需要注意这一点。从化学反应的结果来看,酸碱起反应而生成盐,这必然影响药效的发挥,甚至可能产生不利于健康的有害物质或新的化合物。事先弄清药的性质再应用,才能避免这种变化的发生。

胃病病人假若长期服用胃舒平进行治疗,这时如果同时伴有消化不良的症状,就不宜加服胃蛋酶合剂,因为胃舒平是一种碱性的复方制剂,所含的主要成分是氢氧化铝、三硅酸镁和颠茄浸膏(它的药理作用是降低胃内的酸度缓解疼痛,保护胃黏膜),而胃蛋白酶必须在酸性条件下才能正常发挥作用。所以胃蛋白酶合剂特地加入了稀盐酸组分,合剂呈弱酸性,这两种药若同时服用,就构成了典型的酸碱配伍禁忌。

酶类药品之所以能帮助消化,其前提是需要酸性环境,如临床常用的助消化药多酶片,是由胃蛋白酶、胰酶、淀粉酶组成的,这些酶只有在处于弱酸条件下的胃液中,才能充分发挥消化分解的作用,若同时服用胃舒平等碱性药品,就难以发挥它帮助消化的功效。

打针好,还是吃药好?

随着竞争的激烈,节奏的加快,有些人患病后,总喜欢打针,不愿意吃药,认为这样既可节省时间,又可使疾病尽快痊愈,其实不然。是否打针,需要医生根据病情决定。一般情况是,能吃药的尽量不打针,能肌肉注射的尽量不静脉注射。而且,静脉注射也会引起诸多副作用。所以,患病后不要盲目打针。

硬胶囊为什么不能打开来服用?

有些病人嫌胶囊不好吞,老人和小孩更觉胶囊难吞,于是干脆把胶囊打开,将其中的药粉倒出来服用,这样做是不对的。

因为把药物制成胶囊的目的有三,一是为了掩盖某些药物中的不良气味;二是药物不需在胃中而必须在肠中溶解，所以制成肠溶胶囊剂以保证药物效力充分发挥；三是为了使药品整洁美观，使病人不至于产生厌恶感，增强战胜疾病的信心，如果把药粉倒出来服，不但影响疗效，还会产生一些副反应。

为什么有的药不能研碎服用?

孩子口服药片、药丸时由于体积过大不易吞服，大人往往会把药片研碎后再给孩子服用。其实，有些剂型的药片研碎服用将达不到应有的治疗效果，还会产生很大的副作用。一些特殊功能的口服药在分割时会破坏药的特殊结构，使药物的疗效及毒副反应发生变化，甚至会造成中毒。为此，医生建议以下这些药不能研碎服用:

肠溶制剂:这类药剂要求药性到了肠道才释放出来，一旦药物被分割后，肠溶衣就被破坏了。失去了肠溶衣的保护，片心药物在胃中就会释放出来。如果是多酶片等助消化药，就会被胃酸破坏而失去疗效；如果是红霉素肠溶片、阿司匹林肠溶片，因片心药物的提前释放会损伤胃黏膜，引起口腔溃疡和食道炎。

控释缓释制剂:这类药物应在体内逐渐地慢慢释放出来，以连续补充体内的药量。缓释片是用特殊的高硬度材料做成骨架，药物包藏于骨架中缓慢释放。若研碎则会破坏骨架影响药效，还会引起副作用。

干吞药为什么有危险?

有些人为了省事，不喝水，直接将药物干吞下去，这也是非常危险的。一方面可能与躺着服药一样损伤食管，甚至程度更严重；另一方面，没有足够的水来帮助溶解，有些药物容易在体内形成结石，例如复方磺胺甲噁唑等磺胺类药物。

为什么舌下含药不能口服?

有些人将舌下含的药物让病人口服，结果疗效大大降低，如抗心绞痛药硝酸甘油片，舌下给药吸收迅速完全，血药浓度高，能迅速缓解心绞痛；而口服给药则吸收缓慢，且易在肝内失活，血药浓度极低，疗效仅为舌下含服的1/10。

舌下用药时身体应靠在座椅上取坐位或半坐位，直接将药片置于舌下或嚼碎置于舌下，药物可快速崩解或溶解，经过舌下黏膜吸收而发挥速效作用。如口腔干燥时可口含少许水，有利于药物溶解吸收。应注意切不可像吃糖果似的仅把药物含在嘴里，因为舌表面的舌苔和角质层很难吸收药物，而舌下黏膜中丰富的静脉丛有利于

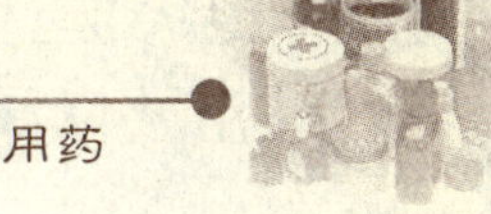

药物的迅速吸收。

舌下含服常见的药物有：

硝酸甘油：用于防治各种类型的心绞痛，口服无效，发作时舌下含服1片，约2分钟～5分钟即发挥作用；初次用药可先含半片，以减轻头胀、心跳加快的不良反应；心绞痛发作频繁的患者在大便前含服可预防发作。

硝酸异山梨醇酯(消心痛)：作用与硝酸甘油相似，舌下含服后2分钟～3分钟见效，药效持续2小时；口服30分钟见效，药效持续4小时；患者用于急救时应舌下含服，用于长效时应口服。

硝苯地平(心痛定)：用于高血压和变异型心绞痛，舌下含服降血压效果较口服迅速。

复方丹参滴丸和速效救心丸：用于胸中憋闷、心绞痛，舌下含服。

异丙肾上腺素(喘息定)：用于支气管哮喘，口服无效，舌下含服宜将药片嚼碎含于舌下，否则达不到速效。

克仑特罗：用于哮喘，先舌下含服，待哮喘缓解后，改为口服。

口服片剂为什么不可用于阴道给药？

由于临床上阴道泡腾片的品种有限，有些人便将口服片剂如复方新诺明、灭滴灵、制霉菌素等用于阴道给药。因口服片剂不含发泡剂，故在阴道内很难崩解释放，疗效甚微。有人将灭滴灵泡腾片和口服片进行比较，结果前者体外灭滴虫效果远远高于后者。

为什么注射剂不可用于口服、滴眼或外用？

有些人认为注射剂的质量标准高，故可以用作口服(如庆大霉素)、外用(如氯霉素)或滴眼(如新福林)。殊不知，针剂用作口服或外用首先是很不经济的，因为针剂的价格均明显高于同种片剂和外用剂；其二，它们的吸收途径各不相同，故将针剂口服或外用往往徒劳；其三，还不能排除针剂附加剂对胃肠道的刺激。眼睛是人体娇嫩的器官，眼用制剂有很高的质量标准，有些标准如PH值、渗透压等甚至高于注射剂。因此使用注射剂滴眼也是不可取的。

变色的药片为什么不能吃？

有很多药品(药片)如果放置时间久了，就会出现颜色的变化。有的由白色变成黄色或黄褐色，还有的变成淡棕色。这些现象均说明药片已发生了某种化学变化。这些变化可由空气中的氧气，日光的照射及其他原因引起。在阳光下，药片如果放置时间过长或保管不当均能与空气中的氧及其他物质发生化学反应，使药物变色变质从而失去疗效，甚至出现副作用。

那么哪些药物变色以后就不能再服用了呢？这需根据具体情况而定，如维生素C，本来是白色，时间稍长可变成淡黄色，此时它已变成去氢抗坏血酸，在胃酸的环境条件下还可转变成维生素C，所以还能作用，但如果颜色过深，变成棕黄色，这说明去氢抗坏血酸已进一步水解生成了酮古罗酸，就不能再服用了。胃蛋白酶、健脑合剂也是如此。属于这类情况的药片还有维生素B_6、复方芦丁片、索密痛片、异烟肼片、安乃近片等。

有些药片颜色稍有改变，就说明已经变质，有的甚至生成有毒的物质，此时就不能再用了。这类的药片有：叶酸片、盐酸麻黄碱、扑热息痛、对氨基水杨酸纳等。

有些药片由于保存时不注意密闭，在空气中暴露时间过长，因风化作用也可发生变质失效。如枸橼酸钠、阿托品、奎宁等。还有的受潮后药片上易出现黑点，如丁维钙糖片、甲状腺片、复方五味子片、黄连素(糖衣片)、土霉素(糖衣片)等，无论变质还是发霉均不应再服用。

用药为什么不能“三天打鱼，两天晒网”？

有的病人用药，想起来就服几片，一忙起来就忘到脑后。这样时断时续、用用停停，会有什么害处呢？

要使药物效果达到最佳状态，必须维持药物在体内的有效浓度，这就需要定时服药。所谓每日3次，是指每隔8小时用药1次；每日2次，是指每隔12小时用药1次。断断续续地服药不能保证体内药物的有效浓度，必定影响治疗效果，更严重的是会产生耐受性，使得致病微生物产生抗药性。一些对症治疗的药物，如头痛时使用的去痛片、失眠时使用的安眠药、发热时使用的退烧药等，则应在症状发作时应用，无症状时不用。

这些疾病经过治疗后病情得到了控制或缓解，但仍需较长时间的巩固治疗。例如肺结核一般需1年的治疗时间，糖尿病、高血压以及癫痫病人则可能需常年服药。如突然停药，一方面可使原有病情恶化，另一方面可引起药物“反跳”现象，甚至危及生命。如突然停用降压药可乐定可致血压升高、脑出血等；类风湿性关节炎病人骤停激素类药物，可出现全身无力、血压下降、皮质机能不足等症状，使病情迅速恶化。

因此，用药时断时续害处很多，服药还是定时定量为好。

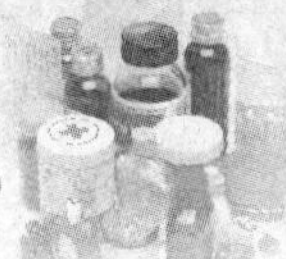

万一服错药怎么办?

万一服错了药,应该做到:

(1)如果错服的是一般药物,如维生素、滋补药、抗生素等,其不良反应小,不必做特殊处理(除非大量服用),但应观察病情变化。

(2)误服或多服了巴比妥、氯丙嗪、阿托品、颠茄、东莨菪碱等药物易造成中毒。若是服用量在正常用量范围内,则只需多饮开水促进其排泄即可,但必须注意观察病情变化。

(3)如果误服毒、剧药品,不可忙乱,应及时采取措施。其原则是:及时排出,针对解毒,对症治疗:①催吐:病人错服药后当即被发现,首先应尽快将胃内毒物吐出,这是抢救成功与否的关键。可用手指、汤匙柄或筷子刺激咽后壁(舌根)引起呕吐,从而将误服的毒物吐出。接着喝下500毫升凉开水(或加入25克食盐),再用上法催吐,然后迅速将病人送往医院抢救。②洗胃:在催吐的基础上,如病人清醒,可以大量服用茶水,然后刺激舌根部诱发呕吐。洗胃后,最好给病人服点牛奶或生鸡蛋清,以吸附药物,减少吸收和保护胃黏膜。

进行上述初步处理后,送病人去医院时,要把剩余的毒、剧药品收集起来,同时带上药瓶或药盒,以便医生抢救时参考。

如果病人已有神志不清的症状,应注意解开病人衣领,清除口腔积物,保持呼吸道畅通。如病人已发生心跳、呼吸停止,应立即持续进行心脏按压、人工呼吸,并及时送医院抢救。

漏服药怎么办?

漏服药物后,一般应补服,但有些药漏服后不要在下次吃药时加大剂量,以免引起药物中毒。

解热镇痛药:这类药通常是6小时服1次,每天不超过4次。如果在3小时内想起漏服时,应马上补服。但超过3小时就不必补了,只需注意下次务必按时服药即可。

止咳药:在3小时内想起漏服时,可以补服。如超过3小时,则应在下次按时服药。

泻药:超过服药时间2小时后则不要加服,下次按时服药即可。

降压药:在2小时内漏服可以补服。若超过2小时应立即补服,并适当推迟下次服药时间。

抗生素类:不按时服抗生素,不但影响药效,还会使细菌产生耐药性。一旦漏服应立即补服,但不可离下次服药时间太近。

为什么不能随便停药？

一些患慢性疾病的病人需要长期甚至终身服药，如果在未征得医生同意的情况下突然停药往往会引起“反跳”现象。这是因为长期或反复使用某药方后，机体的正常功能会在一定程度上有所改变，适应了在该药物存在下的神经、内分泌、代谢等方面发生的相应变化。擅自突然停药，原来的平衡被打破，从而出现生理功能紊乱，使已被控制的疾病复发甚至加剧。

可能发生“反跳”的药物很多，如治疗癫痫需长期服用苯妥英钠及苯巴比妥。如果病人突然擅自停药，可诱发严重的癫痫持续状态，需立即急救。长期服用地西泮、巴比妥类等镇静催眠药，突然停服会出现激动不安、震颤、恶心、呕吐，甚至癫痫发作、精神失常。降压药可乐定、甲基多巴突然停服，会使血中儿茶酚胺浓度升高，出现血压骤升，并伴有剧烈头痛、失眠等，甚至可并发脑溢血。肝炎病人服用联苯双酯，突然停服，病人会发生谷丙转氨酶反跳，应在医生指导下逐步减量。乙醇及乙醇制品长期服用，可造成依赖性，其戒断症状虽比吗啡轻些，但也可出现谵妄、定向障碍和幻觉等。

要避免和防止“反跳”现象出现，首先必须遵照医嘱用药，不可擅自增、减量或停服。按治疗常规需停服或因毒性反应被迫停服时，一定要在医生指导下。对已经发生“反跳”现象的，轻者不需处理，机体本身会调节和适应，重者应立即送医院进行救治。

不能突然停用的药物主要有以下几种：

抗癫痫药：癫痫病人经长期治疗病情稳定后，不能突然停药，否则会引起癫痫大发作或癫痫持续状态。

镇静安定药：如地西泮、甲丙氨酯、舒宁、甲喹酮等，长期使用后突然停药都可能引起暂时性的睡眠障碍、激动不安等。

抗精神病药：氟奋乃静、氟哌啶醇等需长期使用达2年左右才能巩固疗效。如果不是缓慢地减少药量而是突然停药，会出现头痛、恶心、呕吐、心动过速等症状。

抗震颤麻痹药：左旋多巴常与安坦合用，长期服用后不能突然停用安坦，否则会出现流泪、流涎、幻视、睡眠障碍等症状。

肾上腺皮质激素药：包括可的松、泼尼松、地塞米松等，长期使用后突然停药，会出现原来疾病所没有的戒断症状，如疲乏、肌无力、恶心、厌食、关节痛、低血糖、低血压等。

普萘洛尔：冠心病人长期服用，突然停用时，反倒可能引起心绞痛发作或诱发心肌梗死。

怎样合理停药？

一般来说合理停药应注意以下4个方面：

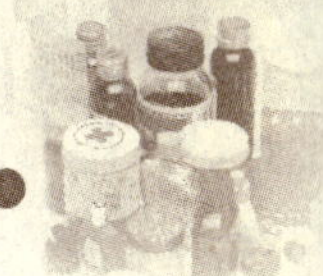

(1)及时停药看疗程：药物都有一定的不良反应，如果不是疾病本身的需要，当达到预期疗效后，就应及时停药。所谓“及时”，主要取决于疾病的疗程。一般而言，急性疾病疗程较短，而慢性疾病疗程较长，用药时间也相对长一些。任何疾病在进行药物治疗时均应有足够的疗程，这样才能完全消除或抑制病原微生物或致病因子，帮助和促进脏器功能的恢复，直至痊愈。如果过早停药可导致病原微生物的复活与繁殖，而如果过晚停药则会出现不良反应和耐药性。

(2)长期服药须坚持：对于一些疾病，如高血压、糖尿病，心律失常以及精神病等，目前尚无特效药，用药只能治标而不能治本，即使用药后能减轻症状，可一旦停药，症状又会恢复。这类病人大多需要长期服药，甚至终生服药。即使病情好转，也不应自作主张，随意停服，否则,症状不仅会反弹，而且会比服药前加重。

(3)适时停药不滥用：一些疾病，如流行性感冒、病毒性肝炎、扁桃体炎等，使用药物治疗可减轻症状，增强病人机体的抵抗力，消灭体内的病毒。但如果长期滥用，不仅是一种浪费，还会给肝脏增加负担，甚至产生许多不良反应。而一些对症治疗的药物，如疼痛时使用的索米痛片(去痛片)、发热时使用的解热药、失眠时使用的安眠药等，一般均在症状发作时使用，症状消失后即可停用。

(4)维持治疗不要断：有些疾病病情复杂，治愈后容易复发，如胃及十二指肠溃疡、癫痫、结核病、类风湿关节炎和某些慢性病等。这类疾病在治愈后为了巩固疗效，防止复发，一般均要维持一段时间的治疗。以胃及十二指肠溃疡病为例，如果治愈后立即停药，一年内的复发率可高达80%，故溃疡病治愈后，应该再作2个月~4个月甚至1年的维持治疗，方可停药。特别是抗癫痫药物、肾上腺皮质激素类药物，在疾病的症状得到控制后，不仅需要继续使用一段时间作维持治疗，而且还要用逐渐递减药量的方法来停药，否则会加重病情。因为这些药物在长期的使用过程中，已经参与了机体的新陈代谢，如果突然停药，机体很难在短时间内调整过来。

应怎样正确使用散剂?

散剂指一种或多种药物均匀混合制成的粉末状制剂，有内服散剂，也有外用散剂。内服散剂较适用于小儿，便于调整剂量，以消化道用药为多，服用时应加适量水润湿或制成稀糊状后服用，以便起到保护消化道黏膜作用，如蒙脱石散剂。外用散剂可以起到保护、吸收分泌物、促进凝血和愈合的作用，一般直接撒布在患处即可。

怎样正确使用外用制剂?

常用的外用制剂有霜剂、软膏、凝胶剂、洗剂、溶液剂等，多用于各种皮肤疾病，也有局部应用产生全身作用或部位作用的外用制剂，如扶他林。

这些剂型的使用方法是将患处洗净，按需要治疗的患处大小，挤出适量药膏于患处，用手指轻轻涂用。对于局部有鳞屑或皮肤变厚的病人，可以适当消除后涂用，可能效果更好。必要时某些部位可以用绷带或塑料膜包裹。

如果医生同时开有溶液、洗剂等液体剂型时，应先涂用液体剂型，等液体晾干后再涂用膏体，有利于延长药效。

有些凝胶涂用后，能产生一层膜，应等晾干后再活动。

怎样正确使用眼药？

眼用制剂是直接用于眼部的外用制剂。常见的有滴眼液（眼药水）和眼膏及洗眼液。

使用眼药水前必须先将双手清洗干净，平躺或向后仰，一只手撑开上下眼皮，眼睛向外看，从内眼角滴入1滴~2滴眼药水，每次滴入眼内的药水量不宜过多，然后闭上眼睛1分钟~2分钟，眼珠转动一两圈，使药物分散。滴管（头）不要碰到睫毛或其他物品，以免污染药液。因病情需要同时使用几种滴眼液时，应分开滴入，两种药间隔时间15分钟以上。

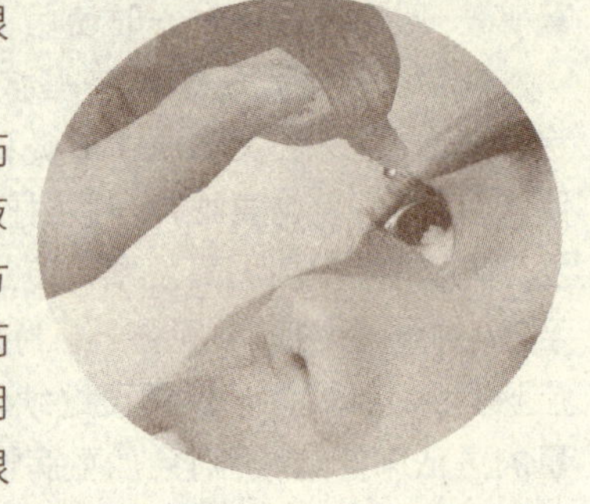

要特别注意利福平滴眼液、白内停滴眼液等，药与溶液是分开包装的，需要使用时才把药放入溶液中溶解。故使用前一定要认真阅读说明书，按操作方法做，一定要加药溶解后再滴眼，空白溶液无任何药效。眼药水、眼药膏打开包装后，要在一定时间内用完，时间长了药物效价会降低或失效。如利福平滴眼液加入药物后在室温下贮存只可用两周，白内停滴眼液溶入药物后应在1个月内用完。

使用眼药膏前必须先将双手清洗干净，平躺或向后仰，一只手撑开上下眼皮，眼睛向外看，用消过毒的点眼棒蘸取适量的眼膏，涂在内眼角（也可将适量的眼膏直接挤在内眼角），闭上眼睛1分钟~2分钟，眼珠转动几圈，使药膏分散。由于眼膏较黏稠，影响视觉，并且药物释放慢，持效长，一般多为临睡前使用。

怎样正确使用滴鼻剂？

滴鼻剂系指将药物加入适宜于鼻腔的溶媒中所制成的供滴入鼻腔内的液体制剂。滴鼻剂的使用方法是：

头后仰伸位法：病人仰卧，头伸出床缘，向后仰，使鼻孔朝天，将药液滴入两侧鼻

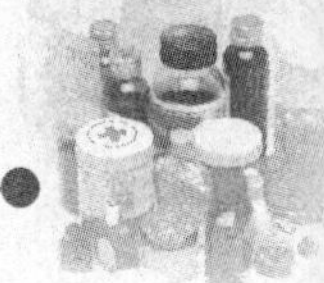

腔，使药液充分和鼻黏膜接触，然后保持此体位2分钟~3分钟，成人每侧滴3滴~5滴，儿童每侧滴1滴~2滴，每日滴3次~4次。

头仰侧向位法：病人靠在椅背上，头部仰起并转向一侧肩部，将滴鼻液滴入，然后转向另一侧，再滴药，此法适用于没有卧床条件时。当病人头侧向一侧肩部时，作为鼻腔的主要结构——鼻甲组织及鼻窦开口，均位于鼻腔的外侧壁，处在最低位置，滴入药液后“水往低处流”，药液能充分与鼻甲及鼻窦开口处黏膜接触，促使鼻道通畅，窦口开大，有利于通气和副鼻道通畅，以取得较佳治疗效果。注意，每滴一侧要保持原体位2分钟~3分钟。

如何正确使用滴耳剂？

滴耳剂系指将药物加入适宜于耳腔的溶媒中所制成的供滴入耳腔内的外用液体制剂。滴耳剂的使用方法是向耳内滴药前，先用棉签轻轻擦净外耳道内的分泌物，以防药液被分泌物阻挡或冲淡而达不到治疗的目的。滴药时，病人头部倒向一侧，病耳在上，因外耳道有一定的弯曲度，所以成年人要向后上方、儿童向后下方牵拉耳朵，把耳道拉直，方可滴药。可用一只手牵拉耳朵，另一只手持药瓶，把药液滴在耳腔内，使药液沿耳道壁慢慢流入耳底。滴完药后，再用消毒棉花轻轻堵住耳道口。滴药时，瓶口不要接触耳部，以免污染药液。滴入耳内的药量不宜过多，一般每次3滴~4滴，每日3次。

怎样正确使用各种栓剂？

栓剂系指药物与适宜基质制成的有一定形状可供人体腔道给药的固体制剂。它属于局部给药剂型，在体温下不能熔化或溶解释放药物，既能产生局部作用，又能发挥全身作用。常见为阴道栓和肛门栓，也有尿道栓、牙栓、鼻栓等。

阴道栓使用后主要在局部起止痒、抗菌、杀虫等作用。阴道栓剂的正确使用方法是将手洗净，并洗净外阴部，撕开栓剂的包装，用拇指和食指拈出一枚栓剂，平躺或采取适当体位，弯曲双膝，分开双腿，将栓剂尖端向内用中指将栓剂缓慢推入阴道深处，合适的深度为站立时腹部无异物感。

肛门栓多用于局部止痛、消炎、通便作用，如痔疮宁栓具有镇痛消炎作用；甘油栓用于清泻、通便。肛门栓的使用方法是将手洗净，并洗净肛门，撕开栓剂的包装，用拇指和食指拈出一枚栓剂，侧躺或采取适当体位，弯曲双膝，将栓剂尖端向内用中指将栓剂缓慢推入直肠深处，合适的深度为站立时直肠内无异物感。

有些肛门栓通过直肠给药后，药物通过吸收进入血液循环起到全身作用。与口服药相比，栓剂中的药物不受胃肠内环境的影响，适用于不能或不愿吞服药物的病人与儿童，且可避免肝脏对药物的清除作用。如消炎痛栓、布洛芬栓用于治疗发烧、疼痛。使用产生全身作用的栓剂时应该注意，塞入距肛门口2厘米处为宜，此距离药物可避免首过效应。当塞入较深（6厘米处）时，药物仍受首过效应的影响。

为了使药物在体内能保留足够的时间，在使用栓剂前应尽量将便、尿排干净。

如何正确使用气雾剂？

气雾剂系指药物经特殊的给药装置将药物喷出，吸入呼吸道深部发挥全身作用和在皮肤等体表发挥局部作用的制剂。以吸入气雾剂较为常见，如沙丁胺醇气雾剂、异丙肾上腺素气雾剂等。

吸入气雾剂：取下保护盖，将药瓶上下摇动几次，尽量吸气后将出药口对准口腔，在慢慢吸气的同时揿压气雾剂阀门，然后闭上嘴，屏住呼吸10秒钟以上，使药物被充分吸入，并附着在支气管和肺泡上，以便更好地发挥作用。

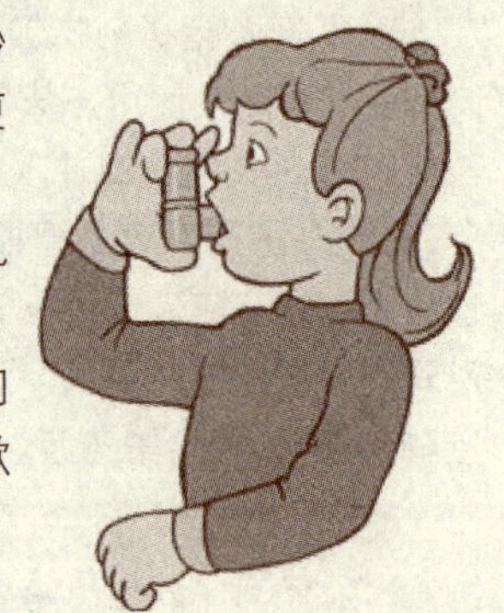

鼻用气雾剂：取下保护盖，尽量吐尽气，将药瓶摇动几下，对准鼻孔喷一下，随着喷药缓缓吸气。

口腔喷雾剂：打开保护盖，将药瓶上下摇动几下，按压阀门下至喷出均匀的喷雾，然后对准口腔揿压一下或数下。如果揿压数次，每次应间隔30秒，喷药时尽量屏住呼吸。

如何正确使用膏药剂？

膏药系指药物加入适宜基质制成的贴敷在皮肤上的外用制剂。膏药种类很多，在常温下为半固体，加热软化可贴敷在皮肤上。常用的有黑膏药，如狗皮膏药、追风膏药、拔毒膏药等；还有橡皮硬膏，如伤湿止痛膏、消炎镇痛膏等。具有携带方便，黏性大，不污染衣服等优点。

贴用黑膏药时应先用热毛巾或生姜片擦净局部，然后微火将膏药加热贴敷患处。一贴膏药可连续用1周~2周后再揭下。需注意的是局部红肿时不宜贴。贴后出现皮肤过敏，如痛痒或红肿时，可将膏药揭开，两三天后再贴，如反应严重应停用；孕妇忌贴脐、腰、腹部；必要时用绷带、胶布将膏药包裹固定，防止移动和污染衣物。

局部已溃或未溃，疼痛不止者，可贴拔毒膏，用法同黑膏药。

贴用橡皮膏时应先将患处擦洗干净，撕去药膏上的纱布或衬膜，裁剪成合适的面积和形状，贴于患处，药效可持续1天~2天。如气候冷，贴不紧，可把膏药贴上后热

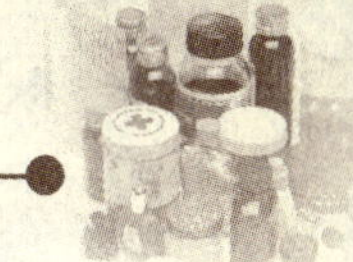

敷一下。未用完的橡皮膏应装入原袋内，放凉爽干燥处保存。

如何正确使用膜剂?

膜剂系指药物溶解或分散于成膜材料中制成的膜状制剂。可供口服、口含、舌下给药，也可用于阴道内，外用可作皮肤和黏膜创伤、烧伤和炎症表面的覆盖。最常见的是口腔溃疡膜。

膜剂的使用方法是将手和准备贴膜的部位洗净，取出膜剂，视患处大小将膜剂裁剪成合适的面积和形状，贴于患处，必要时用胶布将四角固定，如果对胶布过敏也可用绷带或弹力绷带固定。

贴用口腔溃疡膜时，还应注意有些膜遇水后的卷曲方向，内曲贴向创面有利于贴牢。

如何正确使用贴膜剂?

贴膜剂指贴敷于皮肤，使药物经皮肤吸收进入血液循环，实现治疗和预防疾病的一类制剂，或称为经皮吸收制剂。如硝酸甘油贴片、东莨菪碱贴膜等。

使用方法是将手和准备贴膜的部位洗净，撕开包装，取出贴膜剂，将贴膜剂背面的保护层揭掉，把药膜贴在适当部位，用手轻轻按牢。发挥全身作用的贴膜剂不一定要贴在患病的部位，如硝酸甘油膜不应贴在前胸，而应该贴在四肢的内侧，该部位皮肤薄，吸收好而又不易脱落；另外，贴膜剂都有准确的剂量表示，不要随意裁剪，否则剂量不准确。

酒精消毒浓度多少为好?

酒精是最常用的皮肤消毒剂，通常75%的酒精用于灭菌消毒；50%的酒精用于防褥疮；20%~50%的酒精擦浴用于高热病人的物理降温。不同浓度的酒精都是由高浓度(95%)乙醇用蒸馏水稀释而成的。有人问：为何不用最高浓度的酒精消毒呢?

酒精的消毒原理是酒精能够吸收细菌蛋白的水分，使其脱水变成凝固，从而达到杀灭细菌的目的。如果使用高浓度酒精，对细菌蛋白脱水过于迅速，使细菌表面蛋白质首先变化凝固，形成了一层坚固的包膜，酒精反而不能很好地渗入细菌内部，以致影响其杀菌能力。75%的酒精与细菌的渗透压很相近，可以在细菌表面蛋白质变性前逐渐不断地向菌体内部渗入，使细菌所有蛋白脱水、变性凝固，最终杀死细菌，酒精浓度低于75%时，由于渗透性降低，也会影响杀菌能力。

由此可见，酒精杀菌消毒能力的强弱与其浓度大小有直接的关系，过高或过低都不行，75%酒精的消毒作用最强。酒精极易挥发，因此，消毒酒精配好后，应立即置于密封性能良好的瓶中密封保存、备用，以免因挥发而降低浓度，影响杀菌效果。另外，酒精的刺激性较大，黏膜消毒应忌用。

为什么伤口换药不可太勤？

伤口换药频率要视具体情况而定，一般伤口每隔1天~4天换一次药即可，切不可换药过勤。

经验丰富的医生指出，肉眼可见的伤口上有一层粉红色的小突起为肉芽组织，其创面的愈合速度决定于肉芽组织的生长状况。新鲜肉芽的组织坚实而富有弹性，触碰易出血。换药时不可避免的擦洗与药水涂抹都会损伤幼芽，影响其生长。如果换药次数过多，更会使瘢痕组织增生过多，从而不利于伤口创面愈合。

什么是中药的“药引”？

服汤药如没有特别医嘱时，可用温开水送服。有时医生在处方中注有用黄酒、蜂蜜、米汤等送服，这便称为“药引”。药引可辅助中药更好地发挥药效，提高治疗效果。常用的药引如下：

酒：凡治疗风、寒、湿痹、跌打损伤及妇女血寒经闭等方药，用少量白酒或黄酒送服就可提高疗效。因为酒性味辛热，有湿经通络、发散风寒的功效。

蜂蜜：凡治疗肺阴虚燥咳、久咳或习惯性便秘等病的方药，用适量的蜂蜜水冲服便可提高药效。因为蜂蜜性味滋润，具有润肺止咳、润肠通腑的功效。

米汤：凡具有补气健脾、养胃益肠、止渴利尿等功效的方药，用米汤送服可起到协调作用；药性苦寒的方药，因为常可损伤胃气，如用米汤送服可起到保护胃气的作用；含贝壳、矿石类成分的方药，由于较难消化，用米汤送服可减少对胃肠的刺激。

姜汤：凡治疗风寒表症、风寒咳喘、脾胃虚寒、呕吐呃逆等症的方药，一般用生姜2片~4片水煎取汤服，可提高药物的疗效。因为生姜性味温辛，有发汗解表、温肺止咳及温中止呕的功效。

红糖水：凡治疗妇女血虚、血寒、产后恶露未净、乳汁稀少等症的方药，用红糖水送服可提高疗效。一般用红糖15克~20克开水冲服。

大枣汤：凡治疗脾胃虚弱、中气不足的方药，用大枣两枚煎汤送服可提高疗效。因为大枣性味甘平，具有补脾益胃的功效。

中药配方缺药怎么办?

中医处方是根据不同的病情需要,按“君、臣、佐、使”的组合原则,并根据各个药物的性味、配伍禁忌,在辨证施治的基础上选择合适的药物组方的,且方中的每一味药都起着特殊的治疗作用。如果在配药时某些药物有改动,则会直接影响疗效,甚至造成严重的后果。因而,配方缺药时切不可随便用其他药物替换,如果实在不能配齐,应带原处方由医师进行调整,以保证良好的治疗效果。切勿自作主张!

如何煎煮中药?

中药的煎煮有许多值得注意的地方。煎药容器以砂锅、搪瓷器皿最好,忌用铁器,以免发生反应。目前国内专家一致认为陶瓷器皿为理想的煎药工具,其优点是化学性质稳定、导热均匀缓和、保温性强。

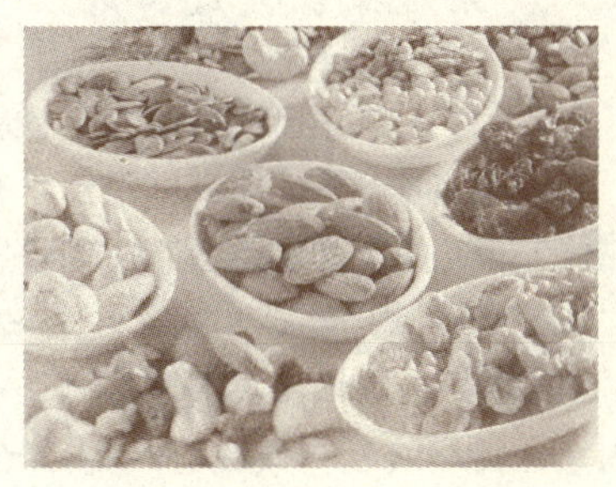

水对中药材有较强的穿透力,可溶解中药材中的生物碱甙类、有机酸、鞣质、蛋白质、糖类和无机盐等有效成分,是煎煮中药最常用的溶媒。天然凉水,是指凉的无污染的井水、河水、泉水、自来水,其性平和、味多甘。热汤,即热水。麻沸汤即滚开的沸水。

中药煎煮前应充分浸泡,因为中药大多是干品,浸泡可使中药湿润变软,细胞膨胀,使有效成分溶解在水中。但浸泡时间也不宜过长,一般在室温下,冷水浸泡20分钟~30分钟即可,否则会酶解或酸败。

煎药时水的用量直接关系到汤剂的质量。传统的经验头煎加水超过药面3厘米~5厘米,二煎加水超过药面1厘米~2厘米。煎煮时间因药而宜,一般来说头煎从沸腾开始计算时间20分钟~25分钟,二煎则为15分钟~20分钟。如有矿物贝壳类等质地坚硬的药物,必须打碎先煎30分钟。

煎煮中药的特殊方法有:先煎、分煎、包煎、后下、同煎、空煮、浸渍、烊化等。

先煎:一般指矿物贝壳类质硬或有效成分难以煎出的药物,有毒物也需先煎,如乌头、附子。或是根据药物本身的需要及病症情况,对方剂中的部分药物先煎,如葛根汤中的麻黄、葛根。

分煎:为避免药物同煎降低疗效或减少同煮引起的副作用,有时方剂采用分别煎煮再合起来服用或再煎煮的方法,如百合知母汤。

包煎:某些具有毛茸或体积微小或黏液量较多或煎后易成糊状的中药,采用包起来煎煮的方法,如旋覆花、车前子、葶苈子等。

后下:含挥发油或有效成分久煎失效的药物,如薄荷、木香、大黄、番泻叶等,一般是在快煎好时再加入共煎4分钟~5分钟,如煎甘草麻黄汤要后下甘草。

与酒、醋、蜜同煎:如甘遂半夏汤,将药汁与蜜同煎,以缓甘遂之毒性。

空煮(煎汤代水):将某些药物或辅料先煎去渣,再以此药液煎煮其他药或送服其他药。

浸渍:大黄泻心汤、附子泻心汤均以开水浸渍片刻,是取其气之轻扬宣散,以清上部无形之邪热而消痞。

烊化:一些凝固胶剂如阿胶、鹿角胶等,其主要成分为胶性蛋白质、氨基酸、钙质,在与其他药共煎时,容易先溶化粘附他药或煳锅,故入汤剂应烊化兑服。即取规定量的胶类药材加入适量水炖烊,再冲入已煎好的药汁内搅匀同服。

用什么器具煎药好?

煎药最好用砂锅,因为它性能稳定,煎药时不会与药液发生反应而影响药效,具有传热均匀、不易煳锅的特点。用砂锅煎药,最好选用黑砂锅,因为它是由特种土质烧制而成的。如果没有黑砂锅时,可选用带彩釉白砂锅。由于砂锅易损坏,目前很多人煎药喜欢用经久耐用的金属容器煎药。在金属容器中应选用搪瓷锅和不锈钢锅为好,虽然这两种器具有传热不均的缺点,但其性能稳定,煎药时不会对药液有干扰,能保持药液的有效成分,不会降低疗效。切忌用铝锅和铁锅煎药,因为铝锅除导热过快,极易煳锅外,铝离子还会与药液中的某些成分发生化学反应而降低药效。用铁锅煎药害处更多,因为铁离子可与药液中的鞣质、苷类等成分起化学反应,不但使药液变色,而且能改变药物的性质,降低药效,甚至发生毒性反应。

中药能用水洗吗?

有不少人在煎服从医院取来的中药时用水洗药,以除去上面的污垢、尘土等物,其实这是极不科学的,有以下几点害处:

(1)失去辅料的作用。因为有些药材在炮炙时会加蜜、酒、醋、胆汁、鳖血、朱砂等,如果用水洗,必然会失去这部分辅料的作用。

(2)导致药物遇水膨胀,使砂锅煳底而造成药物失效,甚至改变原来的性味。

(3)引起药材中水溶性有效成分的丢失。

(4)造成粉类药物流失。因为中药中有不少粉末类,或在配伍时捣研成末的,如果水洗,必然会使这类药物流失而失效。

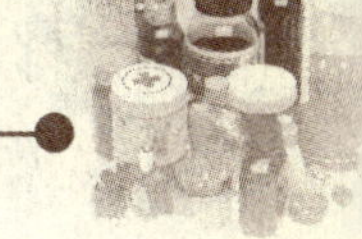

煎药前为什么要先用水浸泡中药材？

煎药前最好先将药材用水浸泡，这是因为中药饮片除矿物质及少数无细胞组织的树脂外，多数为具有细胞组织的动、植物体，具有药理活性作用的化学成分就存在细胞原生质中的液泡内，煎煮中药的过程就是将有效成分从动植物细胞组织内释放出来的过程。但新鲜药材干燥后，由于失去水分而发生皱缩，多种成分凝固于细胞中，细胞膜的半透性也受到破坏，这就使原本复杂的溶出过程更加困难，要完成使水分子通过毛细管和细胞间隙进入细胞组织并使细胞膨胀破裂，达到有效成分的溶解和扩散，就需要一定的时间。充分的浸泡可以使这一过程进行得更加完全，使有效成分溶出的更多。实验表明，饮片浸透的时间以不少于20分钟~60分钟为宜，浸泡的时间要依饮片的质地、粉碎程度及所含内容物的性质而定，一般花、叶、茎类药材为主的中药汤剂浸泡20分钟~30分钟；根、种子、果实类药材为主的中药汤剂可浸泡50分钟~60分钟。但应注意的是，药材饮片并不是浸泡时间越久越好，以免引起药物酶解。夏季室温高时，浸泡过久，还会导致发霉变质。

煎中药加多少水为宜？

中药煎煮时的加水量多少关系到有效成分的煎出率与病人的服用量。同一方剂在同一条件下，加水量越多，其煎出物含量亦越高。实验证明，当每次饮片与煎得液的比例为1∶4时，有效成分的煎出率最高。

一般煎中药的加水量应根据饮片的质地及吸水量、煎煮时的蒸发水量及汤剂的服用量而定，约为饮片的4倍~8倍。一般是将饮片放于药锅内，加水量至超过饮片表面3厘米~5厘米为宜；煎第二煎药时的加水量可适当减少，但液面仍以超过饮片表面为宜。质地松软的饮片加水可适当多些，质地坚实的饮片加水要少一些。对于需要煎煮的时间较长的滋补药，还应适当多加些水。一般药煎好后，药液应保持在200毫升~300毫升为宜。

总之，煎药时加水要适当。加水少，煎煮不透，药物的有效成分未被充分煎出，影响疗效；加水过多会使煎药时间延长，造成药物中的挥发性成分被分解而降低药效。

开水煎药为什么不可取？

有人为了省事图快，用开水煎中药，这其实是极不可取的。因为植物中药的有效成分存在植物细胞中，若把开水倒入药中，植物细胞中的蛋白质、淀粉等会产生凝固现象，使细胞不易破裂。即使破裂了，有效成分也会留在凝结的固体中，不易释放出来，从而影响药效。而用凉水煎中药时，随着水温的逐渐升高，细胞会慢慢膨胀、破裂，不会阻碍中药中有效成分的释出。因此用凉水煎药药效好，开水煎药不可取。

怎样掌握煎药时的火候？

煎药温度的高低，一般称之为煎药的火候。家庭煎中药一般用直火加热，加热时火力的强弱、时间的长短，与汤剂的质量有密切的关系。火力过强，水分蒸发得快，使药材的煎煮时间不能保证，药中所含的成分不易被煎出，而且容易把药煎干煎煳；火力过弱则温度不足，不容易达到将药材中的有效成分煎出的目的。为了保证汤剂的煎煮质量，一般采取先用武火煎后用文火煎的办法。可根据药物性质来选用以下不同的火候。

武火：武火是指旺火，具有温度上升快，水分蒸发也快的特点，武火适用于以下性质药物的煎煮：

(1)散寒解表药、清热芽香类药宜选用武火煎煮，以免挥发性有效成分因煎煮时间过久而丢失。

(2)矿物类、质地坚硬的药物宜选用武火，以充分煎出药物中的有效成分。

(3)大多数饮片煎煮时，在沸前用武火，沸后改用文火。

文火：文火是指小火、弱火，具有温度上升得慢，水分蒸发得也慢的特点。文火适用于以下情况：

(1)滋补类药物应选用文火慢煎，使所煎的药物保持微沸状态，以便使药中的有效成分被充分地煎出。

(2)用武火煎沸后多采用文火煎药，汤剂的第二煎也多用文火。

先武后文：所谓煎药的先武后文，是指所煎药物在未沸之前用武火急煎，煮沸后改为文火慢煎。绝大多数汤剂都是采用这种火候煎煮。因为先用武火加热，能增加药物的溶解度，促使有效成分的溶出，此时药物溶出主要与温度相关。待煮沸后，温度恒定时，约物成分的溶出主要与水量和煎煮时间呈正比例关系，所以这时就用文火煎煮。

为什么煎中药要分加盖煎和不加盖煎？

为了将中药饮片煎透，使药中有效成分充分煎出，以加盖煎为好。尤其是煎煮薄荷、藿香、砂仁等含有可随水蒸气挥发的成分的中药时，最好加盖煎煮，这样可使含

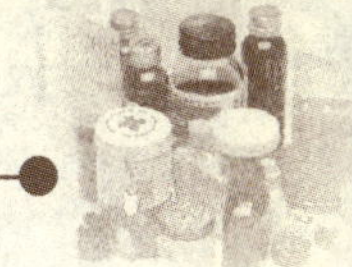

药物挥发成分的水蒸气在盖内冷凝变为水珠滴回药锅内，减少药物有效成分的丢失。对于多数质地坚硬的根、种子或动物药物，如人参、黄芪、黄精、麦冬、五味子、蛤蚧、龙骨、牡蛎等，加盖煎煮可使药物有效成分在有限的时间内更多地被煎出，以提高药物的疗效。

对于那些质地松散、体积较大的药物，如丝瓜络、通草、茵陈、菊花、桑叶等，煎煮时由于药液易外溢，就应采取开锅煎煮，并随时搅拌，使其被均匀地煎透。

煎药时间多久为宜？

煎汤药的时间长短与药物的疗效有直接关系，应根据药材的质地、气味及药物成分的性质不同而定，并非煎煮时间越长越好。如药材煎煮时间过长，药效成分中的挥发油就会随水蒸气跑掉而损失，一些苷类会因长时间受热而分解等。

一般饮片，第一煎煎煮20分钟~30分钟，第二煎煎煮15分钟~20分钟。但是有的需延长或缩短煎煮时间，应根据以下情况而定。

需要延长煎煮时间的药：滋补性及根茎类质地坚实的饮片，或一剂药的药味较多时，可延长煎煮时间。第一煎，煮沸后煎煮40分钟~60分钟；第二煎，煎煮30分钟~40分钟。

需要缩短煎煮时间的药：解表药、行气药及质地疏松、气味芳香的药材，如麻黄、荆芥、桑叶、菊花、连翘、银花、藿香、薄荷、香薷等，第一煎煮沸后煎煮15分钟~20分钟，第二煎煎煮10分钟~15分钟即可。

中药煎干了应怎么办？

汤药煎干了一般是因对加水量估计不足，加水太少而被煎干；另一种情况是火候过大，煎煮时间过长，致使药液被煎干。对于煎干的中药只要没有烧焦、煳锅底，就可以加水再煎，一般不会影响疗效。如果煎干的中药出现以下情况时，就不能再加水煎服了。

（1）所煎的药材已烧焦，并已煳锅底，此时中药的许多有效成分已被破坏，故不可再煎服。

（2）具有解表行气作用的方药，多属含挥发性成分的饮片，如荆芥、麻黄、薄荷、香薷、藿香、桂枝、陈皮、香附、木香等，因煎煮时间过长而煎干，药物的有效成分大部分会随水蒸气挥发而损失掉，如加水再煎服，疗效也会大大降低，不如另煎新药。

（3）具有滋补功效的方药，多含有糖、酶、氨基酸类成分，如党参、人参、茯苓、白术、山药、甘草等，因加热时间过长，药材中的有效成分就会被分解破坏，如加水再煎，疗效也会大大降低。

因此，煎中药时要随时观察，搅拌药汁，不可因干别的事情忘了煎药，把药煎干而造成浪费。

中药煎几次，煎多少汁为好？

汤药一般要煎2次~3次，因为煎煮汤药的过程实际是水分进入动、植物细胞组织，溶解其有效成分后变成浸出液的过程，有效成分浸出的多少和快慢很大程度上取决于细胞内外的浓度差。中药汤剂多为多种药材所组成，如果一次煎煮，药汁过浓必然影响有效成分的继续煎出，药渣中的残汁浓度也很高，弃之损失也太大。另外，饮片中各有效成分的性质也不同，溶解煎出所需的时间也会有长短，分次煎煮，头煎可能易煎出的成分先煎出，第二煎可将稍难煎出的成分再煎出。两次煎煮，第二次煎等于再一次加大了有效成分在细胞组织内外的浓度差，而使药物中的有效成分煎出得更快更完全，而且还可避免一些成分的分解破坏。有关实验证明，中药煎煮两次能煎出药物所含成分的80%~90%。因此，中药一般煎两次为好。

中药不管是煎两次还是煎三次，煎出的药汁合起来应在200毫升~300毫升为宜，每次服用100毫升~150毫升。滋补药因为煎煮的时间长，药汁可少些；清热解表药因煎煮的时间较短，药汁可多些；儿童因服药困难，为了便于服用，尽量煎得少一些。为了避免药渣吸附药液造成有效成分丢失，最初可多煎一些药液，然后将初煎的药汁滤出弃去药渣，再用文火煎煮浓缩至所需服用量。

为什么煎煳的中药不能服？

中药在煎煮过程中稍有疏忽就容易煎煳，其原因是药材中含淀粉、黏液质较多，且煎煮时间过长或火候过大所致。

药材被煎煳后，其本身所含的化学成分及原有的药效都会随之改变。因为将药材炒煳本身就是对药物加工的手段，如生大黄具有泻下作用，把生大黄炒成炭则具有止血作用，用于各种出血症。因此煎煳的中药不能服。为防止把药煎煳，应在药液煮沸后，改为文火，并注意观察药液，如果药液黏稠，说明所煎药材中含有较多淀粉、黏质类成分，煎煮时要注意随时搅动药液。含淀粉多的药材有山药、茯苓、白芷、薏苡仁等，含黏液质较多的有车前子、知母、白及等，这些药材极易煳锅，在煎煮时应格外注意。

怎样服用中药汤剂?

服药时间

一般情况下是在进食前2小时服用,每日分3次服用。还可根据病情择时服药。肺病多宜饭后服药,肾病及下肢疾病多宜饭前服药。肝病病人则以中午、晚上睡前服用为宜。凡大苦、大寒、大辛、大热之品,用量宜小。健脾益气、消食化滞、补气补血之品,剂量可偏大。剧毒药物选用应慎,用量宜小。起主要作用的药用量宜大,起辅助作用的药用量宜小。具体剂量可根据病人的体质、年龄以及病症而定。

服用方法

睡前服:适用于心脏病和滋阴健胃药。

饭前服:即进食前20分钟服用,适用于膀胱病和补肾之品。

饭后服:即进食后20分钟服用,适用于膀胱胸膈病症。

热服:即趁热服用,用于寒症流感。

温服:即药液不热不冷时服用,一般服药采用此法。

冷服:药液放冷后服用,适用于热症。

顿服:即多量一次服完,适用于病情危重者。

频服:即多次服用,适用于婴幼儿或服药不受者。

冲服:即用药液将不易溶于水或不宜煎煮的药末冲服。

含服:即将丸、锭、丹药含在口中,让其慢慢发挥药效。

注意事项

服用中药应注意忌口,以保证药物更好地发挥作用,避免不良反应。一般来说均忌生冷、油腻食物。服用解表发汗、清热凉血、解毒消肿、安神、清咽、明目、降压、平肝、利湿、止血、润肺的药物时,忌酒、姜、椒等辛温刺激之物。用于疮疡时,忌鱼、虾等发散之物。服用温经、补阳、涩精止泻、祛风湿、止寒痛等药物时,忌食梨、柿、螃蟹等寒凉之品。

怎样服用中药冲剂?

冲剂是以药物的细粉或提取物与适宜的辅料制成的,冲入开水后,成为可溶性或混悬性溶液。

常用冲剂有感冒退热冲剂、板蓝根冲剂、哮喘冲剂、鱼腥草冲剂、止泻冲剂等。市场上出售的人参麦乳糖、菊花晶、杏仁精等,也是属冲剂一类。由于各种冲剂所含成分不同,服用时也应有所区别。

(1)含挥发性成分的冲剂,高温易使药物分解或散失,故宜用温开水冲服,如含有金银花、鱼腥草、人参成分的冲剂等。

(2)冲剂大都是可溶性药物组成，再加入矫味剂和赋形剂如糖、糊精或少量芡粉等原料，故以开水溶化为宜，使其成为糖浆后服用。以中药为原料的冲剂，如哮喘冲剂、感冒退热冲剂，宜用热开水冲溶，待凉后服用。

服中药汤药时为什么不宜加糖？

在喝中药汤时，有的人习惯向药汤中加糖以冲淡苦涩味，却不知这样一来就降低了药物的疗效。中药汤加糖有以下弊端：

(1)有些汤药的苦味能够刺激消化腺体分泌消化液，这对于充分发挥药效是极有好处的。如果嫌药味苦而加糖，就会影响药效的发挥。

(2)苦味药多用于祛热，盲目加糖后，有效成分会发生降解反应，从而减弱药性。

(3)糖中的铁、钙等离子与汤剂中的某些有效成分会发生化学反应，出现沉淀、混浊等现象，降低药物的疗效。而且因汤剂是多味药组成的，化学成分复杂，极容易因加糖而使药物失效。

所以，服用中药应避免加糖。

服用中药呕吐怎么办？

中药方剂是由多种中药配伍组成的，每种中药都具有苦、辛、酸、麻、咸、涩等不同味道，所煎出的煎剂将这些味道汇集到一起就会形成难以下咽的气味。特别是一些味觉神经敏感的病人，很容易出现恶心、呕吐等现象。对此，可采取以下方法：

(1)遇到这种情况，应叫病人暂时将药液放下，待药液凉了以后再喝就会好些；喝药时要屏住呼吸，一口气将药液喝完，不要停顿，以免勾起药味而诱发呕吐。饮完药液后立即用凉开水漱口，也可嚼块口香糖以去除药味。

(2)对于服中药经常发生呕吐的人，可在饮中药前先喝少量鲜姜煎成的水，药后再温服中药，以防止呕吐。或采用半夏5克、竹茹15克、生姜5片、陈片15克，水煎后于服药前先服入，10分钟后再服中药煎剂，也可起到止呕吐的效果。

隔夜汤药能服用吗？

有的病人喜欢把汤药留到第二天用，这是极不可取的。因为中药中的淀粉、维生素、蛋白质、挥发油及各种酶、微量元素等成分，在煎煮时大部分留在药汁中，如果存放过久，不但药效会降低，而且会因为空气、湿度、时间和细菌污染等因素的影响，而使药汁发馊变质，服用后，对病情无益，甚至还会有损健康。

但是如果采取真空包装，并存放在冰箱中，则另当别论，还可免除每天煎煮中药的麻烦。许多医院开展代煎业务，确实方便了患者，尤其受到上班族的欢迎。这样的煎服方法虽然与传统的煎服方法有一定差异，但治疗上比纯粹应用中成药的针对性要好得多，值得推广。

怎样服用中成药效果好？

服用中成药也要讲究方法，如用法不当，不但会影响疗效，而且还会对身体造成危害，具体应注意以下几点：

1.严格按量服用

中成药治疗，药量有一定的灵活性，有时不易准确掌握，在服用时，一定要看清药品标签或说明书。有些中成药小粒丸剂的说明书只写每次服多少克，没有标明多少粒为1克，遇到这种情况，应向药剂师问明换算方法或每次服用的粒数。另外，中药也不是绝对无毒的，有些烈性药物多服会伤身体的。因此，对中成药的服用量必须认真对待，特别是对药物的禁忌症丝毫不得马虎。小儿或年老体弱者，凡服药性猛烈的成药，必须减量慎用。

2.掌握服药时间

中药服用的时间，按古医书规定，“病在胸膈以上者，先食而后服药，病在心腹以下者，先服药而后食”。对没规定特殊服药时间的，通常宜选在饭前或空腹时服，有利于药物的吸收和药效的发挥。对于慢性病需长期服药者，宜养成定时服药的习惯，对特殊病症，无须强调空腹或定时服，可随时服药，安神药则应在睡前服用为宜。

3.注意服药方法

中成药的服用方法也有讲究，大粒丸剂，应禁止一口将其吞下，因为这有可能造成药丸卡在喉咙里上下不得。正确的服法是：应用清洁的小刀将药丸切成小粒，分几次用温开水送服；对于质地较软的大粒丸剂，可用清洗过的手直接将其分成小丸服下，如果为了加快药物的吸收，也可采取少许温水将药丸捣碎调成糊状后用温开水送服。

中成药通常用白开水送下，但为了提高疗效，还可采取以下服用方法：

酒送服：酒性辛热，具有通经活血、散寒的作用，凡是治疗跌打损伤、风寒湿痹、腰腿肩臂痛、气滞血淤、中风手足不遂及步履艰难等疾病的中成药，如跌打丸、七厘散、大活络丸、醒消丸、人参再造丸等，用适量的温黄酒送服，疗效更佳。

姜汤送服：即用生姜煎汤送服药物。凡治疗风寒表症、肺寒、脾胃虚寒、呃逆等症用药，如附子理中丸、藿香正气丸等，皆可用姜汤送服。

淡盐水送服：盐能引药入肾，对肾亏、肾虚及下焦疾病的治疗，选用滋补肾阳的六味地黄丸、大补阴丸、健步虎潜丸、镇阳固精丸等，宜用淡盐汤送服。

米汤送服：凡补气、健脾、养肠、利胆、止渴、利小便的中成药，均可用米汤送服。

稀粥送服：含贝壳等矿物质类药物难消化，最好选用稀粥送服，以减少对胃肠的刺激。

4.警惕服药反应

中成药同样存在毒性反应和过敏反应。随着中成药的广泛应用，不良反应会越来越多，服后一定要有所警惕。凡服药后出现皮疹、瘙痒、发热等过敏反应，应立即停药，严重者应去医院诊治。对某些中药有过敏史者，应牢记不可再用该药。

中西药可以同时服用吗？

有许多西药最初是从天然药用植物中提取的有效成分制成，二者效用是一致的。因此，一般情况下中西药可同时服用。但有些中药与西药是不能同时服用的，以免降低疗效，甚至出现中毒或其他不良反应。

降低疗效：如四环素类药物与含钙的物质如乌贼骨、海螵蛸、牡蛎、山楂、牛黄解毒片等合用则降低两者疗效；保和丸、六味地黄丸和胃舒平、氨茶碱等合用，会影响酸碱平衡而失去作用；麦芽、神曲等与抗生素类合用，会使酶的活性降低而丧失药效；含有鞣质的中成药感冒片、七厘散等与乳酶生、四环素、富马铁等同服，鞣质会使这些西药产生沉淀失去作用。

增加毒性：如磺胺类药物与山楂丸、五味子糖浆等酸性中成药合用，易在酸性环境中析出结晶，对肾脏产生损害；含有碱性成分的行军散、痧气散等与链霉素、庆大霉素等合用，可对听觉神经的毒性大大增强；地高辛与含蟾酥的中成药如喉症丸等合用，可导致心律失常及洋地黄中毒；朱砂安神丸与硫酸亚铁合用，易导致汞中毒；益心丹、保心丸、六神丸与心律平、奎尼丁合用，可导致心脏骤停；蛇胆川贝液与吗啡、哌替啶等合用，会导致呼吸衰竭；防风通圣丸、止咳定喘膏、麻杏石甘片与复方降压片、优降宁等合用，可抵消降压作用；贝母与氨茶碱同时使用能引起中毒；小活络丹、香连丸、川贝枇杷露与阿托品、654-2、咖啡因合用会增加生物碱的毒性，引起中毒。

增加不良反应：阿司匹林与鹿茸、甘草同时服用会大大增加对胃黏膜的刺激。

✲16种中西药忌混吃：

蜜炼川贝枇杷膏与感冒清片：蜜炼川贝枇杷膏中含有大量蜂蜜，感冒清片中的退热成分与蜂蜜能形成复合物，减缓药物的吸收速度，使退热作用减弱。

羚羊感冒片与复方阿司匹林片：羚羊感冒片系碱性中成药，复方阿司匹林片系

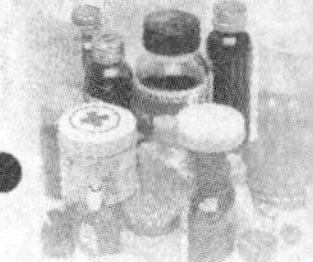

酸性药，两者合用后疗效降低。

复方丹参片与藻酸双酯钠片(PSS)：二者都具有活血化淤，降低血脂，扩张血管，改善微循环的作用。二者联用，尤其是血小板减少有出血倾向的患者，极易诱发内脏自发性出血。

消渴丸与格列本脲片：消渴丸由黄芪、生地黄、天花粉、格列本脲组成，与格列本脲片同服，若一日3次服用，格列本脲超剂量，易导致低血糖休克。

炎得平片与螺旋霉素片：中成药炎得平的主要成分是穿心莲，其抗感染作用是通过促进白细胞吞噬功能而达到消炎目的，而螺旋霉素能抑制穿心莲的促进白细胞吞噬功能，也就抑制了穿心莲的疗效。

藿香正气水与苯妥英钠片：藿香正气水中含有乙醇。乙醇是一种药酶诱导剂，能增加肝药酶活性，加速苯妥英钠在体内的代谢，使其半衰期缩短，临床疗效降低。

大山楂丸与麦迪霉素片：大山楂丸中的神曲、麦芽中含有多种消化酶，麦迪霉素可使之失活。同时，中药神曲、麦芽中的消化酶也能明显降低麦迪霉素的抗菌疗效。

六味地黄丸与利福平片：六味地黄丸中含有山茱萸，内含有机酸，与利福平同服，能增加利福平在肾脏的吸收，从而加重对肾功能的损害。

还有许多中药和西药的相互作用尚不清楚，故中药和西药最好分开服用，其间隔时间1小时为宜。

煎好的中药可以用冰箱保存吗?

前几年我国引进了新的煎药机，它能溶出药材的有效成分，保证药液卫生无污染。煎好的药汤成分均匀，剂量准确，便于携带，服用方便。一次可煎煮中药饮片量为7剂~14剂，密封后，放置于0℃~5℃的冰箱内一周，药液不会变质。有人曾做过几次试验，将煎煮好的药液密封后，一组5袋放置在0℃的冰箱里，另一组5袋放在5℃的冰箱里，各放置一周，另外一次各放置2周，其后测试药液中的两种主要成分，经统计学处理，结果与刚煎煮出的药物没有明显的差异。在临床上对疗效也进行了观察，结果也比较理想，未发现明显差别，说明了这种方法是可行的，因此使用的医院越来越多。

由于药液放在0℃~5℃的冰箱内，药液的袋口又是密封的，不适宜细菌、真菌生长繁殖，因而药液不会迅速发生腐败变质。又由于冰箱内受光线影响小，药液中的有效成分不容易被氧化而变质。在低温密封条件下，药液中的挥发性成分不容易挥发。另外，药液放置在低温冰箱里，能将药液中无效成分如蛋白质、淀粉粒、树胶等杂质沉淀除去，同时在药液中不需要加入防腐剂，避免了防腐剂对身体产生不良作用。

使用时只需要将药袋放在热水中温一下，即可剪开服用，非常方便。

用药之后如何进行自我监测？

在口服、注射及其他方法使用药物后，应当进行自我监测。一方面了解药物是否有效及疗效高低，另一方面了解药物是否产生毒副反应，以决定是继续用药还是更换药物。

药物的治疗效果一般可以从两方面反映出来。一是通过自我感觉来判断；二是通过仪器检查或化验的方法来判断。比如，痢疾病人服用氯霉素或复方新诺明等抗菌消炎的药物后，腹痛、腹泻、发烧、恶心的症状减轻或消失，大便中的红、白冻减少或消失，说明药效良好，可继续使用。同时可以通过化验大便，看看脓细胞是否减少，还要看大便中的痢疾杆菌是否也消失了。

口服药因需经胃吸收后才会发挥作用，一般需0.5小时~1小时。注射药物发挥作用快，一般10分钟~10分钟即可。治疗心绞痛的硝酸甘油类药物，通过鼻吸入或舌下含服，会立即发挥效果。

另外，对药物疗效的判断还要结合具体病情。比如，感冒发烧，服用退热药后体温会很快降下来。而癫痫，常常是服1个月~2个月的药仍不能完全控制症状，但这并不能说明药物无效，更不能据此随便停药、换药。

药物的副作用是指在正常剂量下，伴随药物的治疗作用而发生的有害反应。如阿托品可治疗肠痉挛引起的剧烈腹痛，但同时也可引起口干、视力模糊、眼压升高等副作用。毒性反应是指药物引起身体功能和组织结构的病理改变，常由用药剂量过大引起。后遗反应是停药后出现的反应，如长期使用肾上腺皮质激素，一旦停药，由于肾上腺皮质萎缩，数周内难以恢复正常，故而出现功能低下现象。特异质反应是指少数人出现的与药理作用完全无关的反应，主要是由体内缺乏某种酶而引起的，致癌、致畸、致突变作用可使病人及胎儿发生畸形或癌症，这一点要进行长时间的自我监测。成瘾是长期服药而产生的依赖性，一旦停用便发生戒断反应。

要了解自己有无上述药物反应，必须从开始服药至停药后的一段时间内进行细致的自我观察。一旦出现与疾病无关的症状，应及时向主治医生说明，请其进行必要的诊治，以免给身体带来更大的危害。

第五部分

特殊人群的用药

儿童、妇女、老人的生理状况与常人有所不同，药物的作用和反应也会发生与常人不同的变化，因而他们用药也要有特殊的调整。

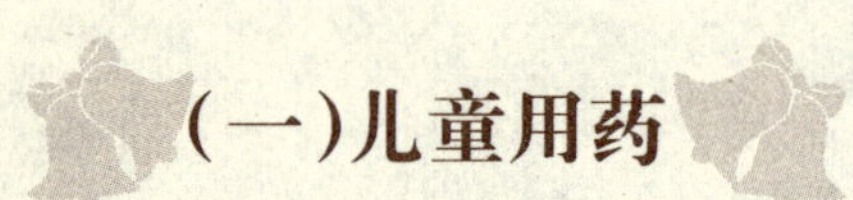

（一）儿童用药

儿童服药选择哪些剂型好？

孩子吞咽能力差，又不懂事，喂药时很难与大人配合。孩子服药要选择适宜的剂型，否则可能造成吞咽困难。更为重要的是，有些非儿童专用药物剂型，家长无法计算准确用药量而影响药效。儿童服药可以根据下面常见剂型特点进行选择。

糖浆剂：主药溶解后混悬在高浓度的糖水中，糖浆剂中的糖和芳香剂能掩盖某些药物的苦、咸等不适味道。

干糖浆：与糖浆剂相似，但它是经干燥后的颗粒剂型，味甜、颗粒小、易溶化。

果味剂片剂：因加入了糖和果味香料而香甜可口，便于嚼服，适用于周岁以上的小儿服用，如小施尔康等。

冲剂：药物与适宜的辅料制成的干燥颗粒状制剂，常加入调味剂，且独立包装，便于掌握用药剂量，如思密达、板蓝根冲剂等。

滴剂：一般服量较小，适合周岁以内的婴幼儿，需按说明书严格遵守用药量。可混合于食物或饮料中。

口服液：由药物、糖浆或蜂蜜和适量防腐剂配成的水溶液，分装单位较小，稳定性较好，易于贮存和使用。

家长应采取不同的方式减轻孩子对服药的畏难情绪，对已有认知能力的孩子，应耐心劝导，使他们理解药物与疾病的关系。

怎样正确选择婴幼儿的给药途径？

给药途径不同，对药物的不良反应有直接影响，在选择给药途径时，应注意下列问题：

（1）对能吃奶的或可以耐受经鼻饲给药的婴幼儿，经胃肠给药较安全，应尽量采用口服给药。但在新生儿早期，胃酸较低，对于阿莫西林等因酸性而部分灭活的药

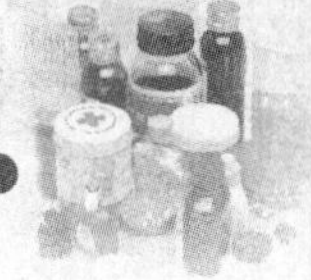

物,口服后血药浓度水平比成人高;新生儿胃排空时间长,肠道通过时间长,红霉素口服后高峰出现晚;氯霉素吸收增加,在临床用药选择给药途径时要充分考虑上述因素。

(2)婴幼儿皮下注射容量很小,药物可损害周围组织且吸收不良,不适用于新生儿。较大的婴幼儿循环好,可用肌内注射。早产儿肌肉很薄,多次肌内注射可发生神经损伤,最好不用。

(3)婴幼儿静脉给药一定要按规定速度滴注,切不可过快过急,要防止药物渗出引起组织坏死,避免使用高浓度溶液,要变换注射部位,防止反复应用同一血管引起血栓静脉炎。

(4)婴幼儿皮肤角化层薄,用药很易吸收,甚至可引起中毒。因此外用药时亦要按规定给药,切不可涂之过多过厚,用药时间不要太长。

怎样用奶瓶、奶嘴给宝宝喂药?

介绍一种简单有效的喂药方法——奶瓶奶嘴给药法,不妨一试。具体操作方法如下:

(1)洗净双手及奶瓶,将药片碾碎成粉末放于纸上。

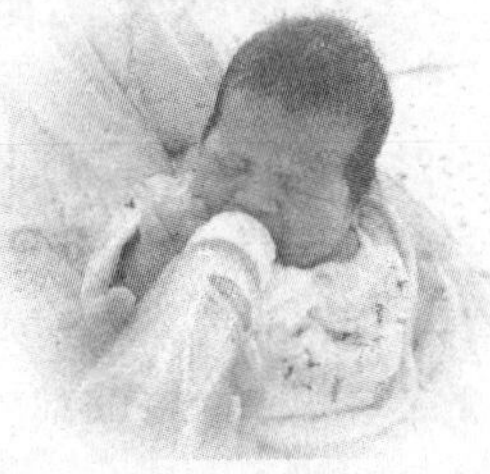

(2)将瓶内放入少许糖水或果汁水,然后将奶嘴取下,奶嘴向下,用左手拇指、食指捏住奶嘴出孔,右手持药粉缓缓倒入奶嘴内顶端(奶嘴内湿时更好,药物易贴于壁上)

(3)奶瓶倾斜10°左右,然后将奶嘴轻轻拧到奶瓶上。此时,要注意两点:第一,不要把奶嘴内的药粉掉入瓶内;第二,不要使瓶内的水流入奶嘴。

(4)让患儿平卧后,将奶瓶奶嘴放于患儿嘴角处,患儿即张口。这时将奶瓶尾部慢慢抬高,使水流入奶嘴内。随着患儿的吸吮,奶嘴内的药粉随水被患儿咽下。喂药后,将孩子抱起,轻拍背部,驱除胃内空气,避免因哭闹时吞下空气在喘气时将药液吐出。

这种给药方法简单易行,无任何不良作用,尤其适合小儿夜间发烧时及时服药,但是有两点应注意:

(1)奶瓶内的甜水不要太多,以20毫升左右为宜。

(2)患儿吸吮后,应注意观察奶嘴内的药粉是否已完全吸净。

什么是宝宝喂药时的“三要三不要”?

小孩服药困难,而新生儿服药更有千难和万难。“三要三不要”是人们在实际生活中总结出来的经验，现介绍给大家。

三要

一要在喂服药液时出现呛咳立即停服。

二要用塑料吸管代替汤匙，使小儿将药液徐徐吸入。

三要在服药液时注意患儿的吞吸速度。应该将吸管口放在小儿口腔黏膜处和唇齿间慢慢挤滴，若出现呛咳立即停止挤滴。

三不要

一不要将中药和乳汁混在一起喂服。因为很多中药含生物碱，两者混合后易产生凝结现象，降低药物疗效。

二不要“过奶”。有的人认为，妈妈吃药，药物会通过乳汁“传”给孩子，孩子吃奶就等于治疗了。此想法很好，但从乳汁中到达患儿体内的药液有效成分（药物有效浓度）微乎其微，根本达不到治疗目的。

三不要加糖调味。因为糖能抑制退烧的药效，也能与某些中药中的蛋白质、鞣酸等成分起化学反应，可分解某些药物的有效成分。

怎样给孩子吃药？

对于3岁以上的孩子，要尽量说服他们吃药，而对那些年龄小的孩子需要家长喂药时的方法是，先把孩子抱起来并让头部直立，而后用汤匙或干净而光滑的木条压住下颌部，迅速灌下药物，待药物完全吃下后再取出喂药的汤匙或木条，千万不能用捏鼻子或用异物探咽部的方法给孩子吃药，以免发生危险。

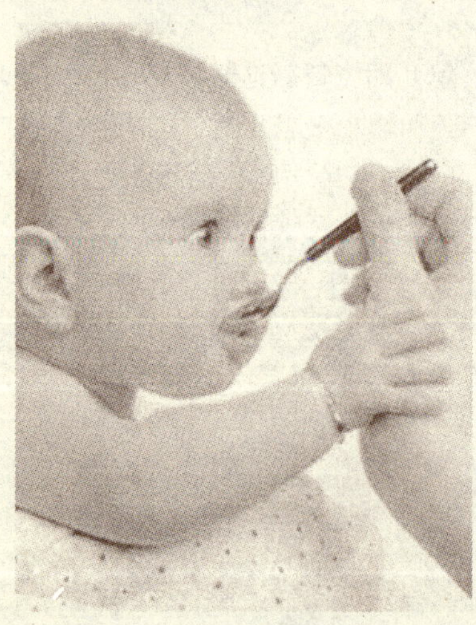

有时孩子服不下整片药，或者每次吃的剂量不足整片药时，除糖衣片和肠溶片外，一般可先将药片研碎后再用水送服。吃糖水片和肠溶片时，应尽量选用小儿剂量的小药片，如必须吃成人剂量的大药片的一部分时，应将需用量部分的糖衣尽量完整地保留并用温开水送下，注意不可研碎服，以免影响疗效或发生不良反应。

为了转移孩子对药物厌恶的注意力，家长在给孩子吃药前做准备事宜时，应尽量避开孩子的视线，对大点的孩子应尽量说服使其自己服药，不可用恐吓、打骂的方法硬逼着吃药，否则即使吃下的药也容易又吐出来。对于哭闹或不愿吃药的孩子，在喂药时要特别注意，在其大声哭叫或正在吸气时，不能喂药，防止呛着。

在一般情况下，宜在孩子空腹或半空腹时吃药，免得孩子将服下的药呕吐出来。对于需要在饭后服的药，也应在饭后半小时至1小时再吃。

药吃下后，还应让孩子喝足水，以免药物停留在食管部位，产生刺激性。千万不可叫孩子干吞药片。在给孩子吃汤药时，宜将汤药煎成浓汁并按量服下。吃冲剂或散剂类药物时，所加入的水量要适中，不宜过多，以免增加吃药的容量。

在喂药前要先看药名和剂量，如果是水剂要摇匀后再喂。给婴儿喂药时，不要把药放在奶瓶里和牛奶一起服，也不可将药粉涂在乳头上让孩子吃。因为这样既会影响药物的疗效，又可能造成小儿因害怕吃药而不愿吃奶。

乳母不能代替婴儿服药，因为人体排泄药物除了通过乳腺，还通过肾脏、呼吸道、胆汁、汗腺、唾液腺、泪腺等渠道排泄，所以大多数药物在乳汁中含量很低，达不到为小儿治病的目的。有的药物如四环素、青霉素等抗生素，在乳汁中虽然含量较高，但婴儿吸吮含药的乳汁后，血液中仍达不到有效浓度，反倒会引起过敏反应或使病菌演变成耐药菌株而产生抗药性。还有些药物如阿托品、磺胺药物等，在乳汁中的浓度远比血液中浓度低，一般不会发挥任何治疗作用，因此乳母不能代替婴儿服药。

为什么儿童打针后不宜用手揉按?

许多孩子都害怕打针，打针后都不免痛哭一场，而父母们心疼孩子，便用手不断揉按刚刚注射过的部位，以图减轻孩子的疼痛。其实，这种做法是不妥的。

对局部组织的不断揉按，会破坏这些部位的止血作用。当针刺破皮肤或血管时，人体有一种物质能自动将破裂处的血液凝聚成血块，阻止其继续出血。如果不停反复揉按，血块不易凝聚，会加重皮下出血。另外，用手抚按针眼，会使手部病菌沿着尚未闭合的针眼进入皮下组织或血管，引起局部组织的感染、发炎，重者会并发菌血症、败血症。因此，孩子在打完针后，请不要用手揉按。

小儿用药要注意哪些问题?

鉴于小儿在不同年龄段各器官发育均有不同的特点，故小儿用药与其他年龄段有很多不同之处。需要根据小儿年龄、身高、体重计算出药物的剂量，这是不能由家长替代的。以下问题应注意:

家中不要备小儿药物:小儿视不同年龄段服成人量的几分之几，用药量少，用药又有很多特殊性，故家中最好不要备小儿药物。一旦孩子生病了，用什么药，用多大量，用多久还是由医生决定安全些，同时也避免了药物的浪费。

小儿药量很特殊：小孩和大人的区别不仅是身高、体重，更重要的是小儿各系统、各器官的组织结构和功能发育程度上也有很大不同，对药物的吸收、代谢、排泄都有着小儿特有的特点。选用某种药物时一定要按千克体重来计算具体用量，一点马虎不得。尤其是婴幼儿，他们不能用语言来表达服药后有没有不适反应，更需医生及家长来把关。

成人药不能随便给小儿用：成人与小儿用药不仅药量上有区别，药物成分也有不同，有些成人药是不能给孩子用的，如成人用的止咳药可能含有可待因成分，对小儿就不适合。目前市场上有很多专供小儿使用的药物，要看清楚再购买。图简单，盲目行事是很危险的。

给药途径上有选择：小儿生病用药，给药途径选择与成人相同，那就是能口服解决的问题不用肌肉注射，能肌肉注射的不用静脉滴注，因为注射给药的危险性明显大于口服给药。现在不少诊所对就诊的孩子，无论病情轻重一律打点滴。家长因治病心切也一味认为静脉输液来得快，好像不输液就治不了病。一旦出了危险，遭殃的是孩子，痛苦的是家长。选择给药途经不光要医生把关，家长也有责任。

服药方法上有讲究：婴幼儿服药很困难，方法不得当，药喂不进去不说，有时还会有危险。拿到药后一定要询问清楚，为减轻对孩子胃的刺激，有些药常在饭后喂，但此时又易呕吐，故应注意喂药的姿势。有些药不宜与牛奶一起喂，一是有化学变化，二是影响吸收，起不到药物应有的作用。年轻的妈妈应多和专科医生沟通，搞清楚怎样给孩子喂药，避免因喂药不当而给孩子带来新的痛苦。

慎用退热药：小儿的免疫器官尚处于发育不完善状态，抗体的形成能力很差，极易罹患感染性疾病。它的特点是发病急，来势猛，变化快，体温往往骤然上升。这时不要随便使用阿司匹林等退热药物，因为它会造成暂时退热的假象，掩盖疾病的特征，容易造成误诊。对婴幼儿可以采用物理降温法，如室内加强通风，少盖些被子，或用冷湿毛巾敷在头部，以及用50%的酒精擦浴等。

少用镇咳药：若有咳嗽症状，主要是因为呼吸道黏膜发炎肿胀，渗出物较多，容易出现呼吸道梗阻，发生呼吸困难。这时咳嗽具有清除分泌物的作用，因此宜用祛痰药，少用镇咳药。尤其要慎用强的镇咳药，如磷酸可待因等。

科学用抗生素：至于治疗细菌感染性疾病，一般以抗生素最为常用。但如应用不当，可能产生毒副反应，甚至危及患儿的生命。如青霉素的过敏反应；庆大霉素对肾脏的损害；氯霉素可抑制骨髓的造血功能；链霉素、新霉素与卡那霉素都能引起听觉神经损害，而对婴幼儿的听力损害不易及时发现，可能形成永久性耳聋；四环素、土霉素可引起8岁以下的儿童乳牙或恒牙变黄以及釉质发育不良等症。值得注意的是，

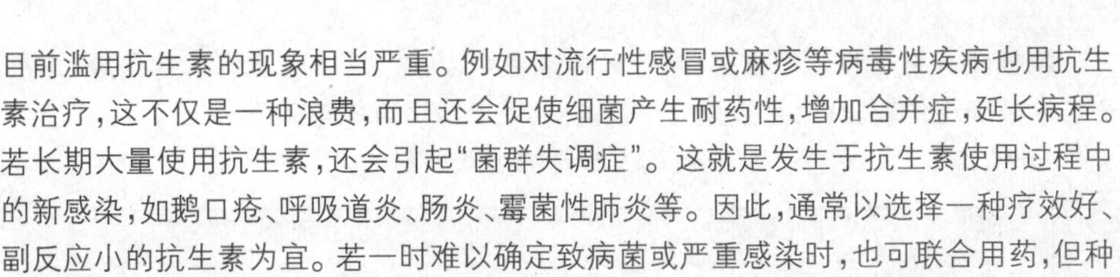

目前滥用抗生素的现象相当严重。例如对流行性感冒或麻疹等病毒性疾病也用抗生素治疗，这不仅是一种浪费，而且还会促使细菌产生耐药性，增加合并症，延长病程。若长期大量使用抗生素，还会引起“菌群失调症”。这就是发生于抗生素使用过程中的新感染，如鹅口疮、呼吸道炎、肠炎、霉菌性肺炎等。因此，通常以选择一种疗效好、副反应小的抗生素为宜。若一时难以确定致病菌或严重感染时，也可联合用药，但种类不宜过多。

小心使用肾上腺皮质激素：在治疗严重感染时，还经常使用肾上腺皮质激素类药物，如可的松、强的松、氟美松等，它们虽可以降低炎症反应和具有抗毒作用，但也会遮盖炎症疾病的原有症状；若用量过大或时间较长，还可引起内分泌功能紊乱，影响小儿的生长发育，因而应当加强观察。特别需要强调的是，水痘患者切忌使用这类药物，以免病情发生急剧变化而引起死亡。这是由于上述激素类药物能使机体的免疫力下降，阻碍抗体的形成，从而促进水痘病毒在体内繁殖、扩散，以致造成严重的毒血症。如果小儿在使用肾上腺皮质激素治疗时感染了水痘，则应酌情减量或者停用。

小儿用药量如何计算？

小儿用药的剂量不但取决于其年龄、体重等因素，小儿的体质和疾病情况等也是决定其给药剂量的重要因素。因此，计算小儿给药剂量的方法有很多种：

按体重计算：本法简单实用，是国内最常用的计算方法。但较大的小儿按体重计算剂量偏大，有时会超过成人剂量，则应以成人剂量来修正。

小儿剂量=体重（千克）×每千克体重所需剂量（毫克/千克）

小儿的体重可以实际测量，也可以用下面的公式来计算：

1个月~6个月小儿体重（克）=3000+月龄×600

7个月~12个月小儿体重（克）=3000+月龄×500

2个月~12岁小儿体重（千克）=8+年龄×2

按年龄计算：有些药物对剂量的计算要求不是很精确，为了应用方便，可以按照年龄计算药量。

小儿每次剂量（毫克）=年龄（岁）×每岁的毫克量

小儿每次剂量（毫升）=年龄（岁）×每岁的毫升量

必须事先知道这种药物的每岁毫克量或毫升量。常见的一些药物如：小儿棕色合剂每次每岁1毫升，对于2岁的孩子，每次服用的量就为2（岁）×1（毫升/岁）=2毫升。

应该注意的是，这种方法仅仅是一种大致的估计，只能应用于对剂量要求不高的药品，对大多数需要精确计算药量的药品就不适用，故一般并不常用。

根据成人剂量按比例折算：某些药物剂量可以按照成人剂量来大体估算，这种方法的精确性也较差，而且折算量一般偏小，还应该适当作些调整。

按照成人折算的小儿剂量

小儿年龄	小儿剂量
初生~1个月	1/24 成人剂量
1个月~6个月	1/24~1/12 成人剂量
6个月~12个月	1/12~1/8 成人剂量
1岁~2岁	1/8~1/6 成人剂量
2岁~4岁	1/6~1/4 成人剂量
4岁~7岁	1/4~1/3 成人剂量
7岁~11岁	1/3~1/2 成人剂量
11岁~14岁	1/2~2/3 成人剂量

按照药品说明书给出的小儿剂量调整：现在的药物，有许多专门为小儿设计的剂型，如小儿泰诺、小儿百服宁，它们的说明书里详细写明了不同年龄、体重的小儿服用的剂量。有些药物并没有专门用于小儿的剂型，但是在说明书里也说明了小儿的用药剂量，因此也可以参照其说明来决定自己孩子的用药剂量。一般说来，这种说明所规定的剂量是比较准确的，除非用药的孩子还有其他特殊情况，或者在使用没有提供儿童用量的药物时，再参考其他的方法换算用药剂量。

哪些西药婴幼儿应禁用或慎用？

下列药物婴幼儿应禁用或慎用：阿司匹林、吲哚美辛（消炎痛）、氯霉素、四环素、卡那霉素、新霉素、链霉素、氯丙嗪、奋乃静、苯巴比妥、水合氯醛、地西泮（安定）、氯氮䓬、利血平、二巯基丙醇、维生素K、亚甲蓝、甲基睾酮、苯甲酸钠咖啡因、山梗菜碱、西地兰、地高辛、甲苯磺丁脲、呋塞米。

哪些中草药婴幼儿禁用？

婴幼儿禁用下列中草药：巴豆、芦荟、番泻叶、甘遂、大戟、商陆、牵牛子、瓜蒂、藜芦、闹羊花、干漆、三棱、莪术、阿魏、水蛭、虻虫、麝香、蟾酥、皂荚、水银、砒石、生川乌、生草乌、生附子、斑蝥、雄黄、硫黄、轻粉。

怎样合理选用小儿中成药？

小儿常用的中成药，一般都具有疗效可靠、使用方便、价格低廉、毒副反应小等优点，因此深受家长们的欢迎。然而，有些人对某些中成药的主要成分、性质功能、适用范围、用法用量以及不良反应等方面，往往缺乏足够的了解，尤其对相似的药名望文生义，以致应用不当，治疗无效，贻误病情，甚至造成不良后果。那么，怎样合理选用中成药呢？

六神丸：主要由牛黄、麝香、珍珠、雄黄、蟾酥、冰片六味药组成，具有清热解毒、消炎止痛等功效，通常用于急性扁桃体炎、咽喉肿痛、丹毒疮疖以及小儿高热抽风等症，有显著的疗效。具体用法：1岁~3岁，每次服1岁~3粒；4岁~8岁，每次服5粒~6粒；9岁~15岁，每次服8粒，一日服用1次~2次，用温开水送下。外用时，将六神丸用米醋或温开水少许调成糊状，涂于患处，每日数次。需要注意的是，有些家长以为让婴儿多吃些六神丸，可以不生痱子和疮疖。殊不知它含有蟾酥等毒性成分，如果超过服用剂量，可能出现恶心呕吐、心跳过缓等症，严重的还会发生心房、心室之间的传导阻滞和循环衰竭而死亡，因此千万不能滥用。

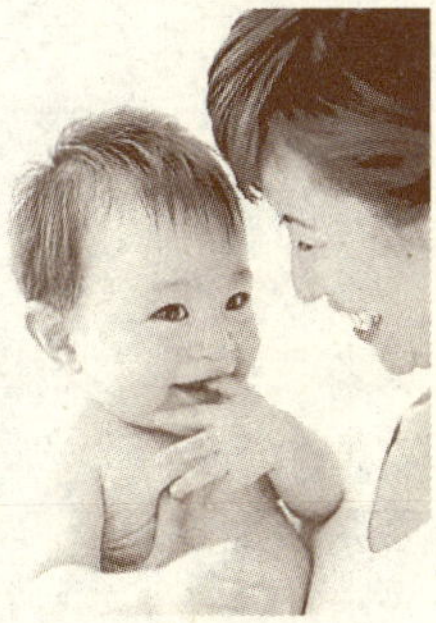

金银花露：由金银花蒸馏加工而成，具有清热解毒作用，能抑制许多致病菌，尤其对溶血性链球菌的抗菌效用最强，因此，用于小儿胎毒和疮疖等症，都有很好的疗效。同时又可作为清凉解暑饮料，对预防痱子也有一定的效果，每次服用60毫升左右，一日2次~3次。如果没有用完，要及时将瓶盖旋紧，放置在阴凉干燥处，以免长霉变质。

至宝锭：由山楂、藿香、紫苏、茯苓、朱砂、琥珀、牛黄、麝香等20多味药配成，有健脾消食、清热解表、祛痰熄风之效，对婴幼儿的风寒感冒、消化不良引起的发热怕冷、鼻塞流涕、咳嗽多痰、恶心呕吐、不思饮食、烦躁不安、大便酸臭甚至神昏抽搐等症，都有良好的效果。但以初生儿到1周岁以内的婴儿服用最为适宜，而且用药时间不要超过3天，如果不见好转，应请医生治疗。需要注意的是，有些父母唯恐小儿生病，竟将至宝锭作为防病之宝，经常给孩子服用，结果事与愿违，反而有损健康。实际上，该药并没有预防疾病和健脾清热的作用，因而脾虚泄泻、肠炎、痢疾患者忌服此药。

一捻散：又称一捻金。由大黄、人参、槟榔、朱砂、牵牛子组成，主要用于饮食不当引起的腹胀、便秘、呕吐等症，1周岁以内，每次口服0.3克~0.6克；1岁~3岁，每次口服0.6克~1.2克，都是一日2次，用温开水送服。它具有用量小、疗效显著的特点，但疾病痊愈后，应立即停药，不宜多服。另外，它没有解表作用，所以对发热无汗、怕冷、大便稀薄者不宜使用。

紫雪散:原名紫雪丹。它的外形犹如霜雪一般,且点缀着紫色而得名。主要由生石膏、羚羊角、犀角、麝香、青米香、丁香等配合制成,有清热解毒、镇静开窍等作用。常用于急性热病引起的高烧不退、大便秘结、烦躁不安以及神志不清、说胡话等症状,尤其对小儿急惊风具有高效、速效的特点。另外,对治疗急性扁桃体炎、流行性乙型脑炎、流行性脑脊髓膜炎等,也有很好的疗效。服用时,1周岁以内,每次0.3克;每增加1岁,便递增0.3克,1天1次;5岁以上酌情服用。要注意此药对高烧病人才有退热作用。有的孩子热度并不高,家长就给予紫雪散治疗;也有的孩子突然出现无名高热,家长也盲目使用紫雪散,结果热度虽然退了,但却掩盖了病情,造成误诊。所以,在病因未查明以前不要应用此药。

珍贝散:含有牛黄、珍珠、川贝、竹黄、沉香、冰片等成分,具有清热消炎、化痰止咳的功效,常用于治疗气管炎、支气管炎、哮喘性支气管炎等疾病。2岁以下,每次服0.15克~0.3克;3岁~5岁,每次服0.3克~0.6克;6岁~12岁,每次服0.6克~0.9克,一日3次,都有明显的效果。

鲜竹沥:又称竹沥油。它具有化痰止咳、清热镇静等作用,常用于治疗肺热咳嗽、痰多气喘等症,有显著的疗效,尤其对面红、发热、咳嗽、气喘、痰液浓稠、小便红赤、大便干结等,效果最佳。但对外感风寒引起的咳嗽、流涕、痰液呈泡沫状则不宜使用,否则会加重病情。

化痰丸:既有化痰止咳药物,如川贝、半夏、南星、橘红、桔梗,又有清热安神药物,如钩藤、天麻、天竺黄、僵蚕、朱砂、石菖蒲等,因而可用于小儿发热、咳嗽痰多及神志不安等症,每次服用1粒,一日1次~2次,也可起到预防作用。

化虫丸:含有槟榔、雷丸、苦楝皮、使君子、牵牛子等成分,对蛔虫、绦虫、钩虫都有麻痹功能,同时大黄等又有泄泻作用,从而达到驱虫目的。每次取4.5克在空腹时用温开水送服。

需要强调指出的是,有些中成药的名称颇为相似,极易混淆。例如肥儿丸与肥儿散虽然只有一字之差,可是它们的成分与功效及治疗范围却大不一样。肥儿丸主要用山楂、麦芽、神曲帮助消化;用槟榔、使君子驱除肠内寄生虫;用白术、肉豆蔻健脾止泻;用枳壳、木香理气止痛,所以肥儿丸适用于消化不良、虫积腹痛、口臭吐酸等症。它虽以消导化虫为主,但又有消积通便的功效。服用方法,1周岁以内,每次服半粒;1岁~3岁,每次服1粒;3岁~7岁,每次服1粒~2粒。都是每日服用2次,以温开水送服,一般不超过3天。而肥儿散是由白术、山药、茯苓、甘草、山楂、鸡内金组成的。它具有健脾利湿、和胃止泻的作用,适用于饮食不节、损伤脾胃等症。服用方法,1周岁以内,每次服半包,约0.45克;1岁~3岁,每次服1包~2包。都是一日服2次,以温开水送

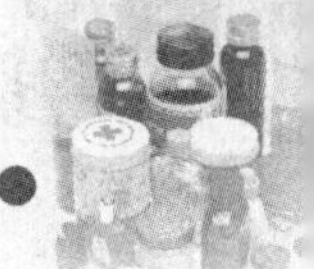

服。它们一攻一补，各有千秋。可是有的家长却顾名思义，将肥儿丸当做补药，长期给小儿服用，希望能治疗先天不足、后天失调引起的面黄肌瘦、结果孩子非但没有胖起来，反而使病情加重。

由此可见，选购中成药要有的放矢，一般以治疗常见病、多发病为主，而且品种要少而精。同时必须了解它们的成分、性质、适用范围及注意事项，只有做到合理应用，才能获得预期的治疗效果。

为什么不要用草药来祛“胎毒”？

婴儿出生后数日内粪便呈黑褐色，有的地区误以为这是“胎毒”，想尽快将其祛除，尤其在南方某些地区逐渐形成一种习俗：用黄连、钩藤等草药煎汤给新生儿服用，来解婴儿从母体带来的“胎毒”。他们认为这样可以保证孩子夏不生痱子、冬不长疮疖。

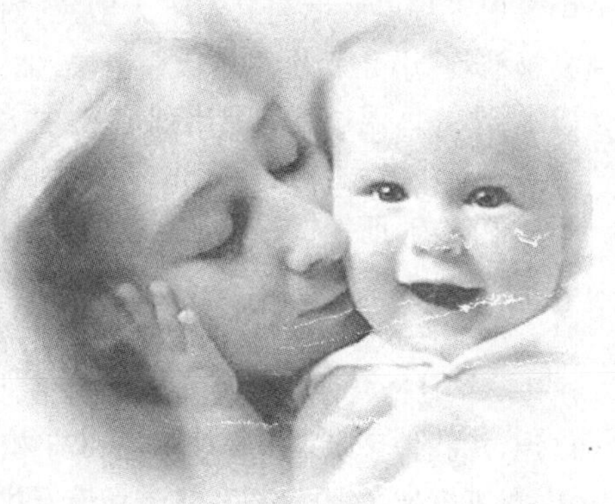

医学研究表明，所谓的“胎毒”会在婴儿的新陈代谢过程中被排泄出体外，并不会遗留在体内。如果给新生儿服用草药，会影响其体内胆红素的代谢，出现皮肤、眼珠、小便发黄，甚至可能引起急性溶血性黄疸。

因此，用草药祛婴儿“胎毒”的方法是不可行的。

小儿要慎用哪些抗感冒药？

阿司匹林：服用该药较易出现消化道反应，如产生消化道溃疡、上消化道出血、穿孔等。如长期使用，还可以导致小儿体重减轻、颅内出血等。

感冒通：该药为双氯芬酸、人工牛黄及氯苯那敏（扑尔敏）等组成的复合制剂，不仅能引起儿童胃肠道不良反应如腹泻、胃痛、恶心等，而且还会出现皮疹、头晕头痛等。过量或过久使用可能引起造血功能障碍，对肝肾功能也能造成损害。曾有报道，小儿服用感冒通后出现血尿。

吲哚美辛（消炎痛）：该药有消炎镇痛迅速的优点。但小儿服用后导致不良反应率较高，常见有胃肠道反应，严重时可致消化道炎症、恶心、精神恍惚、抑郁等。此外，还可导致再生障碍性贫血。

速效感冒胶囊：该药也是一种复方制剂，主要成分为对乙酰氯基酚（扑热息痛）、咖啡因及人工牛黄等，对乙酰氨基酚可引起恶心、呕吐、出汗、腹痛等，对药物耐受性差的小儿还可引起肝脏损害，甚至引起肝昏迷，对肾脏也有一定的损害。

另外，常见的感冒药如康必得、复方感冒冲剂、感冒灵、复方大青叶片等也含有对乙酰氨基酚，小儿也应慎用。

小儿发热为什么不要随意使用抗生素？

小儿发热是经常遇到的，这是由于小儿的体温调节中枢系统还不够健全，受到疾病或环境的影响，容易出现发热的症状。小儿发热有着自身的特点，例如，小儿对中等以下程度的体温升高不太敏感，对其精神等方面的影响也不明显，有的时候容易被忽视；小儿发热的症状来得快，体温升得高，特别是婴幼儿，一般能升高到39℃以上；小儿体温过高容易出现惊厥、抽搐、昏迷等症状。

引起小儿发热的原因很多，原因不明的发热不要轻易使用抗生素，因为抗生素不是退热药，而是抗感染药。应该针对发热的具体原因用药，如果原因不是感染引起的，使用抗生素不但不能对症下药，反而可能引起新的疾病。

小儿伤风感冒引起的发热一般是病毒而非细菌引起的，因此使用抗生素也是无济于事的。通常使用一些含有板蓝根、大青叶、菌陈、黄芩等成分的中成药来抗感冒。体温过高时，可以采用物理降温和药物（阿司匹林、对乙酰氨基酚等）降温相结合的方法。除非继发了细菌感染（这一点最好找医生检查确定），才可以针对性地使用抗生素。

小儿选用抗感染药物时应注意什么？

年龄对药物效力的差别是非常重要的。儿童在年龄上分为几个期：早产婴儿、足月婴儿、新生儿（出生1个月内）、婴儿（1个月~1岁），学龄前（1岁~7岁）、儿童（7岁~12岁），青少年（12岁~16岁）。不同的年龄对药物的效力和反应是不一样的，个体的年龄、身材大小等都对药效反应不一样。更为明显的是剂量，剂量的大小可以按儿童的年龄、体重、体表面积估算。

另一方面，药物在儿童体内吸收、分布、代谢与排泄与儿童的年龄、发育有很大关系。出生没多久的婴儿胃肠蠕动不规律，胃排空时间长，胃内PH值呈中性，口服给药吸收率低；而小孩皮肤稚嫩，经皮肤给药吸收得多且快。阿莫西林、青霉素V钾、安灭菌，小儿吸收比成人多；红霉素小儿口服疗效要比成人好，这是因为儿童胃酸少；儿童的脂肪量少，影响脂溶性药物吸收；儿童血浆蛋白低，青霉素、磺胺游离多，药效

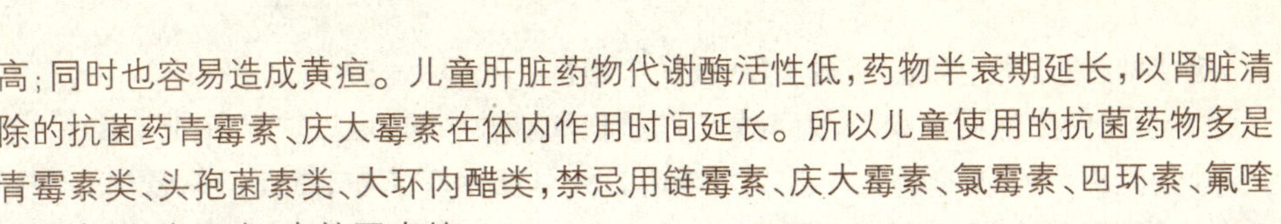

高;同时也容易造成黄疸。儿童肝脏药物代谢酶活性低,药物半衰期延长,以肾脏清除的抗菌药青霉素、庆大霉素在体内作用时间延长。所以儿童使用的抗菌药物多是青霉素类、头孢菌素类、大环内酯类,禁忌用链霉素、庆大霉素、氯霉素、四环素、氟喹诺酮类、万古霉素、克林霉素等。

喹诺酮类是一类新的合成抗菌药,由于其化学结构上都有吡啶酮酸基团,故通常将这类药物称为吡啶酮酸类药物,也称喹诺酮类。有诺氟沙星、氧氟沙星、环丙沙星、依诺沙星等,为广谱抗菌药,临床上使用广泛。近年来,由于本类药物的大量使用,耐药菌株有增长的趋势,表现为最低抑菌浓度增大或完全耐药,本类药物之间存在较密切的交叉耐药性。

抗菌药物在儿童人群中滥用现象相当严重,非感染性疾病如肠痉挛、单纯性腹泻以及普通感冒是不需要使用抗菌药的。

为什么儿童不宜常用驱虫药?

孩子一说肚子痛,面黄肌瘦,脸上有虫斑样皮肤变白,不要就误认为是虫子闹的,就给孩子服驱虫药。驱虫药有许多种,有的药对多种寄生虫有效,称为广谱作用。有的只对一种虫体有作用。一般的驱虫药都有一定的毒副作用,比如服后有头昏、乏力、皮疹、胃肠不适、腹痛、腹泻,甚至对肝、肾功能有影响,因此驱虫药不宜常服。另外,成人、孩子不应该是一个剂量,4岁以下小儿应减半、2岁以下小儿不宜服用。一般常用的驱虫药如驱蛔灵、肠虫清、安乐士还是安全的,它们不容易溶解在水里,所以吞服被人体吸收很慢很少。只要按药品说明书的剂量服用,认真阅读注意事项,不明白的地方咨询医师或执业药师还是可以自用的。

小儿使用外用药时,应注意什么?

婴儿皮肤发育尚不健全,使用外用药时应多加注意。如用酒精溶液湿敷会引起嗜睡、呼吸困难;用过量硼酸水或硼酸软膏外涂湿疹感染处会引起红斑、呕吐、惊厥、肾损害;用新霉素软膏(治烫伤)过量可引起耳聋,用皮质激素软膏过量会发生全身浮肿;用薄荷搽剂易引起呼吸困难、紫绀;用硫酸阿托品滴眼会引起高热;用硝酸银眼药水会使眼黏膜产生炎症,严重的会因银沉着而致盲;用水杨酸软膏过量会引起呕吐、嗜睡、呼吸困难;用红汞过量会引起汞中毒;用苯佐卡软膏有时会造成高铁血红蛋白血症等等。

因此,婴儿的皮肤、眼、鼻、耳、口腔、肛门等部位发生炎症或创伤需使用外用药时，应特别注意，同时细心观察，以防发生中毒。

在小儿使用外用药物时，为避免皮肤损伤和吸收中毒，应该注意下列几点：

(1)刚出生不久的新生儿(1个月以内)：切忌使用有胶布、氧化锌软膏以及膏药之类的硬膏剂敷贴在皮肤上，否则容易引起接触性皮炎。

(2)小儿患皮肤病或进行皮肤消毒时，一般不宜使用刺激性很强的药物，如水杨酸、碘酒等，以免使皮肤出现水疱、脱皮或腐蚀症状。如必须使用，应从低浓度开始，若出现刺激症状，应立即停药或改用缓和的药物治疗。

(3)局部涂药面积不可过大，浓度不宜太高。例如硼酸，一般用于小面积湿敷，毒性不大。但如果用于大面积皮肤病，则可通过创面吸收发生急性中毒，甚至引起循环衰竭与休克而死亡。

(4)婴幼儿(3岁以内)对滴鼻净(萘唑啉)极为敏感，临床医生有时疏忽，用1%滴鼻净给婴幼儿治疗鼻炎而引起中毒症状。小儿只能使用0.05%淡液滴鼻净。新生儿不应该使用。

女婴为什么慎用爽身粉?

据有关调查表明，女性长期使用爽身粉，卵巢癌的发病危险会增加3.88倍。

为什么使用爽身粉会导致卵巢癌呢? 这与女性的身体结构有关，女性的内生殖器与外界直接相通，外界环境中的粉尘、颗粒均能通过外阴、阴道、宫腔、宫颈开放的输卵管进入腹腔，并附着在卵巢的表面，这些粉粒会刺激卵巢上皮细胞增生，从而诱发卵巢癌。爽身粉颗粒小，在往女婴腹部、臀部及大腿内侧涂擦时，极易进入阴道深处。因此，在为女婴抹爽身粉时，最好不要抹下身。

婴幼儿为什么要慎用滴鼻净?

滴鼻净也叫鼻眼净，系盐酸萘唑啉溶液，为拟肾上腺素药，能直接兴奋外周的α-受体，引起血管收缩，导致血压升高和微循环障碍，并能通过血脑屏障影响呼吸中枢和体温调节中枢，引起烦躁不安、呼吸困难，严重者可致呼吸衰竭而危及生命。

婴幼儿因鼻黏膜及神经系统发育不全，对药物敏感性高，耐受性差，故极易引起中毒。本品所致婴幼儿中毒的事故国内时有报道，故有些学者呼吁：婴幼儿鼻塞禁用本品，可用低浓度的麻黄素滴鼻剂代之。亦有人认为本品经再稀释后，可用于婴幼儿，但用量不宜过大，每次滴鼻1滴~2滴，时间不宜过长，一般不超过7天，每次间隔时间不得少于5小时，使用期间如出现鼻塞加重等症状应立即停药。

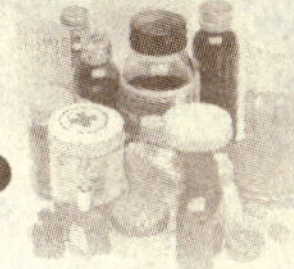

婴幼儿为什么不宜用氯霉素眼药水?

氯霉素眼药水中虽只含少量氯霉素，但也有引起再生障碍性贫血和“灰婴综合征”的危险。婴儿肌体组织柔嫩，黏膜血管丰富，对药物吸收迅速，肝肾功能不健全，若长期使用氯霉眼药水，可通过局部迅速吸收并在血液中蓄积。

氯霉素对有过敏体质的婴儿可抑制骨髓造血系统，引起进行性贫血、反复感染、出血倾向，甚至诱发再生障碍性贫血；血液中氯霉素过高还会导致“灰婴综合征”，主要表现为面色青灰、腹胀、体温下降和休克。

所以，一般情况下，婴幼儿不宜使用氯霉素眼药水。

儿童是否需要补充维生素?

儿童是否有必要在日常膳食中额外补充多元维生素？这是一个广受关注的问题。许多人认为，如果能够合理调配膳食，使之全面、均衡地提供各种营养，就可以满足儿童对维生素的需要，无需额外补充。中国营养学会的专家指出：理论上说只要膳食平衡，无需额外补充维生素。但生活实践证明，因为很多因素的限制，如食品加工、过度烹调以及繁忙的生活习惯等，日常膳食不易达到平衡，所以需要额外地补充维生素。儿童如不能摄入足够的维生素，将对生长发育产生不利的影响。

由中国营养学会妇幼营养学会对北京、上海、广州三地近3000名4岁~9岁儿童进行的补充多元维生素对促进儿童生长发育影响的研究成果表明：即使在生活水平已经较高的地区，还存在着儿童体内缺乏维生素的现象，其中比较严重的是维生素A、B_1和B_2。根据对儿童血液和维生素尿负荷试验测定，血清维生素A低于正常值者竟高达50%~63%，维生素B_1不足者达26%，维生素B_2不足者达45%。其次是血红蛋白和维生素C，低于正常值者分别为18%和15%~17%。究其原因，可能与这些营养素摄入不足有密切关系。谁都知道，维生素A参与视紫红质的合成，维持暗视觉，并与体液免疫有密切关系。缺乏维生素A可能导致夜盲症，容易得感冒、腹泻；而维生素B_1缺乏会导致脚气病等等，都会影响孩子的生长发育。显然，为了孩子的健康，除了日常保持均衡膳食以外，适当补充多种维生素是十分必要的。

呼吸道感染是儿科常见多发病，病情严重者可发展为肺炎，而肺炎是5岁以下儿童死亡的第一位原因。在我国，急性呼吸道感染占儿科门诊的1/3，而反复发生呼吸道感染，即每年发生7次或以上，则会影响小儿的生长发育和各脏器的功能。研究发现，大剂量补充维生素A，可防治小儿呼吸道反复感染。

北京友谊医院儿科的科研人员观察发现，维生素A吸收后可在体内，尤其是在肝脏内大量储存。维生素A具有健全上皮细胞的完整性，维护上皮细胞组织的健康，对小儿呼吸道黏膜具有保护作用，并能增强机体的免疫力，尤其是细胞免疫功能。他们对数百例儿童的临床观察发现，大剂量服用维生素A组与不服用维生素A的对照组有明显差异。大剂量服用维生素A组的儿童，可明显减少反复发生呼吸道感染的次数，即使发病也能缩短病程，减轻发病时的症状。

在服用维生素A时，应注意儿童的营养，适量补充微量元素和其他维生素，加强体育锻炼，提高儿童的身体素质。

但是，小儿与新生儿的生理特点与成人不同。他们处于生长发育的动态变化之中，机体各组织器官尚未成熟，功能不完善，与成年人相比，更易发生用药不良反应。因此，维生素类营养药不可长期过量服用。若长期给孩子服用某种维生素，常可能导致体内维生素的失衡而危害孩子的身体健康。

小儿怎样应用营养补充剂？

根据现在的生活条件，如果孩子的生活调理得很好，各种活动安排得当，饮食搭配妥善，应该不会发生明显的营养缺乏。但是，如果安排不当，小儿偏食偏饮，或者消化、吸收不好时，也可能出现某些营养不足。所谓“补剂”是指人体所需各种营养的营养补剂。目前市场上有很多补品，有的是食品，有的是药品，但主要是补充蛋白质类、维生素类以及钙、磷、铁、锌等微量元素的制品。一般应该注意以下几方面：

骨骼发育的需要：骨骼发育需要较大量的蛋白质、钙、磷等营养素。钙和磷是构成骨骼的主要营养素，如果骨骼发育有不正常的表现，就应该适当补充。在补钙时不能忘记补充适量的维生素D，因为它们的吸收利用少不了维生素D的协助。

注意维生素A的补充：维生素A可促进生长发育，维持上皮组织的正常生长代谢，并与视力的发育有重要关系。婴幼儿时期如果喂养不当或幼儿偏食，需要在食物中添一些鸡蛋、瘦肉等，否则体内维生素A不足时，会引起小儿体格发育迟缓，皮肤、毛发粗糙，甚至可导致夜盲症、干眼病等。平时在小儿饮食中滴加适量的维生素AD滴剂（鱼肝油），既可补充维生素A，又可补充维生素D，是很有益的。但是注意两者的比例，还要注意不是补得越多越好。

注意锌和铁的缺乏：人体必需的微量元素有十几种，而小儿缺锌、缺铁是比较常见的。如果缺锌，会引起厌食、口疮、生长迟缓、智力发育不良等。铁是体内合成红细胞的重要原料，有的小儿可能会有先天的铁不足，故可产生缺铁性贫血。

其他营养的补充：小儿需要的营养素还有很多，如蛋白质、脂肪、糖等，但只要饮食安排妥当，这些基本要素一般不会缺乏。平时对营养素的补充，应该以“食补”为佳，在营养缺乏而表现出病态时，才采用“药补”的方式，而且一定要注意方式、方法和量的把握。

小儿防疫疫苗有哪些？

预防接种就是人们常说的打“防疫针”。婴幼儿生长发育旺盛，对传染病的抵抗力很弱，各种传染病严重威胁着孩子的生命和健康，通过给孩子打防疫针，可有计划、有步骤地提高和增强儿童抵抗疾病的能力。

根据年龄、季节适时给孩子打防疫针，即可在传染病流行时，有效地防止孩子患病，起到保护孩子健康及正常生长发育的作用。儿童出生后都要进行预防接种。那么，儿童需要打哪些预防针呢？下面列出的是按年龄进行的预防接种。

出生时：卡介苗、乙肝疫苗。

1月：乙肝疫苗。

2月：脊髓灰质炎疫苗。

3月：脊髓灰质炎疫苗；百、白、破三联针。

4月：脊髓灰质炎疫苗；百、白、破三联针。

5月：百、白、破三联针。

6月：乙肝疫苗，流脑疫苗。

1岁：百、白、破三联（加强）；麻疹疫苗；乙脑疫苗。

2岁：乙脑疫苗；流脑疫苗。

3岁：乙脑疫苗。

4岁：脊髓灰质炎疫苗。

7岁：卡介苗；麻疹疫苗；白、破二联疫苗；乙脑疫苗。

12岁：卡介苗；麻疹疫苗；乙脑疫苗。

哪些儿童不宜打预防针？

预防接种是预防传染疾病，保证儿童健康的主要预防措施，但并不是每个儿童都可以打预防针、接种疫苗。患心、肝、肾疾病，结核病，大脑发育不全，佝偻病，先天性免疫缺乏和对疫苗过敏者就应忌打预防针；接种部位有严重皮炎、牛皮癣、湿疹及化脓性皮肤病的儿童应治愈该病后再进行疫苗接种；正在发烧，体温超过37℃的儿童应先将引起发烧的疾病治愈后再接种；患有急性传染病或病愈后不到2周及正在恢复期的儿童也应缓期接种疫苗；每天腹泻超过4次者不宜服用小儿麻痹糖丸活疫苗；神经系统疾病患者不宜接种疫苗。

小儿注射预防针常有哪些反应？

凡注射过各种预防针者都有体会，注射后或多或少都会有些反应。这里需要告诉你的是有些反应无需处理，而有些反应是异常的，必须引起高度重视。

一般反应：注射的局部常有红、肿、热、痛，2天~3天后可完全消失，无须紧张。全身反应常见有轻微低热，不超过38℃，头昏、头痛或略有恶心欲吐，少数有腹痛、腹泻。多数经休息后，均可缓解，不需药物处理，如果持续存在，可向专科医生咨询。

异常反应：注射后立刻出现晕厥，有些是因为紧张、空腹注射所致，而有的则原因不明，严重者可出现过敏性休克，不及时处理会危及生命。还有少数人注射后1周~2周内出现皮疹，肌肉关节疼痛，全身浅表淋巴结肿大。遇有这样的情况，一定要到预防接种处找医生予以药物处理，不必惊慌。

还有些不在上述反应的范围内，如果接种后出现了，也一定要到有关部门及时处理。

儿童接种卡介苗要注意哪些问题？

卡介苗是预防结核病的菌苗，是用人工的方法将毒力很强的结核菌改造而成的。许多家长认为接种了卡介苗，孩子就万事大吉了，是不会患结核病的。其实，接种卡介苗只是让孩子接触小剂量、无毒性的活结核菌，促使身体产生抗结核菌的免疫力，从而使儿童结核病发病率减少80%~90%。这种免疫力毕竟是相对的，并不能绝对保证孩子从此与结核病无缘。

首先，卡介苗在接种过程中，由于菌苗保存不当，接种技术不妥、个体差异等因素，可能存在无效接种。即使接种成功，当孩子受到大量、毒性强的结核菌反复感染时，也有感染的可能。

其次，从接种卡介苗到孩子体内产生抗结核菌的免疫力约需两个月时间。在此期间，孩子基本上没有抗结核菌的免疫力。若此时遇上结核菌感染，就有可能染上结核病。如果要判断接种效果，可于接种3个月后做结核菌素试验。

另外，接种卡介苗后体内产生抗结核菌抵抗力可随时间推移而逐渐减弱，隔3年~6年应重新接种加强。

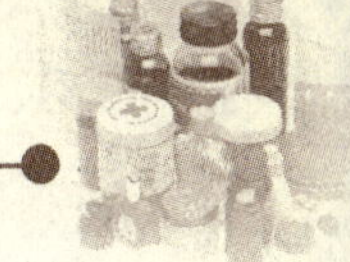

因此，接种过卡介苗的孩子，家长们仍有必要注意各种预防措施，如注意避免接触肺结核病人。结核病人不可对着婴幼儿大声说话、咳嗽，不要随地吐痰，更不要亲吻婴儿。可采用日光曝晒、煮沸消毒或使用含氯消毒剂等消毒方法杀灭结核杆菌。母亲患结核病也要注意隔离，必须喂奶时，要先洗手，戴口罩。

为什么小儿服用麻痹糖丸后不能立即喂奶?

小儿麻痹即小儿脊髓灰质炎。小儿麻痹糖丸是一种口服减毒活疫苗。疫苗的减毒活病毒能在肠道细胞内繁殖，并刺激肠壁中的淋巴细胞、浆细胞，使其产生抵抗小民儿麻痹症病毒的抗体。这种免疫功能的建立，可预防小儿麻痹症。

小儿麻痹症是由滤过性病毒引起的，病毒株主要有3种类型，故小儿麻痹糖丸也有3种类型，分别以红、黄、绿色代表Ⅰ、Ⅱ、Ⅲ型。它们之间没有交叉保护作用。小儿麻痹糖丸的有效能力与温度有关。测定表明，-20℃时的有效期长达2年，20℃~22℃时只有几天。所以，给乳儿服小儿麻痹糖丸后，不能立即喂母乳。因为母乳刚从母体分泌出的温度一般是37℃，容易使服下的活疫苗中的减毒活病毒致死，而且也不利于胃肠黏膜的充分吸收。同时，母乳中含有抗小儿麻痹抗体，使之达不到应有的免疫效果。因此，乳儿应在空腹时服小儿麻痹糖丸，而且要经过1.5小时~2小时后才可喂奶。儿童服糖丸疫苗时，同样也禁用热开水送服。

6岁以下小儿外伤为什么不需要注射TAT?

“TAT”是预防破伤风的抗毒素，它是一种异种蛋白抗毒素血清，反复注射会刺激人体对其产生相应的抗体，不仅使药效降低，而且还易发生过敏反应，甚至得血清病。凡注射过白喉、百日咳、破伤风三种疫苗的6岁以下的儿童，外伤后不需要注射“TAT”，因为体内已有足够抵抗破伤风毒素的抗体存在，再行注射会损害身体。所以儿童受伤后，应慎用“TAT”。

（二）妇女用药

月经期妇女用药要注意什么?

大多数女性都知道，怀孕期应慎用药，而对月经期也有用药禁忌则很少了解。在月经期间，甚至月经来潮前，应该避开的一些用药禁忌，其类型大致为：

治疗妇科感染性疾病的局部用药：如治疗阴道滴虫或毒菌感染的洗液、阴道片剂、丸剂、栓剂、胶囊等，常用的如制霉菌素甲硝唑等，以及中药(如蛇床子)制成的外用制剂，应暂停使用。因为月经期子宫黏膜充血，宫口开放，容易招致病菌感染。

激素类药物：不可在经期使用激素类药物，以免失去平衡。如雄激素能导致月经紊乱，抑制排卵；黄体酮能导致乳房胀痛或阴道流血不规则；口服避孕药能导致乳房触痛或突破性出血；肾上腺皮质激素能导致闭经或发生腹胀。

甲状腺制剂：有可能造成月经紊乱，出现怕热、出汗、心律失常、体重减轻，经期也不应使用此类药物。

减肥药：减肥药如在月经期应用，可能导致月经紊乱、性欲改变、多尿或排尿困难，或发生焦虑、心悸、精神紧张等。

泻药：泻药中的容积性泻药，如硫酸镁可刺激肠壁而引起盆腔充血，故月经期应禁用。其他能促进肠蠕动的药物，如肠胃动力药，亦应慎用或忌用。

抗凝血药：为防止子宫出血增加，月经期应避免使用抗凝血药，如香豆素及某些中药溶血栓制剂。

止血药：这类药因能降低毛细血管的通透性，促使毛细血管收缩，可能引起经血不畅。此外，还须慎用具有较强止血作用的中药或中成药。

哪些药物可以引起月经失调?

月经不调是临床常见妇科病，有时候药物也可引起。其主要表现为服药后出现，停药后多可自行恢复，部分患者再次用药后症状重现。常见的引起月经不调的药物如下:

性激素类药物：不论是雌激素还是雄激素，都影响月经，其影响程度因用量及用药时间长短而不同。

肾上腺皮质激素类药物：用药时间较久之后，可以引起闭经；或者先发胖，然后闭经。曲安奈德穴位注射后可引起月经失常(月经提前、延长)。

中枢神经抑制类药物：如地西泮，主要有镇静、抗焦虑和松弛肌肉的作用。若过多服用，可导致月经不调和排卵损害等。长期大量服用苯巴比妥、异戊巴比妥、司可巴比妥等，会抑制垂体促性腺激素的释放，引起月经失调、闭经。

抗精神病药物：使用后常常发生闭经，或者发生闭经泌乳综合征。氯丙嗪具有很强的肾上腺能受体阻滞作用，并能抑制促性腺激素的分泌，引起月经不调和闭经等。

解热镇痛类药物：布洛芬缓释胶囊等可致月经失常。

抗过敏类药物：阿司咪唑可导致月经提前十几天。停药后恢复，再次用药再出现。

胃动力类药物：多潘立酮可导致月经失调、月经量过多，严重者接近失血性休克

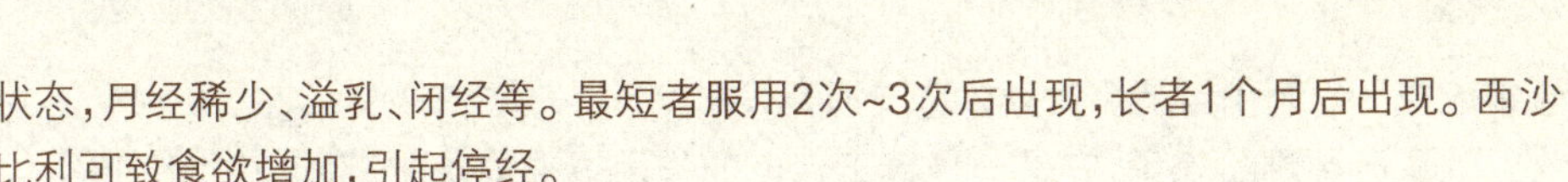

状态，月经稀少、溢乳、闭经等。最短者服用2次~3次后出现，长者1个月后出现。西沙比利可致食欲增加，引起停经。

心血管系统类药物：氟桂利嗪服用2周~4周后出现月经提前、量多、有血块，可持续8天~10天。利血平可引起闭经。地奥心血康服用1周后可出现功能失调性子宫出血、月经周期提前等。

抗真菌类药物：伊曲康唑可使月经周期延长达40多天至两个月。酮康唑也可使月经提前、经血量明显增多。

抗肿瘤药物：用药量大时，可以抑制卵巢功能，或因全身情况受损而发生月经稀少或闭经。

H_2-**受体阻滞剂**：雷尼替丁服药后半个月可出现阴道内少量流血，并持续10余天。

利尿药：双氢克尿噻、呋塞米、依他尼酸、螺内酯等，长期服用可引起月经不调。

其他药物：止吐药、阿片类等均可引起闭经。

有妇科病为什么不能自行阴道用药？

有些妇女患了妇科病，羞于启齿。不经医生诊治，就自己买药在家阴道用药。这种无的放矢的治疗，不仅不利于治疗，反而有害于身体。因为阴道用药并不是人人都会的小事。而是与病人所患的疾病有着密切的关系，以及用药物的品种、剂量等因素有关。更何况有些药物大都具有一定的腐蚀性，如果用药不当或剂量不当反而会造成新的疾病，轻的引起阴道炎症或阴道溃疡，重的造成阴道壁粘连，使阴道闭锁不通。若注入的药物有一定的毒性，再加上剂量较大，药物可经阴道黏膜吸收，引起中毒。因此，患阴道疾病者，须请医生诊治，遵医嘱用药，不宜自行阴道用药。

中老年妇女为什么不可随意补充雌激素？

最近，中老年妇女补充雌激素成了热门话题。有人认为补充了雌激素，不仅可以消除中老年妇女所面对的更年期的各种不适，还能延缓衰老。这种观点是很片面的。雌激素如一把双刃剑，在起到治疗作用的同时，副作用也不可忽视。如果不结合自己的实际情况随便服用，反而会引起诸如子宫内膜癌之类的严重恶性疾病。

中老年妇女口服雌激素起源于美国，自20世纪70年代以来，欧美已总结出比较完整的服用方法及剂量控制知识。但由于人种之间的差别，中国人服用雌激素不能完全按照西方经验，更不能任意扩大雌激素的治疗作用，甚至用于减肥、丰乳等方面。而且人体内的激素水平因人而异，各不相同，若不按照医生指导，雌激素用量不合适而产生的副作用就会对身体造成损害。

就拿己烯雌酚来说，它是一种人工合成的作用很强的雌激素，自20世纪40年代问世后，主要用于治疗卵巢功能不全、闭经、子宫发育不全、功能性子宫出血、绝经综合征、老年性阴道炎以及脑垂体功能异常引起的疾病。由于存在一定的副反应，患有肝、肾疾病者慎用，孕妇、有乳腺癌病史或乳腺癌家族史者禁用。

久用己烯雌酚，到底存在哪些危害呢？第一，可引起子宫内膜过度增生，导致月经量增多；第二，可损害肝脏和肾脏；第三，如果怀孕期间服用，可造成胎儿畸形，如发生男性女性化，出现尿道、附睾、睾丸和精子异常，甚至引起脑积水；第四，可使哮喘的发病率明显上升；第五，可促使胆汁中的胆固醇饱和而形成结石，又可诱发胰腺炎和血栓栓塞性疾病。

妇产科专家认为，雌激素本身是一种很好的药物，甚至中老年妇女也可以长期服用，但中老年妇女补充雌激素一定要在医生指导下进行。使用雌激素之前，首先要到医院进行一系列检查。医生要询问病人的既往病史与家族病史，过去有过肿瘤、糖尿病、内分泌系统疾病及肝肾功能不全者应该慎用。因为服用雌激素会加大肝、肾的工作负担，而且会使已萎缩的子宫肌瘤重新生长。医生还要对需补充雌激素者进行内分泌水平检测。只有这样才能安全、有效地用药，不但发挥治疗作用，也能减少不良反应。

怎样减少更年期使用雌激素的副作用？

雌激素对于许多更年期问题的解决有着非同寻常的作用，但使用不当也难免发生副反应或引起一些并发症，这是临床大夫感到棘手的一个问题。如何减少雌激素的副作用呢？以下几点可供参考。

(1)应用雌激素替代治疗应采取以控制更年期症状的最小剂量为准。更年期妇女的卵巢功能逐渐衰退，性激素分泌量减少，但并非完全停止。由于个体差异和绝经年龄参差不齐，用药量决不能完全一致。应根据个体差异逐渐修改剂量，从小剂量开始直到能控制症状的合适剂量为准。

(2)雌激素使用的时间不能太短，也不能过长。对不十分严重的病人，要求服药半年以后，间断停药6个月~12个月，以观察症状，无反复可不继续治疗，或隔数月以后根据症状再用药。对骨质疏松症者需继续用药，但必须是间歇性的。如太短，少于6个月，雌激素难以达到保护作用；但又不能太长，长于2年，会增加危害。最好用药每隔1年以上，间歇1个月~3个月。

(3)用药期间如发生子宫出血，必须进一步检查，以明确有无器质性病变。对反

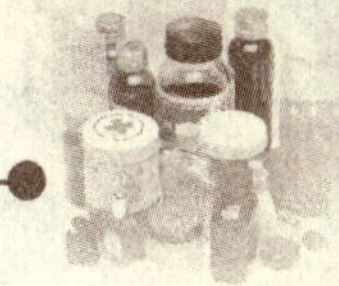

复出血者，更应注意。

(4)给药的途径有口服、埋植、注射和局部应用4种。口服较方便，易控制。对接受雌激素治疗者，必须注意观察，定期随访，有条件时可用放射免疫法测定体内性激素水平，也可把阴道细胞学检查如致密核指数等列入常规检查，以观察其影响。

(5)用药时要定期查体，注意详细检查乳房有无肿块，还应定期作盆腔、直肠检查以及子宫颈、阴道涂片，以便早期发现异常，及时治疗。

(6)选用药物时应尽量避免使用副作用大的药物，近年来国外主张用天然结合雌激素。有些学者推荐使用雌三醇，每日1毫升~4毫升，此药对缓解更年期特有的潮热、多汗、老年性阴道炎有显著效果，而且不影响子宫内膜。

为什么雌激素类药不能随便停？

近年，绝经期前后的女性，为防治更年期综合征和骨质疏松，应用雌激素替代疗法的越来越多。随着该药的广泛应用，其并发症也日渐增多。除体内激素失调症候群、子宫内膜增生出血之外，由于突然停用雌激素而引起突发心脏病者也屡屡发生。国外有人报道过107例有胸痛症状的妇女，其中多数人雌激素水平低于25微克/毫升以下(绝经后水平)，最初未被医师诊断出来，曾用硝酸甘油、β-阻滞剂、钙通道阻滞剂等心血管病药治疗无效，服用雌激素，症状很快缓解了。目前已知雌激素可起扳机作用，使机体释放精氨酸，再转而释放扩张血管的一氧化氮。当雌激素水平突然下降时，血管便会收缩，以致引发心血管危象。因此，凡长期服用雌激素的人，绝不可突然停药。需要停药时，应逐渐减量后停用。

另外，服用时间不要太长，还应去医院做些检查(包括乳房、妇科检查等)，要在医生的指导下用药，尤其是不要自己随便服用雌激素。

怎样正确使用保胎药？

孕妇不能滥用保胎药保胎。如因病情需要使用保胎药时，应注意用药指征，有针对性地用药，并注意使用方法，只有这样才能正确使用保胎药。在妊娠期常用保胎药的指征是“流产”。流产，按临床经过将分为习惯性流产、先兆流产、难免流产、完全流产、不全流产、稽留流产、感染流产7种。其中，使用保胎药指征的有先兆流产和习惯性流产两种，因为其他流产已不能继续保胎。

先兆流产：其特点是停经后出现少量的阴道出血，少于月经量，无血块，伴有下腹轻微胀痛或无腹痛，早孕反应仍存在。妇科检查子宫颈口未开大，未破膜，子宫大小与停经月份相等，尿妊娠试验阳性。如果胚胎正常，经使用保胎药治疗，可继续妊娠。常用的药物有黄体酮、维生素E，还可选用具有固肾安胎作用的中药，如寿胎丸。

习惯性流产：是指自然流产发生3次以上者。根据妊娠时间的长短，与其他一般流产相同。怀孕后为防止再发生流产，可口服维生素E，深层肌肉注射黄体酮。

对以上两种流产，也可根据辨证使用中药进行治疗。另外，在使用保胎药的同时，应注意卧床休息，减少妇科检查，禁止性生活。

怎样正确使用短效口服避孕药和探亲避孕药？

短效口服避孕药：适用于长期同居的夫妇，有效率达99%以上。常用的有口服避孕药1号、口服避孕药2号、复方18甲基炔诺酮（20号）。用法都是从月经第5天起每晚服1片，连服22天。如果当天漏服，应在12小时内补服。一般停药后1天~3天即可来月经。如果不来月经，可于停药的第7天开始服下一周的药。连续闭经3个月以上时应停药。人工流产后，应在来过月经之后开始服药。哺乳的妇女应在分娩8个月以后开始服药。服药后应给孩子断奶，以免影响孩子的生长发育。

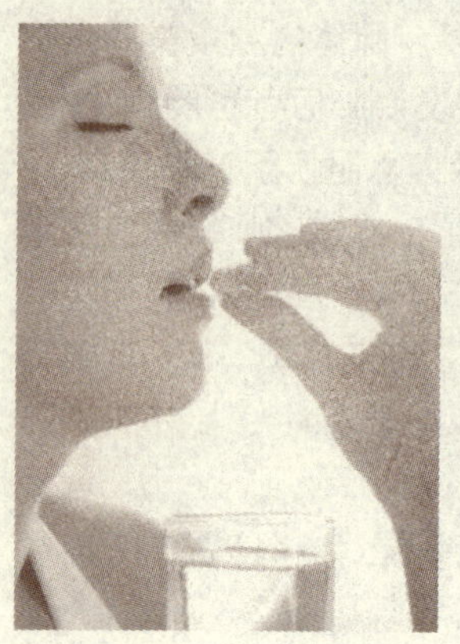

探亲口服药：也是一种临时应用的短效口服药，用于两地分居的夫妇探亲时服用，不受经期限制，有效率可达99.5%。常用的有3种：

①**甲地孕酮**：用法是，于探亲当天午饭后服1片，当天晚上再服1片，以后每晚服1片，分别时次日早晨加服1片。

②**炔诺酮**：于探亲当天晚上开始服用，每晚服1片。探亲1天~10天者，必须连服10天。探亲2周者，连服14天。探亲1个月时，服14片后接服口服避孕药1号或2号，直至探亲结束。

③**53号避孕药**：探亲期间每次房事后女方立即服1片，但于探亲第一次房事后加服一片。

妇女服用避孕药要注意什么？

服用复方避孕药的女性血液中维生素B_6水平降低，容易发生维生素B_6缺乏症，甚至导致精神抑郁。所以，服用避孕药的女性应多摄入一些富含维生素B_6的食品，如谷类食品、蔬菜及肉、蛋、乳类等，必要时可每日口服小量维生素B_6片剂。

服用避孕药对维生素B_{12}也有影响，因维生素B_{12}是造血过程必需的物质，所以如

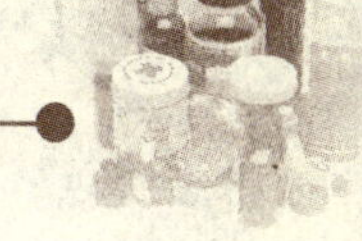

果女性发现血红蛋白、血球压积和红细胞数等均低于正常值时，就表示避孕药对维生素B_{12}的代谢已产生了不利影响。可适当多吃些动物内脏、贝壳粉、奶粉、鱼、蟹和蛋黄等。

少数服用避孕药的女性可发生叶酸缺乏而引起的贫血。富含叶酸的食物很多，如肝、肉和蛋类，各种绿叶蔬菜、豆类和水果等。

服用避孕药还可使血中维生素C减低，故应多吃蔬菜和水果，必要时口服维生素C片。

哪些妇女不宜口服避孕药？

口服避孕药是一种有效的可逆性避孕方法，但有些妇女不宜使用。

(1)有吸烟、饮酒习惯的妇女不宜服用避孕药，否则容易增加心脏病发作和发生脑血管意外的危险，也会影响避孕药的效果，导致避孕失败。35岁以上的妇女，情况尤为严重。

(2)哺乳期妇女不宜服用避孕药，因避孕药中的雌激素能抑制催乳素分泌，使乳汁减少，雌激素还能通过乳汁进入婴儿体内，影响其发育。

(3)患有急慢性肝炎、高血压病、糖尿病、血栓性疾病、心脏病，严重高血压的病人，均不可服用。

影响口服避孕药作用的药物有哪些？

口服避孕药是育龄妇女避孕的措施之一，有些药物可使避孕药物效力降低而不能发挥避孕作用或使避孕失败，有的药物可增强避孕的效力，产生不良反应，应给予充分重视。

可降低口服避孕药作用的药物：氨苄西林、阿莫西林、氯霉素、四环素、土霉素、红霉素、头孢氨苄、克林霉素、呋喃妥因、复方磺胺甲噁唑(复方新诺明)、利福平、强的松等糖皮质激素巴比妥类、非那西丁、保泰松可加速避孕药在体内的代谢，降低药物疗效。此外吸烟、饮酒也可降低避孕药的作用。

可增强口服避孕药作用的药物：维生素C及扑热息痛，每天口服1克维生素C，可使炔雌醇生物利用度从40%提高到60%~70%。

口服避孕药对再生育有影响吗？

口服避孕药大多是由孕激素和雌激素配伍而成，它们通过影响生殖过程中的不同环节达到抗生育的目的，有人据此认为避孕药可能会对再生育甚至胎儿产生不良影响，这种看法是否正确呢？

据报道，服用甾体类避孕药的妇女停药后约20%在2个月~3个月内恢复生育能力。在停药后2年内有85%初产妇、93%的经产妇受孕，而人类有10%的自然不育率，因此避孕药对受孕率不会产生影响；同时停药后怀孕的总流产率与自然流产率相似；怀孕分娩婴儿的先天畸形发生率与对照组相比无明显差异。因此可以说，使用避孕药后妇女的再生育能力是正常的，没有什么影响。但是在怀孕期间服用避孕药使产生先天性畸形的可能性增加，因此在服药期间受孕时应慎重考虑。如果希望妊娠，要求停药后3个月~6个月再怀孕。

口服避孕药后阴道出血怎么办？

避孕药主要成分为人工合成的甾体激素、雌激素和孕激素。服避孕药期间，发生阴道不规则出血，在医学上称之为“突破性出血”。引起的原因，一是漏服或未按规定服避孕药，使激素的含量不能保持在正常水平，以致子宫内膜发生脱落而引起阴道出血。二是避孕药片质量受损、开裂，使药物剂量不够，不足以维持子宫内膜正常状态而引起阴道出血。三是个体差异，如服避孕药后有的妇女体内不能立即适应而引起阴道出血。

不同原因引起的阴道出血，需区别处理：

（1）正确掌握避孕药的服药方法，按时服药，保管好药片。若药片受潮、磨损、开裂，不可再服用。

（2）由于个体差异，服避孕药后体内激素水平不平衡而引起阴道出血，不要因害怕而自行停药，要继续坚持服药，不然会出血更多。

（3）如果出血发生在月经的前半周期（1天~14天），可从出血之日起，每天加服炔雌醇1片~2片，与原避孕药同服到第22天停药。如果出血发生在月经的后半周期（14天~28天），可从出血之日起，每天加服短效口服药1/2片~1片，与原避孕药同服到第22天停药。

（4）如果阴道出血期已接近月经期，即发生在服最后几片避孕药时；或出血多，又自行停药，则把这时出血作为一次月经来潮，按来一次月经处理，待月经的第5天开始口服下一周期的避孕药。如果采用加服炔雌醇来防止阴道出血，一般要连续加服3个月经周期，然后停止加服。

（5）如果停止加服后又出血，还可同法加服炔雌醇。若不想再加服，则可调换药品，即原来口服短效避孕药1号发生阴道出血者，可改服2号或0号；原来口服短效避孕药2号或0号发生阴道出血者，可改服1号，但必须服完一个周期即22天的药后，方

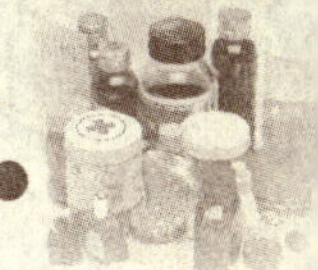

可调换改服另一种避孕药。

口服避孕药常见的不良反应有哪些?

大多数人服用避孕药后没什么反应,少数人在开始服药2个月~3个月内,出现一些不良反应。常见的有以下几种:

(1)类早孕反应:主要是雌激素引起,表现为恶心、头昏、无力等。反应轻者可不必处理,只要坚持服2个月~3个月,症状就逐渐消失了。个别反应较重者,可加服反应抑制剂,如维生素B_1、维生素B_6、咖啡因、莨菪碱等。

(2)突破性出血:指服药期间发生阴道出血。多由于漏服、迟服或药片保管不当变质引起。因此,坚持每天按时服药,药片妥善保管,即可防止。部分因体内激素不平衡造成阴道出血应及时处理,可每晚服药时加服炔雌醇,以调节体内雌激素的平衡,使出血停止。

(3)部分服药者由于服药较久,可出现月经持续天数缩短和月经量减少,一般不需处理,如月经过少可停药。

(4)极少数人长期服用避孕药后,可有血压升高、肝功能异常、体重明显增加、面部色素沉着等。有以上异常者应及时停药,改用其他方法避孕。

出现以上反应后,停药后便可得到纠正,并不影响身体健康,也不影响生育功能。

妇女外用避孕膜有什么不良反应?

外用避孕膜是在夫妻同房之前,将药膜自行送入阴道内,使其紧贴宫颈口,通过溶解后释放出的药物杀死进入阴道的精子,或改变精子的活动能力,阻碍精子的运动;同时药膜也在宫颈口形成黏稠的液体,为精子进入子宫设置了一道屏障,来达到避孕的目的。由于其使用灵活、方便,用药依从性好,很受青年夫妻欢迎。但任何一种药物,无论如何使用,总有些程度不同的不适反应出现。像这类药膜使用后,女性常感阴道分泌物增加,还有些轻重不一的烧灼感,有时男性生殖器也有烧灼感,如果数次使用后能耐受或习惯则可继续,反之应停用。少数文献报道在使用药膜避孕失败后有可能造成胎儿畸形,应予高度重视,否则会给您及家人带来很多烦恼。

漏服避孕药怎么办?

使用短效避孕药时,要求从月经第5天开始每晚1片,连续服用22片,不得遗漏。

如果漏服，血液中雌激素水平下降，就会出现阴道出血，叫突破出血。突破出血发生率与漏服关系密切。漏服1次，出血发生率为60%~100%。因此，服药期间应避免漏服。万一漏服，第二天早晨应及时补服1片。如果漏服引起出血多，则应停止用药，把出血算做一次月经，第5天再开始服下一周期的药。漏服不但可能出血，而且影响避孕效果，因此，一定要十分重视。为了避免漏服，应把药物放在床旁方便取用处，丈夫也有责任随时提醒。

怎么进行“紧急避孕”？

“紧急避孕”是指在没有防护的性生活后，或者避孕失败（避孕套破裂、滑脱，漏服避孕药，安全期计算失误等）后采用的一种紧急补救措施，以此来达到预防非意愿妊娠发生，减少流产的目的。

紧急避孕专用药“毓婷”作为非处方药，已经进入国内各大城市药店的计划生育专用柜台。它是纯孕激素制剂，用于紧急避孕，安全、方便、有效，还可以用于哺乳期及不适宜使用含有雌激素避孕药的妇女。其失败率低，研究证实在同房后的72小时（3天）之内服用紧急避孕药的效果是肯定的。

应注意的问题：

⑴掌握好时间。服用毓婷进行紧急避孕必须在房事后的72小时（3天）之内。

⑵房事必须是本次月经周期中的第1次。

⑶服用毓婷2小时内如有呕吐，应补服1次。

⑷服药应在餐后或睡前服用，以减少恶心等反应。

⑸服用毓婷后，在下次月经到来之前应采用可靠的常规避孕方法，以避免再次的无保护同房发生。

⑹服用毓婷后，如月经过期，应及时到医院检查是否紧急避孕失败，亦可通过早孕试纸进行自检。

⑺在服用第1片药后，间隔12小时再服用第2片药，才可理想地保证药品的最佳避孕效果。错过了第2次服药的正确时间，累计超过15个小时以上，则应迅速重新服药。

副作用及禁忌症：由于毓婷的服药剂量小，用药时间短，使用者只是偶尔用药，因此几乎无副作用，也没有绝对的医疗禁忌症。但因个体差异，少数人服药后，可能有轻微的头晕、头痛和恶心，或偶有呕吐发生，一般无需处理。如在服药时少量进食，可有效地减轻或避免恶心、呕吐。

此外，应向育龄妇女讲明，尽管毓婷的剂量小，在体内存留的时间短，使用很安全，但毕竟对排卵和子宫内膜会有影响，短期内反复使用会增加月经失常的发生几

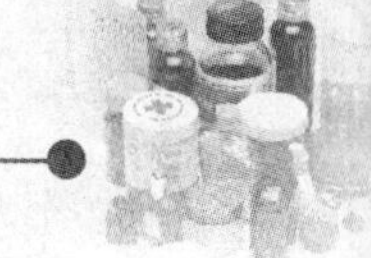

率。在服药后再次未防护同房已发生的情况下，权衡利弊，也只能再次服用毓婷，但再次服药对月经的影响会增加。其次，对于想将毓婷作为事后药的妇女，若将其作为常规避孕药使用，则不能有效地发挥其良好的作用。另外，对于计划在近期怀孕的妇女，也应劝告她们不要服用紧急避孕药。对服用紧急避孕药失败后的妊娠，为了保险起见，建议终止妊娠。

反复药物流产有什么危害?

许多妇女，尤其是未婚先孕妇女错误地认为，药物流产就像正常月经来潮一样，不会伤身体，不需要休息。实际上，药物流产与负压、吸宫术一样，都会在一定程度上损害妇女的健康。其中，以下几个方面尤其普遍：

感染：妇女服用抗孕药物后，子宫腔内的胎囊组织可在当天排出，有时妊娠组织物排出不全，子宫内膜复原欠佳，阴道出血时间较长，可持续2周~3周，甚至1个月~2个月。长期慢性失血可引起贫血，使身体抵抗力下降。这时，细菌往往由阴道逆行而上而引起子宫内膜炎症。

月经失调：抗孕药物可以抑制卵巢的功能，影响卵泡的生长发育甚至干扰排卵。个别妇女药物流产后，可发生月经失调，表现为月经周期缩短或延长，月经量增多。

影响以后妊娠：育龄妇女如反复妊娠、反复流产会造成子宫内膜反复受损。由于子宫内膜有损伤，一旦她们需要正常妊娠，易发生前置胎盘，可引起产前大出血；甚至发生习惯性流产。

药物流产必须在具有一定条件的医院中进行，抗孕药必须在医生的指导下服用，切忌擅自在家中服药。如遇阴道流血不止，应及时去医院检查。

药物流产慎用者：早期妊娠大于7周；年龄大于40岁；过敏体质；轻度贫血（血红蛋白95克/升~110克/升）；吸烟每日少于10支；带宫内节育器妊娠。

药物流产禁用者：米非可酮禁忌症。肾上腺皮质疾患、糖尿病等疾患，肝、肾功能异常，妊娠期有皮肤瘙痒史，有血液疾病和血管栓塞病史，有与甾体激素有关的肿瘤，前列腺素禁忌症，心血管系统疾病如二尖瓣狭窄、高血压、低血压（小于或等于80/50mmHg），青光眼，胃肠功能紊乱，哮喘，癫痫等，宫外孕或可疑宫外孕，贫血（血红蛋白低于9.5克/升），妊娠剧吐；长期服用下列药物者：利福平、异烟肼、抗癫痫药、抗抑郁药、西咪替丁、前列腺素生物合成抑制药（阿司匹林、消炎痛等）、巴比妥类药物；吸烟超过10支/天或嗜酒者；对象居住地如离医院远，不能及时就诊随访者。

药物对孕妇有什么影响?

流产或早产。在怀孕期间不能应用具有收缩子宫平滑肌的药物,如麦角、脑垂体素、催产素、奎宁等;剧烈的泻药如硫酸镁、番泻叶等也不应使用,因为这类泻药也可引起子宫和盆腔充血,以致子宫收缩;利尿药如氯噻嗪、呋塞米、氨苯喋啶等亦在此范围内。有些毒性大、药性猛的中药,如巴豆、黑丑、白丑、大戟、斑蝥、商陆、麝香、三棱、莪术、水蛭、虻虫等;具有活血化淤、行气破滞和辛热滑利作用的中药如大黄、枳实、附子、桃仁、红花等,都应忌用。因为上述中西药品常可引起流产或早产。

胎儿畸形。因为孕妇用药后,药物可从血液中通过胎盘影响胎儿。由于胎儿器官发育未全,对药物分解、解毒能力很差,排泄缓慢,再加上发育中的胎儿敏感性强,尤其是妊娠头3个月胎儿最容易受影响。在怀孕期间对以下有致畸作用的药应禁用,如氯丙嗪、奋乃静、苯巴比妥、氯氮平、甲丙氨酯等镇静安眠药,都能引起胎儿畸形;甲氨蝶呤、白消安、苯丁酸氮芥、环磷酰胺等抗癌药,也可导致胎儿畸形;己烯雌酚、睾酮、孕酮、可的松类激素药也能致畸,如己烯雌酚可引起胎儿内脏畸形和脑积水,生殖腺癌,使男胎女性化,使后代永久性不育;口服避孕药也可引起胎儿先天性心脏病;甲苯磺丁脲、氯磺丙尿等降糖药,可导致胎儿多发性畸性;四环素类抗生素,服后可通过胎盘进入胎儿体内,不但造成四环素牙,还能抑制胎儿蛋白质合成,使胎儿手指和肢体短小,还能导致先天性白内障甚至死胎。另外,抗过敏的敏克静,抗癫痫的苯妥英钠和扑痛酮,抗凝血的双香豆素和苄丙酮双香豆素,抗症疾的氯喹、乙胺嘧啶和奎宁,缩瞳药毛果芸香碱,拟肾上腺素类药麻黄碱和鼻眼净,兴奋药丙咪嗪和苯丙胺等,都可导致胎儿畸形。

对孕妇本身的损害。怀孕后孕妇体内的酶系统有一定的改变,因此对某些药物的代谢过程有一定的影响,所以有些药物可损害孕妇的健康。如在妊娠晚期应用四环素类药,可导致严重的肝损害,严重者还可造成死亡,所以孕妇要禁用四环素类药。

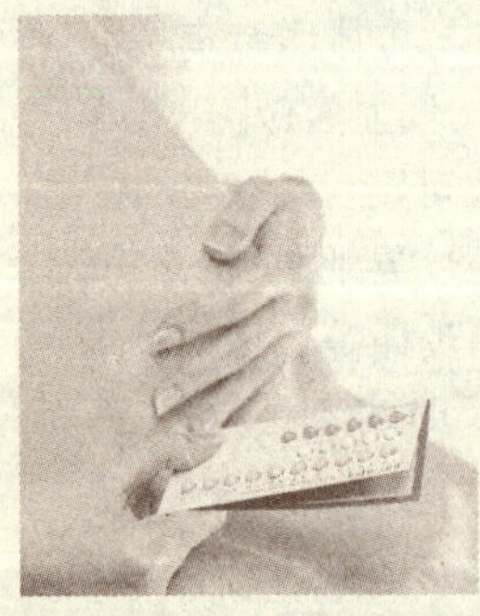

胎儿的不良反应。药物除对胎儿有致畸作用外,还可造成不良反应。如孕妇连续应用链霉素、卡那霉素,可造成胎儿听神经损害而发生耳聋;应用磺胺类药物,如复方磺胺甲唑、增妙联磺片等,或新霉素,则可导致胎儿黄疸;临产前应用吗啡,可使胎儿呼吸中枢麻痹,造成新生儿窒息;患高血压的孕妇应用含利血平的降压药以后,大约有10%的新生儿出现昏迷或昏睡、心动过缓、鼻黏膜充血和呼吸抑制等不良反应。

虽说许多药物对孕妇和胎儿有不良影响,但也不能说怀孕期间生了病什么药都不能用，这样就会形成养病如养虎，对母子的安全危害更大。因此怀孕期间孕妇生病后，应及时找医生诊治，以便选择毒性小、作用明显的药物进行治疗。如因疾病的治疗需要，必须应用以上药品时，应在医生指导下选择恰当的用药时机和给药方法，必要时可终止妊娠。另外，怀孕后应格外注意饮食起居，劳逸结合，争取少生病，不吃药。

妊娠期妇女应禁用或慎用哪些西药？

妊娠期妇女应禁用或慎用下列药物：

抗菌药物：氯霉素、甲砜霉素、丙性霉素B、四环素、土霉素、多西环素、红霉素、新生霉素、链霉素、卡那霉素、紫霉素、头孢噻吩、各种磺胺药、利福平、乙胺丁醇、呋喃妥因、甲硝唑、万古霉素等。

抗精神病药：氯丙嗪、奋乃静、二氟拉嗪、氟奋乃静、氟哌啶醇、碳酸锂、米帕明(丙米嗪)、苯丙胺等。

镇静催眠药：安定(地西泮)、氯氮䓬(利眠宁)、巴比妥类、水合氯醛等。

抗癫痫药：苯妥英钠、扑米酮、三甲双酮、丙戊酸钠、卡马西平。

解热镇痛药：非那西丁、对乙酰氨基酚、吲哚美辛(消炎痛)、水杨酸钠、阿司匹林、安乃近等。

性激素类药物：己烯雌酚、甲羟孕酮、达那唑、睾酮、口服避孕药、炔诺酮、蛋白同化激素。

糖皮质激素：醋酸可的松、醋酸泼尼松。

抗肿瘤药：包括所有抗肿瘤药，如环磷酰胺、氨甲喋呤、秋水仙碱、巯基嘌呤、氟脲嘧啶、抗癌抗生素等。

心血管药物：利血平、神经节阻滞剂、奎尼丁等。

抗甲状腺药：硫氧嘧啶、甲巯咪唑(他巴唑)、卡比马唑(甲亢平)。

抗凝血药：双香豆素、华法林等。

其他：咖啡因、吗啡、阿托品、东莨菪碱、呋塞米、噻嗪类利尿药，维生素K_3、维生素K_4、维生素A类化合物、缩宫素、前列腺素、各种泻药、抗组胺药(如氯苯那敏)、口服降糖药(为甲苯磺丁脲)、奎宁、氯喹、各种驱虫药、麻醉药、苯环利定、同位素碘盐、干扰素、病毒唑、阿昔洛韦。

孕妇不宜使用哪些中药?

中药并非都是绝对安全的。特别是各味中药相互配伍以后产生的作用差异较大,有的可直接或间接影响到胎儿的生长发育。因此在怀孕的最初3个月内,孕妇除慎用西药外,亦应慎用部分中药,以免造成畸胎或导致早产、流产。

大毒大热药物:如生南星、朱砂、雄黄、大戟、附子、商陆、斑蝥、蜈蚣等,本身就是具有一定毒性的药物。中药雄黄已肯定有致畸胎作用,孕妇应绝对禁止内服。朱砂含有可渗性汞盐(即水银),可在孕妇体内蓄积,导致新生儿小头畸形、耳聋、斜视、智力低下等。

活血化淤药物:如桃仁、红花、枳实、蒲黄、益母草、当归、水蛭、虻虫、穿山甲、乳香、没药等,可使孕妇血液循环加快,具有刺激子宫、反射性引起子宫强烈收缩的作用,导致胎儿宫内缺血缺氧,使胎儿发育不良及产生各种畸形,甚至引起流产、早产和死胎。

滑利攻下药物:如滑石、木通、牵牛子、冬葵子、薏苡仁(根)、巴豆、芫花、大戟、甘遂等,多有通气、利尿、下泻的作用,可通过刺激肠道及消化系统,兴奋子宫并引起反射性收缩,使胎儿着床不稳而导致流产、早产。

芳香走窜药物:如丁香、降香、麝香等,可通过神经系统引起子宫收缩,容易导致胎儿早产或流产。不少人工流产或引产药物中,麝香均为其中的主要成分之一。

同时应当注意的是,中成药之中是否含有上述各类中药。对已注明有孕妇禁用或慎用的中成药,应避免服用。

孕妇不宜服用哪些中成药?

泻下类:有润肠通便等作用的中成药,如十枣丸、舟车丸、麻仁丸、润肠丸等,因攻下之力较强,有损胎气。

祛风湿止痹痛类:即以祛风、散寒、除湿止痛为主要功效的中成药。如木瓜丸,因其中的牛膝有活血下行的作用,而川乌药性辛热,会损伤胎儿。类似的中成药还有:大、小活络丸、天麻丸、追风酒、华佗再造丸、伤湿止痛膏等。

消导类:有消食导滞、消痞化积作用的中成药,如槟榔四消丸、九制大黄丸、消胃和中丸、香砂养胃丸、大山楂丸,都具有活血行气、攻下之效,易导致流产。

消热类:具有清热解毒、泻火燥湿等功效的中成药,如六神丸在妊娠早期服用可引发胎儿畸形,妊娠后期服用则易致儿童智力低下等。含有牛黄等成分的中成药,因其攻下之力较强而易致孕妇流产,如牛黄解毒片、败毒膏、消炎解毒丸等。

理气类:具有疏畅气机、降气行气之功效的中成药,如木香顺气丸、气滞胃痛冲

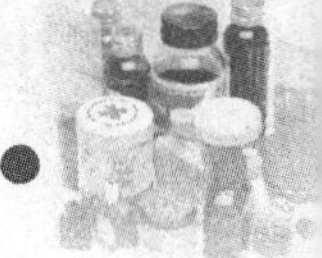

剂、开胸顺气丸、十香止痛丸等，因其下气破气、行气解郁之药性较强而易引起流产。

理气类：即有活血祛淤、止血功能的中成药，如七厘散、小金丹、三七片、云南白药、脑血栓片等。因其祛淤活血力过强易致流产。

开窍类：即具有开窍醒脑功效的中成药，如冠心苏合丸、苏冰滴丸、安宫牛黄丸等因为含有麝香，孕妇使用容易致堕胎。

驱虫类：具有驱虫、消积、止痛功能，能够驱除肠道寄生虫的中成药，多为攻伐有毒之品，易致流产、畸胎等。如囊虫丸、驱虫片、化虫丸等。

利湿类：治疗水肿、泄泻、痰饮、黄疸、淋浊、湿滞等病症的中成药，如利胆排石片、胆石通、结石通等。因具有化湿利水、通淋泄浊功效，故孕妇不宜服用。

治疗疮疡的药剂：即以解毒消肿、托里排脓、生肌敛疮为主要功能的中成药，如祛腐生肌散、疮疡膏、败毒膏等等，含有大黄、红花、当归，为活血通经之品，百降丹、百灵膏等含剧毒药品，均易致流产。

妊娠期妇女可以服用感冒药吗？

感冒是最常见的一种疾病，70%~80%由病毒引起，少数由细菌引起。女性发生感冒的几率比男性高，而且由于高雌激素导致鼻黏膜充血，妊娠期感冒症状会更明显。过去通常认为感冒病毒不致畸，但最近研究表明，70%的无脑儿是因母亲妊娠早期有感冒史，而对照组仅为17‰，妊娠中期感冒与无脑儿发生无关。所以，妊娠期感冒不能只考虑药物对胎儿的影响，而且要考虑到感冒本身对胎儿的影响，所以妊娠期患感冒应该积极治疗。

目前感冒的治疗以对症治疗、防治继发性细菌感染为主。感冒药主要包括以下成分：①解热镇痛药如对乙酰氨基酚；②抗组胺药如氯苯那敏（扑尔敏）、苯海拉明等；③减轻充血水肿药如伪麻黄碱、新福林等；④镇咳祛痰药如可待因、右美沙芬等。

目前认为，妊娠期短期服用治疗剂量的含对乙酰氨基酚、氯苯那敏（或苯海拉明）、伪麻黄碱、右美沙芬的感冒药（如泰诺、百服宁、白加黑、新康泰克等是安全的，但忌长期、大量服用。最好根据患者的症状和体征选择特异的药物，如仅表现为鼻塞、流涕，可选用伪麻黄碱（30毫克~60毫克，每日4次）；如咳嗽，可选用含右美沙芬的制剂。

孕妇怎样科学使用抗生素？

孕妇服用抗生素对孕妇、胎儿都有可能造成危害，因此在妊娠期间要禁用或慎用各种抗生素；非用不可者，应在医生指导下使用。

青霉素：可导致胎儿严重黄疸，严重时可导致胎儿死亡。

链霉素：可引起胎儿先天性耳聋，骨骼发育畸形。

卡那霉素：可致耳聋。

四环霉：可致牙釉质形成不全，形成"四环素儿"。可导致骨骼、心脏畸形、先天性白内障、四肢短小或缺损、新生儿溶血性黄疸，最严重的可出现脑核性黄疸甚至死亡。

土霉素、强力霉素：可致胎儿短肢畸形。

氯霉素：可致新生儿血液循环障碍，呼吸功能不全，发绀、腹胀（即"灰婴综合症"）。妊娠末期大量使用，可引起新生儿血小板减少症、再生障碍性贫血或胎儿死亡。

红霉素：可致先天性白内障，四肢畸形。

庆大霉素：可致胎儿耳损伤，甚至先天性胃出血及多囊肾。

磺胺类药物（以长效磺胺和抗菌增效剂为主）：可致高胆红素血症，脑核性黄疸畸形。

多黏菌素E、B及万古霉素：服用时间过长可使孕妇发生急性肾功能衰竭，使婴儿出生3年内易患神经—肌肉阻滞运动失调、眩晕、惊厥及口角感觉异常。万古霉素可致婴儿暂时性耳聋或永久性耳聋。

利福平：可致胎儿畸形。

抗真菌类药物两性霉素B、灰黄霉素、制霉菌素、克霉唑：孕妇的神经系统、造血系统、肝肾功对此有严重不良反应。灰黄霉素还可致流产或畸胎。

氨苯嘧啶：对孕产妇有肝损害，可改变血象。

整个妊娠期禁用的抗生素：链霉素、庆大霉素、卡那霉素、新霉素、万古霉素等，对胎儿的耳产生毒性作用。多黏菌素、黏杆菌素等，对肾脏和神经系统有毒性作用，并能通过胎盘影响胎儿。四环素能影响骨骼生长发育，在妊娠晚期孕妇大剂量使用四环素可引起肝脏脂肪变性和造成孕妇死亡。丙性霉素B_1、灰黄霉素等，对神经系统、血液、肝脏和肾脏有较大的毒性。对胎儿有致畸作用，也可能引起流产。

妊娠某阶段禁用的抗生素：妊娠早期即妊娠12周内禁用氯霉素、乙胺嘧啶、利福平、磺胺药等。妊娠28周后禁用氯霉素、乙胺嘧啶、磺胺药和呋喃妥英等药物，氯霉素、利福平、乙胺嘧啶可致胎儿尿道和耳道畸形、耳聋、肢体畸形、脑积水、死胎及新生儿死亡，磺胺药可致新生儿黄疸及溶血性贫血，呋喃妥英可致新生儿溶血。

整个妊娠期都可使用的抗生素：青霉素类、头孢菌素类、红霉素和洁霉素等抗生素，可以在妊娠期内使用，对胎儿一般不会引起不良反应。青霉素类药物在使用之前必须做青霉素过敏试验，以免发生药物过敏反应。

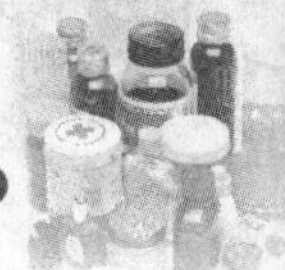

孕妇为什么不宜服用镇静安眠药?

镇静催眠类药物可以通过胎盘进入胎儿体内。孕早期特别是胚胎期胎儿发育较活跃,易受药物的影响而导致畸形。镇静安眠药的致畸作用也大多发生在胚胎期。在妊娠头3个月,孕妇若服用本类药物,就可能引起胎儿腭裂、兔唇、膈畸形等。

从妊娠3个月后至胎儿出生前这段时间内,孕妇用镇静催眠药,药物成分仍可通过胎盘进入胎儿体内。这期间胎儿的血脑屏障功能差,药物易进入其中枢神经系统,而且胎儿肾小球滤过率很低,肾脏排泄药物的功能甚差,会延长药物及其代谢产物在胎儿体内停滞的时间。这期间用本类药物,如苯二氮䓬类、巴比妥类可使胎儿出现慢性中毒,产生中枢抑制、凝血功能障碍、死胎等严重中毒反应。临产妇若使用镇静药,可能会使胎儿窒息。因此,孕妇一定要注意避免使用镇静安眠药。

为什么孕妇要慎用吗丁啉?

吗丁啉的规范学名称为多潘立酮,是外周多巴胺受体阻滞剂,直接作用于胃肠壁,可防止胃食管反流,增加胃肠蠕动,促进胃排空,协调胃及十二指肠运动,目前广泛用于各种原因引起的恶心、呕吐、腹胀、食欲缺乏等。但对于孕妇来说,多潘立酮的使用必须谨慎。

一方面多潘立酮对垂体性腺分泌有明显作用,可出现孕期泌乳现象;另一方面多潘立酮可通过胎盘,并易透过胎儿血一脑脊液屏障,对胎儿垂体分泌及生长发育构成不利影响。因此,一般情况下,孕妇莫用多潘立酮。必须使用(如制止妊娠剧吐)时,一是严格按常规剂量用药,并从小剂量开始;二是用药时间不可过长,最好不超过3天,若为间断用药,疗程亦应在1周内;三是在用药期间若出现泌乳现象,应及时停药,但不需要特殊用药,停药后泌乳现象可逐渐消失。

为什么孕妇禁用胃复安?

胃复安是一种常用的止吐药,规范的名称为甲氧氯普胺,主要用于治疗胃肠功能失调及由晕车、晕船、脑外伤、一氧化碳中毒、药物不良反应等引起的恶心、呕吐,应用十分广泛,也可用于食欲缺乏、消化不良、嗳气、胃酸过多、顽固性胃部胀气等,对胃下垂、胆囊炎、慢性胰腺炎所引起的胃部不适也有较好的疗效。甲氧氯普胺能加强贲门括约肌收缩,促进胃蠕动,加强胃的排空,从而起到止吐作用。

由于甲氧氯普胺的作用确切，人们将其当做止吐的法宝。然而在妊娠呕吐时，使用甲氧氯普胺却是非常不安全的。因为甲氧氯普胺能加强平滑肌的收缩，而子宫的肌肉就属于平滑肌。这就是说，甲氧氯普胺能同时引起子宫收缩。所以，在早期妊娠呕吐时服用甲氧氯普胺，容易诱发流产。另外，虽然甲氧氯普胺毒性低，毒副作用小，但药理实验证实，其主要成分甲氧氯普胺能通过胎盘屏障，进入胎儿血液。而动物实验表明，甲氧氯普胺有致畸的可能。

由上可见，如果孕妇呕吐剧烈，最好采用其他药物治疗。

为什么孕妇不宜用风油精、清凉油、万金油?

风油精、清凉油、万金油是家庭常备之药，伤风感冒时，用清凉油涂在鼻腔内，可减轻鼻塞不通症状。而且风油精或清凉油可用于防治头痛、蚊虫叮咬、头昏、皮肤瘙痒和轻度烧烫伤，具有轻度消炎退肿和爽神止痒作用。

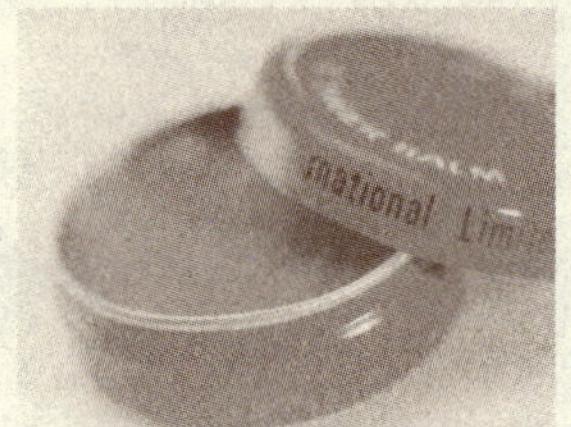

但是，孕妇不宜经常涂用风油精或清凉油，因为清凉油中含有薄荷、桉叶油、樟脑等成分。对孕妇来说，樟脑可通过胎盘屏障，影响胎儿的正常发育，严重的会导致流产、畸胎或死胎，尤其是怀孕未过3个月的孕妇更应禁用。

孕妇服用人参有什么讲究?

产妇产后7日内不宜服用人参。因为人参含有多种有效成分，可作用于中枢神经、心脏血管、内分泌系统等，能对人体产生广泛的兴奋作用，其中对人体中枢神经的兴奋作用能导致服用者出现失眠、烦躁、心神不安等不良反应。产妇产后精力和体力消耗大，特别需要卧床休息，若此时服用人参，则会因神经兴奋而难以入睡，从而影响身体的恢复。

人参有促进血液循环，加速血液流动的作用，而刚生产过的产妇，其内外生殖器的血管有损伤，此时服用人参，会影响受损血管的自行愈合，引起流血不止，甚至大出血。

分娩7天以后，产妇的伤口已经愈合，此时服用人参有助于产妇的体力恢复。但不宜过多，因为人参属热，食用过多会导致上火或婴儿食热。

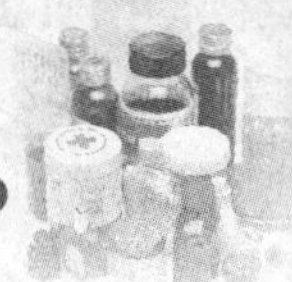

哺乳期妇女用药有哪些注意事项?

几乎所有存在于母亲血液中的药物都可进入母乳中。药物从母亲血液进入乳汁必须通过血一乳屏障。在乳母使用药物的情况下能否继续哺乳是人们所关心的问题,但常常是众说纷纭,令人无所适从。一般情况下,母乳中的药物含量很少超过母体用药剂量的1%~2%,其中部分被婴儿吸收,故通常对婴儿不会造成明显危险,除少数药物外可不必停止哺乳。然而为了尽可能减少或消除药物对婴儿可能造成不良影响的潜在危险,应注意以下一些事项。

(1)乳母用药应具明确指征。

(2)在不影响治疗效果的情况下,选用进入乳汁量少、对新生儿影响最小的药物。

(3)乳母用药时间可选在哺乳刚结束后,并尽可能将下次哺乳时间相隔4小时或4小时以上。为有利于婴儿吸吮母乳时避开药物高峰期,还可以根据药物的半衰期来调整用药与哺乳的最佳间隔时间。

(4)乳母应用的药物剂量较大或疗程较长,有可能对婴儿产生不良影响时,应检测婴儿的血药浓度。

(5)若乳母必须用药,又不能证实该药对新生儿是否安全时可暂停哺乳。

(6)若乳母应用的药物也能用于治疗新生儿疾病的,一般不影响哺乳。

哺乳期妇女禁用或慎用哪些药物?

大多数药物吸收后均可能由血液转运到乳汁中排泄,使乳儿无意中成为间接的用药者或受害者,尤其是新生儿的肝脏代谢功能和肾脏排泄功能均未完善,故对药物的敏感性较高,易产生毒性作用。因此乳母用药时必须注意药物对乳儿的影响。临床常用的经乳汁排泄且有可能对乳儿产生不良影响的药物有:

抗菌药物:①青霉素类:毒性较小,乳汁中含量中等,对乳儿基本无影响,但过敏体质者应禁用。②头孢菌素类:头孢羟氨苄、头孢克洛等对乳儿的作用未知,应慎用。但头孢拉定毒性低,对乳儿安全,极少进入血一脑屏障,可用。③大环内酯类:红霉素、琥乙红霉素在乳汁中浓度高,有肝肾毒性,可引起恶心呕吐、腹泻等,慎用。④氨基糖苷类:链霉素、庆大霉素、卡那霉素、阿米卡星对新生儿的第八对颅神经和肾脏都有损害,禁用。⑤磺胺类:在乳汁中含量多少不等,由于其能同血中胆红素竞争与蛋白的结合而使游离胆红素增多,可出现高胆红素血症,甚至黄疸。此外,对缺少葡萄糖-6-磷酸脱氢酶的乳儿,还可导致溶血性贫血,禁用。⑥四环素类:如四环素、土霉素、美满霉素等脂溶性强，易向乳汁转运，沉积在乳头牙齿和骨骼中，使其牙齿永久性着色，牙釉质发育不良，并抑制其骨骼生长，禁用。⑦氯霉素：乳汁中含量较高，易在婴儿体内蓄积而引起骨髓抑制，禁用。⑧喹诺酮类：据研究，氟哌酸、氟嗪酸、环丙氟哌酸、洛美沙星等氟喹诺酮类药物可引起未成年动物关节病变，避免应用。⑨其他：酮康唑、氟康唑、伊曲康唑、盐酸多西环素、克林霉素等因毒性大，禁用。甲硝唑和替硝唑在乳汁中含量较多，长期应用可使新生儿出现恶心、呕吐，甚至凝血功能障碍，禁用。呋喃妥因可使缺乏葡萄糖-6-磷酸脱氢酶的乳儿发生溶血性贫血，禁用。

解热镇痛类：乙酰水杨酸、消炎痛（吲哚、美朵）在乳汁中含量多，小剂量安全，长期、大量应用易引起乳儿出血、黄疸、酸中毒和惊厥，慎用。而乙酰氨基酚、布洛芬对乳儿安全，可用。

镇静催眠类：地西泮（安定）在乳汁中含量中等，易在乳儿体内蓄积，使乳儿出现倦怠、嗜睡、吸吮力下降、体重减轻，并诱发高胆红素血症，应避免应用。另外，苯巴比妥、水合氯醛也应慎用。

维生素类：维生素D过量可使婴儿血钙过高，智力发育障碍，慎用。维生素K过量可使婴儿肝损害，发生高胆红素血症及核黄疸，慎用。

麻醉止痛类：哌替啶（度冷丁）、吗啡在乳汁中含量虽少，但长期应用可使乳儿成瘾，可引起呼吸抑制，慎用。

激素类：①糖皮质激素：如泼尼松、地塞米松等可抑制乳儿生长，降低机体免疫力，使之发育迟缓，慎用。②口服避孕药：在乳汁中含量多，可使男婴乳房增大，女婴阴道上皮增生，月经初潮提前，禁用。③性激素：如己烯雌酚、甲羟孕酮等抑制母体泌乳，慎用。④抗甲状腺药：甲硫咪唑可随乳汁分泌，因量极少，可用，但应密切观察。甲基硫氧嘧啶会引发乳儿甲状腺肿大和粒细胞减少症，禁用。

消化系统用药：酚酞、硫酸镁能转运到乳汁中，使乳儿出现腹泻、呼吸困难，最好不用。西咪替丁、雷尼替丁、法莫替丁对乳儿肝功能有影响，禁用。瑞巴哌特、奥美拉唑（洛赛克）、多潘立酮（吗丁啉），可向母乳中转移，慎用。兰索拉唑对乳儿毒性较大，禁用。果胶铋、莫沙必利、西沙比利安全性尚未确定，避免应用。

抗肿瘤药：所有抗肿瘤药均能抑制乳儿机体免疫和骨髓造血功能，禁用。

抗结核药：异烟肼、乙胺丁醇、吡嗪酰胺、利福平等进入乳儿体内的药量虽极少，但其代谢产物对乳儿有肝和神经毒性，禁用。

口服降糖药：甲苯磺丁脲等，可分泌至乳汁中，引起新生儿黄疸和低血糖，不宜应用。

心血管系统用药：①抗心律失常药：大多数有潜在毒性，禁用。此类药物有奎尼丁、利多卡因、美西律、普罗帕酮（心律平）、氯化钾、胺碘酮等，但维拉帕米在乳汁中

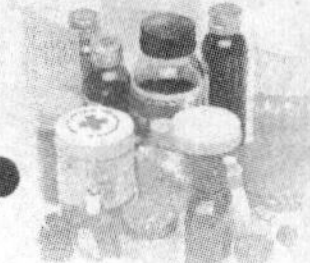

量较少，未见有毒副作用，可用。②抗心绞痛药：硝酸甘油、异山梨酯（消心痛）、硝苯地平、地尔硫草、双密达莫（潘生丁）、氨氯地平等临床研究尚不充分，最好不用。③抗高血压药：利血平可使乳儿鼻塞、发绀等，不宜应用，卡托普利可影响新生儿肾功能，慎用。尼莫地平、尼群地平临床研究尚不充分，慎用。

止咳平喘类：大多数对母婴是安全的，可待因自乳汁中排出，引起乳儿嗜睡、便秘、心动过缓，慎用。乳母应用氨茶碱常规剂量后，约有10%药量进入乳汁，引起乳儿兴奋，烦躁不安，对心脏也有一定的影响，慎用。

抗抑郁药、抗精神病药：如黛安神、曲唑酮、氟西汀、帕罗西汀、盐酸阿米替林对乳儿的长期作用未定，不宜应用。碳酸锂易进入乳汁使婴儿发绀，体温异常下降，禁用。氯丙嗪增加乳母溢乳并使乳儿嗜睡，慎用。

抗组胺药：苯海拉明、特非那丁、氯雷他啶、赛庚啶可使乳儿精神症状改变，有较高的危险性，禁用。但氯苯那敏（扑尔敏）、阿司咪唑（息斯敏）、异丙嗪在哺乳期应用是安全的。

抗癫痫药：苯妥英钠、氯硝安定、卡马西平、丙戊酸钠等，对乳儿可产生一定的毒性，应慎用。

（三）老年人用药

老年人用药的基本原则是什么？

老年人用药的基本原则是"用药少、剂量小、遵医嘱、防反应、适量补"15个字。

用药少：是指老年人生理功能降低、抵抗力下降，多症，常常多药并用，容易引起不良反应。因此，主张老年人用药时尽量减少用药种类。一般合用药物不超过3种~4种。

剂量小：是指老年人脏器功能减退，储备力降低，药物代谢和排泄能力下降，血药浓度偏高，因此用药剂量要适量减少，为年轻人的1/2~2/3。同时要注意选择适合老年人的剂型。一些老年人吞咽困难，宜选用冲剂、口服液。由于老年人局部血液循环差，肠外给药（皮下、肌肉注射）吸收减慢，遇到急症应选择静脉给药。

遵医嘱：是指应按医生处方规定用药。一些老年人生活不能自理或记忆差不能按时服药，另一些老年人由于文化水平的差异不能理解或看不懂药品说明书，或视力差看不清药品说明书，不知道怎么服用药物。这些原因直接导致老人用药的依从性，影响了药物的疗效。老年人拿到药后应问清楚药物的剂量、用法、注意事项，必要时在药品标签处醒目标出，需要减少用药种类或减少用药次数等合理用药问题应向医生咨询，并记录下来，必要时家属应提醒老人或协助老人服药，以保证用药的质量。

防反应：是指老年人生理功能减退，对药物敏感性增高，作用增强，对药物不良反应发生增高。因此老年病人用药宜少，尽量避免合并用药，疗程尽量要简化。

适量补：是指应根据老人具体情况科学选用保健品。长寿并非单靠药物实现。老年人服用保健药品的主要目的是增强体质，预防疾病，提高生活素质和自理能力，健康地安度晚年。按医嘱在一定时间内适当服用保健品，可收到保健效果，但是如过度服用或盲目服用，非但收不到保健效果，反而导致机体的重要功能失调，甚至在抗衰老的假象后，加快衰老过程。

老年人要慎用哪些药物？

人体的免疫、吸收、排泄、解毒等功能随着年龄的增长而降低，因此，老年人用药要谨慎。

解热镇痛药：服消炎痛可导致老年人精神障碍、腹泻、消化道溃疡或出血。

抗生素：链霉素、庆大霉素、卡那霉素等可引起眩晕、耳鸣、耳聋及肾功能损害，大量应用四环素类药可造成急性肝脂肪性病变甚至死亡。

泻药：老年人易便秘，若长期靠泻药导泻，不仅容易引起结肠痉挛，使排便更困难，还会造成钙和维生素的丢失。

利尿药：老年人服利尿药后可因钾从尿中大量排出而导致肌肉无力、心律失常、血压过低等。老年人最好选用中效或弱效利尿药并注意补钾。

安眠药：老年人服安眠药易造成药物依赖，但又常需加大剂量才有效，这就可能导致慢性中毒，出现精神错乱和抑郁，进而导致痴呆及智力障碍。

阿托品：这是治疗肠道痉挛的主要药物，老年人服用后可能会引起膀胱无张力而造成排尿困难，如患有青光眼者则更应禁用此药。

甲氧氯普胺(胃复安)：此药对一般人副作用极小，但老年人和糖尿病病人服用后，容易对神经系统造成不良影响，表现为阵发性急性肌张力障碍，并伴有神情古怪多变，症状类似癫痫、神经官能症、破伤风等病，极易误诊。

普萘洛尔(心得安)、利舍平等心血管病药物：普萘洛尔使用不当会导致老年人心动过缓、轻度心衰及呼吸道疾病，普萘洛尔与降糖药合用会加重低血糖反应，并掩盖急性低血糖症状，危险更大。长期服用利舍平会使抑郁症加重或导致上消化道胃溃疡出血。利舍平与地高辛合用，可导致严重的心动过缓，并诱发异位节律。

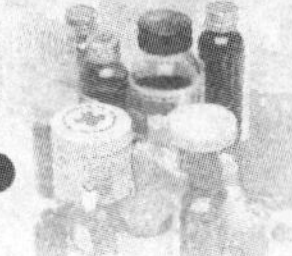

老年人用药容易发生哪些不良反应?

老年人用药后,常可出现如下药物不良反应:

体位性低血压:当使用降压药、扩血管药等药时容易发生体位性低血压,故老年人患高血压时,首先要选用降压治疗副作用小的药物,而不是考虑它的降压强度,如胍乙啶、美加明、哌唑嗪的降压作用强大,但易引起体位性低血压及头晕、眩晕,甚至晕厥的症状,故老年人应尽量避免使用。

精神症状:老年人使用中枢抗胆碱药安坦时,即使小剂量也会发生精神紊乱。有痴呆症的老年人使用左旋多巴,可引起大脑兴奋,从而加重痴呆。有报道说,老年人服用洋地黄、消心痛、皮质激素可引起抑郁症。

耳毒性反应:老年人应尽量避免使用庆大霉素、链霉素等耳毒性药物,非用不可时,则应减少用药剂量。

尿潴留:老年男性病人常患前列腺肥大等,在使用阿托品、颠茄等药物时,易引起尿潴留,同时因眼压增高还可诱发青光眼。

老年人用药有哪些禁忌?

老年人病多、用药也多。据统计,老年人平均用药量约是青年人的5倍以上。由于老年人体内各脏器生理储备能力减弱,对药物的应激反应也变得脆弱,药物的治疗量与中毒量之间的安全范围变小,加之老年人肝肾功能减退,排泄变慢,故容易发生中毒或不良反应。一般说来,老年人用药有十二禁忌。

忌任意滥用:患慢性病的老人应尽量少用药物,切忌不明病因就随意滥用药物,以免发生不良反应或延误治疗。

忌种类过多:老年病人服用的药物越多,发生药物不良反应的机会也越多。此外,老年人记忆欠佳,大堆药物易造成多服、误服或漏服,最好一次不超过3种~4种。

忌用药过量:临床用药量并非随着年龄的增加而一直增加。老年人用药量应相对减少,一般用成人剂量的1/2~3/4即可。

忌时间过长:老年人肾功能减退,对药物和代谢产物的滤过减少。故老人用药时间过长,会招致不良反应。老年人用药时间应根据病情以及医嘱及时停药或减量,尤其是对于毒性大的药物。

忌生搬硬套:有的老年人看到别人用某种药治好某种病便仿效之,忽视了体质及病症差异。

忌乱用秘方、偏方、验方:老年病多为长期、慢性,患者易出现“乱投医”现象。那些未经验证的秘单方,无法科学地判定疗效,凭运气治病,常会延误病情甚至酿成中毒,添病加害。

忌滥补药:体弱老人可适当辨证地用些补虚益气之品,但若为补而补,盲目滥用,可变利为害。民间就有“药不对症,参茸亦毒”的说法。

忌朝秦暮楚:有的老年人用药“跟着感觉走”,今天见广告说这好,便用这种药;明天又改用那种药。用药品种不定,多药杂用,其实这样不但治不好病,反而容易引出毒副反应。

忌长期用一种药:一种药物长期应用,不仅容易产生抗药性,使药效降低,而且会产生对药物的依赖性,甚至形成药瘾。

忌滥用三大素:抗生素、激素、维生素是临床常用的有效药物,但不能当“万能药”、“大平药”滥用,否则会导致严重不良后果。

忌依赖安眠药:长期服用安眠药易发生头昏、头胀、步态不稳和跌跤,久用也可成瘾和损害肝肾功能。治疗失眠最好以非药物疗法为主,安眠药为辅。安眠药只宜帮助病人渡过最困难的时刻,治疗时应交替轮换用毒性较低的药物。

忌滥用泻药:老年人常易患便秘,如为此常服泻药,可导致脂溶性维生素A、维生素D、维生素E、维生素K吸收障碍,引起这类维生素缺乏症。

老年人用药有哪“八宜八不宜”?

(1)宜先就医后用药,不宜先服药后就医,以免掩盖病情、延误诊断,影响治疗。

(2)用药方法宜口服,不宜立即肌注或静脉滴注,因为服用药比注射用药安全、方便。

(3)用药种类宜少不宜多,药物用得多容易发生药物相互作用,产生毒副反应。

(4)用药的剂量宜小不宜大,老年人肾脏的排泄功能降低和肝脏对药物代谢速度的减慢,容易引起蓄积中毒。

(5)用药的时间宜短不宜长,以免产生对药物的依赖性、耐受性及成瘾性。

(6)药性宜温不宜剧。老年人气虚体弱,对于剧烈的药物常因抗不住而发生虚脱、休克等危险。

(7)疗程宜缓不宜急。急则治其表,缓则治其本,要做到固本扶正,标本兼顾。

(8)宜用中药调养,西药急救,尽量做到攻补兼施。一般认为中药比西药安全,毒副反应要小得多。

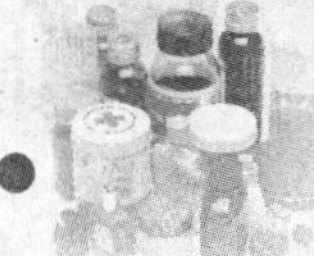

怎样给老年人口服用药?

老年患者本人以及身边的子女,对老年人口服用药方法与注意事项都需要科学掌握。

1.首先对老年人特别是高龄老人能否自己服药进行评估。评估包括以下内容:

(1)以老人的理解力、记忆力能否说出服药方法;能否区别各类药物;能否坚持服药。

(2)老人的身体条件,如视力、听力、吞咽能力、口腔状态、手足功能等是否有能力自己准备药物,如从药袋或药瓶中取出药物、计算用量、开关瓶盖、辨认刻度等;有无吞咽困难情况;有无假牙引起的障碍。

(3)老人饮食是否有规律,进食时间、饮食种类、饮食习惯与服药方法及药物疗效是否协调一致。

(4)老人对药物的心理反应状态:是否期待药效;是否依赖药物作用;是否对药物持反感情绪或恐惧心理。

(5)老人的经济状况:是否由于经济上不宽裕而自行节省用药或减量服用。

2.老人具有自己服药能力的协助工作:针对老人用药的不同特点,家属或子女应协助做好以下工作:

(1)要把各种药物的名称、药效、用量、服用时间向老人做详尽的讲解,并用老人能看清楚的大字做好标识。每次用药后,家人应检查药物是否确已服用。

(2)可使用闹钟或其他方法加强老人的时间观念,并将药物放在固定的、老人容易看到的地方,提醒其准时用药,以防止间歇性服用或漏服。

(3)服用药物以前,家人应检查药物是否过期、变质。服药过程中如需加服或减量都要经过医生许可,并且要注意配伍禁忌。如麻黄素不能与痢特灵合用,红霉素与阿司匹林不可同服,服用磺胺类药物时禁止服用维生素C等。

(4)若每次服用药物种类过多或者老人处理能力较低,家人可将药物从包装袋里取出,配好每次服用的药物量,放置在有明显颜色标识的药袋中:如有红色标识的药袋为早晨服用药物,有白色标识的为午间用药,晚间用药以绿色做标志等。

(5)对每次服用药物种类较多的老人要协助其分次吞服,防止发生误咽。服药后要多饮水。如果医生允许,片剂可研碎,胶囊剂可去除胶囊将粉状物溶于水后饮用,但需注意糖衣片不可碾碎服用。

(6)服用刺激性或异味较重的药品时,可根据药物性质将药物溶于水中,用吸水管饮服。服用后饮用果汁以减轻不适感。

(7)面部肌肉麻痹的老人口内可能会残留药物,服药后应让老人张口确认有无残留。患脑血管病的老人多有四肢瘫痪或手指颤抖及吞咽困难等症状，应由家人喂药，平时可协助老人做肢体的功能锻炼，练习自己从药袋中取药。

(8)若老人理解力尚好，家人应将服药后可能出现的作用或副作用，通俗易懂地讲述给老人听，同时在服药期间应关心老人，并经常与其沟通，了解老人是否有不适或异常感觉。如果家庭经济条件允许，应备有体温计、电子血压仪等物品，可以动态地监测老人的生命体征(脉搏、呼吸与血压)。

(9)服药期间，家人应根据老人所服药物的药性特点调节饮食。值得注意的是，牛奶忌加钙剂；患高血压、肾脏病、心脏病的老人忌食盐过多；骨折的老人忌食醋；服用雷米封抗结核病治疗期间，忌食含组氨酸较多的鱼类；而服用丹参片时，忌食用具有降低药效作用的黄豆、牛奶等食品。尤其重要的是，服药期间的老人必须忌烟及酒、浓茶等刺激性强的饮品。

(10)老年人的床头桌上不要放各种药瓶药盒。以防当老人睡意朦眬之际，吃错药或服药过量。服药时应开灯，不要凭借自信或手摸而服用，以免发生错误。

(11)老人都有储藏药的习惯，将各种各样的药堆积在药柜中，这样做有弊无益，应该只保留老人正在服用的药物，以及常用的药物，如抗组织胺药或阿司匹林，而将其他已部分用过的药全部弃之。如果药物过了储存期，其效力不仅减低，甚至对人体有害。

(12)老人服药期间，一旦出现异常症状应立即停止用药，保存好残药并及时到医院就诊。

怎样给老人使用吸入药?

老人如患支气管炎、支气管哮喘等，常常使用吸入药物。应根据老人的症状，按医嘱选择不同的吸入药物，并要严格执行规定的吸入次数，如果使用不当，就会发生危险。家人应向老人详细说明使用方法，在确认老人能够正确使用的情况下，方可交给老人使用，若老人不能独自使用，应由家属保管，协助老人使用。

使用吸入药物的老人，呼吸时要注意深吸缓呼，即吸气时胸部、腹部同时运动。呼气时，时间维持于吸气时间的2倍，以保证药物的有效吸收。

吸入药要避免长期反复地使用。如临床常用于治疗哮喘的异丙肾上腺素类吸入剂，如果使用间隔时间过短，而且是长期、反复地使用，可导致老人动脉血管张力下降，或出现心动过速，严重时可导致猝死。

老年人怎样使用外敷药?

使用前观察老人的皮肤情况，注意局部皮肤的清洁卫生。使用过程中若局部出现皮肤发红、肿胀等异常表现或全身发痒等不适感，应立即停止用药并轻柔地擦除皮肤表面的残余药物。必要时，到医院进一步处理。

皮肤状态尚佳的老人必须使用药贴时，可以在药贴表面放一块薄纱布，再用绷带固定，不宜使用胶布，以防皮肤过敏。

使用外敷药时，要注意贴用时间不可过长，防止皮肤通气不良、汗液排出受阻而导致感染。

怎样给老年人使用肛门栓剂？

经肛门给药的栓剂有缓泻剂、镇静药及解热剂等。具体操作方法如下：

先嘱咐老人排便或进行人工排便，以保证直肠内不残留粪便，并协助老人采取左侧卧位，双腿屈曲。操作者戴好橡胶手套或指套，用食用油润滑手指后轻柔地从肛门插入直肠，以确定药物的插入方向，然后将药物前端（钝圆状）经润滑后插入肛门。

由于老年人肛门括约肌松弛，插入后应按压肛门5分钟~10分钟以防药物脱出；如果老人有便意感或不适感，嘱咐老人做深呼吸，放松腹肌。

直肠给药一般15分钟~30分钟出现药物作用，用药后应及时观察全身状态。由于解热剂、镇静剂可使血压下降，严重时甚至引起休克。因此，用药后应平卧休息，监测生命体征（脉搏、呼吸和血压）及全身状态。

老年人服用止痛剂要注意哪些问题？

（1）老年人常主诉疼痛或不适。但是，不能只要疼痛就简单地采取对症性质地给予止痛剂，应该找出病因，消除引起疼痛的原因。例如，外界环境温度太低、不正确的体检、感染、便秘等，都能够引起疼痛。如果此时给予老人保暖、改变体位、治疗感染、促进排便等简易的护理方法，比单纯只给止痛剂效果要更好。

由于老人对痛觉定位不佳、感觉迟钝，需要家人细心倾听老人的描述，日常生活中密切观察老人有无异常疼痛的表现。当疼痛出现时，尽可能到医院就诊，使用止痛剂也必须得到医生的允许。特别是对突发性急性腹痛的老人，在送往医院就诊前，严禁使用一切止痛剂，避免误诊。

（2）服用止痛剂的种类、剂量应在明确诊断的条件下遵医嘱选择应用，不可妄图快速达到疗效而改变止痛剂的种类或增加服用剂量。麻醉性止痛剂若在家中服用时，原则上，60岁~69岁的老人服用药物剂量应是成人的一半，而70岁以上的高龄老人则禁用此类药物。

(3)要高度注意药物的副作用：这里强调的是阿司匹林具有的严重的刺激胃肠道黏膜的副作用，一般应为早餐后30分钟服用(每日1次)，最好选用带有糖衣的肠溶片。服药期间应观察老人有无便中带血、恶心呕吐等现象。长期服用阿司匹林可导致凝血时间延长与出血等现象，因此，应该随时观察老人有无贫血、血色素改变及出血等症状。阿司匹林还能改变尿糖值，所以老人在测尿糖时往往出现尿糖值不准确的情况。患糖尿病的老人联合服用阿司匹林和水杨酸时，会出现低血糖反应。阿司匹林可以增强口服抗凝剂、口服降糖药、强的松类药物及青霉素的药物作用。大量的维生素C可以增强阿司匹林的药效；而制酸剂、利血平等能够减低阿司匹林的药效。

(4)两种需特别注意的药物：①可待因：当使用可待因作为止痛剂时，要提醒老人不可单独外出或进行危险性较高的活动。因为可待因易降低中枢神经系统的兴奋性而导致嗜睡；此外，可待因还可导致便秘，因此服药期间必须极为谨慎。用药后病人可出现轻微的定向力障碍，肠蠕动减慢、呼吸缓慢、心跳减慢等现象，因此，老人应尽量减少或降低服用剂量，以减轻对生理功能的强烈抑制作用。②芬必得：芬必得是目前家庭常备的药物，其对牙痛、关节痛、腰腿痛有明显的疗效。但是患有肠胃病的老人应慎用。过量服用此药可能引起头痛、低血压等症状，老人在使用前必须经过医生允许并和家人一起详细阅读药物说明书。

为什么老年人要慎用安眠药、镇静药？

一般老年人常因失眠、焦虑等异常情况，不得不使用安眠药与镇静剂治剂。这类药品，因服用的剂量不同而起到镇静或安眠的作用。然而，镇静剂能够抑制老年人的神志活动，导致注意力不易集中。服用一段时间后，老年人反而出现不安、失眠等情况，其主要副作用是低血压、嗜睡、共济失调(站立时平衡失调)，因而易发生意外损伤。

老年人最好不要使用巴比妥类镇静剂，因此类药常贮存于脂肪组织中，而老年人的脂肪组织较多，药物易积聚而达到引起中毒的浓度；又由于巴比妥类药物在肝脏解毒，因此，肝功能低下的老年人应慎用或禁用，同时它还能抑制呼吸中枢，使呼吸变慢、变浅，故患呼吸系统疾病的老人也应禁用。

总之，老年人在打算应用镇静剂和安眠药时应注意以下几点：

(1)仔细观察老年人的睡眠问题，首先应该改善不良的环境，调节室温，消除噪音，促进良好的睡眠。要详细询问老年人的睡眠状态，如果通过改善环境等因素可以

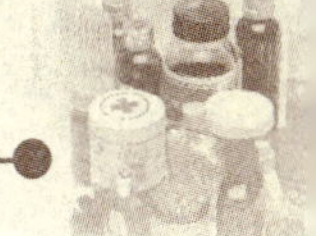

解决失眠问题，就不必用药。

(2)尽量用其他方法代替药物，如喝杯热牛奶、背部按摩、听音乐等以促进睡眠，还应鼓励白天多运动，以增进休息和营养。

(3)观察老年人的睡眠质量，如实在难以入睡，且已影响老人的健康时，可根据医嘱酌情给予镇静剂或安眠药，但不可养成依赖性。

为什么有的老年人持续补钙却仍缺钙？

生活中有些老年人连续几年服用补钙制剂。但在检查骨密度时，医生还说骨质疏松，这主要有以下几个原因：

补钙剂量小：目前，我国生产的钙制剂，大多数按照钙盐量标明剂量，而钙盐量与含钙量相差很大，如乳酸钙8g只含钙量1g，补钙的剂量必须按含钙量多少来补，一般每日应为600mg。

钙磷比例失调：在正常情况下，磷与钙在骨中的比例为1:0.6，钙磷比例不合适，就会影响钙的吸收和利用。老年人由于对鱼、肉、蛋、动物肝脏等含磷丰富的食物有恐惧心理，摄入不足，尽管补充了足够的钙，但由于没有足够的磷，钙沉积并无明显增加。鲜牛奶之所以对预防骨质疏松有效果，就是因为牛奶中钙磷比例适当，能达到钙、磷双补的作用。

激素缺乏：有许多激素可促进钙的吸收，最主要的是活性维生素D_3。老年人维生素D_3普遍缺乏，影响钙的吸收和利用，所以在补钙的同时，需补充维生素D_3。

食物成分不当：如果在补钙的同时，摄入过多含草酸、鞣酸的食物（如菠菜等）和含脂肪酸的食物（主要指猪油和肥肉），这些物质就会和钙结合，使身体对钙的吸收减少。

运动量少：在补钙的同时坚持运动才能增加钙的吸收和利用，并维持骨组织的稳定。老年人如果运动不足，就会加快骨的退行性病变。

老年人如何应用药物疗法预防脑血管疾病？

能预防脑血管疾病的药物主要有四类：抗聚集药物、抗高血压药物、抗氧化剂和抗凝剂。临床上常用的抗聚集药物有阿司匹林、潘生丁和噻氯吡啶。研究表明，小剂量阿司匹林对脑卒中的二级预防确实有效，合用潘生丁效果更好，对患过脑卒中者用噻氯吡啶治疗后脑卒中复发率比用阿司匹林要低；有效地控制血压水平能显著降低高血压病人发生脑卒中的危险，常用的降压药有利尿剂α和β-受体阻滞剂、钙拮抗剂和ACET;常用的抗氧化剂有维生素E、维生素C和β胡萝卜素。研究证明,ACET合用维生素E疗法能延缓动脉粥样硬化进程,对脑卒中有预防作用。心房颤动是脑卒中的重要危险因素之一,而抗凝剂华法林是预防心房颤动病人发生脑卒中的最好药物。研究证实,具有心房颤动联合其他脑卒中危险因素的病人使用华法林能明显降低脑卒中发病率。

为什么老年人勿"以药助性"?

随着年龄的增长,性功能会逐渐下降,尤其是进入老年期后,性功能下降更加明显,这是正常的生理现象。但有一些老年人认为这不是正常现象,一味追求"补肾壮阳"药,以求保持正常的性能力,使青春常驻,雄风长存。殊不知,这样只会适得其反。

大家知道,凡壮阳之品,大多系温性燥烈之物,若经辨证确实为肾阳虚弱或元阳不足者,在有经验的医师指导下服食,有可能使减退的性功能得到一定程度的恢复。若为阴虚火旺者服食,犹如火上浇油,使阴液越虚,阴精耗竭而阳痿越甚。此外,西药中的"伟哥"也有诸多副作用。它和硝酸甘油类药物(冠心病常用药)合用时,可能导致低血压,甚至休克。老年人常伴有多种疾病,如高血压、冠心病、糖尿病等,以"伟哥"助性,好似"火中取栗"。"伟哥"有可能成为"萎哥"或"危哥"。

由此可知,老年人以药助性只会耗精损寿,损伤阴液,所以老年人要善于养"性":一是不可强求,要因人而异,顺其自然;二是要蓄精养锐,注重性生活质量;三是不要故意中断,只要男性生殖器能勃起插入,就要"尽力而为";四是注意追求心理享受,可采用接吻、触摸、拥抱、相互倾诉等方式求得满足;五是注意食养,在日常膳食中增加能够强性的食物,既补充了营养又可增强性功能。

第六部分

饮食与药物

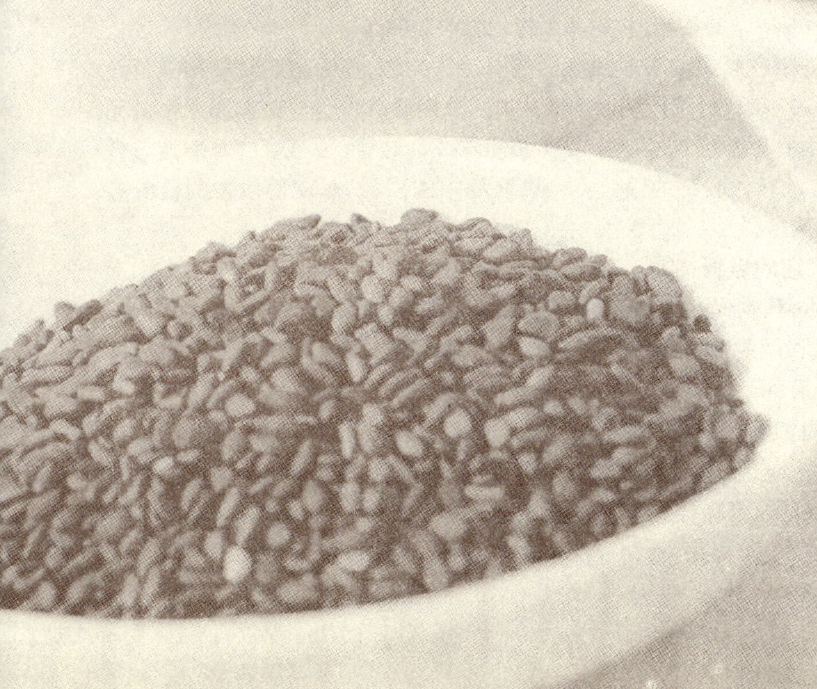

适宜的饮食是发挥药效的保证；不当的饮食不但会影响药效，还会危及健康。

饮食对药物的疗效有什么影响？

食物的成分复杂，除已知的营养素外，还有多种无机物、有机物和生物碱之类的物质，有些食物成分与药物作用，会减弱或增加药物的治疗效果。

1.饮食对药物吸收的影响：

药物宜在饭前服还是饭后服，决定于药物的性质和膳食成分，根据药物的性质、疗效和作用特点不同，可将药物分为饭前、饭中、饭后服。

饭前服（饭前10分钟~60分钟）：此时服药吸收完全，发挥作用迅速，所服药物对胃无刺激。健胃片、复方氢氧化铝（胃舒平）等饭前服可充分作用于胃壁；鞣酸蛋白饭前服可以较快进入小肠而起止泻作用；苦味健胃药如龙胆、大黄等饭前服可刺激胃液分泌而增加食欲。另外，巴比妥、青霉素、氨茶碱等在饭前服用吸收快、药效高。肠溶糖衣片和肠溶胶丸，为避免食物阻碍，以便较快进入肠内，也适合于饭前服。

饭中服：有些药物，为使其充分发挥作用，在饭中服为宜。助消化药稀盐酸、胃蛋白酶、淀粉酶在饭中服，可与食物充分混合，发挥其最大作用。

饭后服（饭后15分钟~30分钟）：绝大多数药物可在饭后服用，尤其是对胃肠有刺激性的药物，如红霉素、阿司匹林、吲哚美辛等。维生素A、维生素D、维生素E，因油性食物有助于它们的吸收，也宜饭后服；维生素B_1、维生素B_2因小肠对其有特殊的吸收功能，饭后服能提高吸收率；呋喃妥因、肼屈嗪则饭后吸收较完全。

膳食中的有些纤维在肠道中吸收膨胀形成网状结构物，能吸附矿物质和微量元素一类的药物，从而减少吸收，降低药效。膳食中的非常营养成分对矿物质或微量元素一类药物的吸收也有影响。如茶叶中的鞣酸能与铁剂结合，菠菜中的草酸能与钙质结合，形成沉淀物，妨碍铁、钙的吸收；牛乳、乳酪中的磷酸，麸皮面包中的植酸能与锌结合，影响锌的吸收。

2.饮食对药物代谢的影响：

药物进入人体后，药物代谢可在肝、肠、肾、肺等组织和血浆中进行。

影响药酶：肝脏和肠黏膜除含有营养素消化酶系统外，还含有与药物代谢有关的混合型微粒体酶，又称药酶。某些膳食成分有诱导或抑制药酶活性的作用，从而促进或减缓药物的代谢，起到减弱、稳定或增强药物治疗的效果。如高蛋白质、低糖类膳食能诱导肝脏药酶，使安替比林（解热镇痛药）和氨茶碱在血浆中半衰期缩短35%~40%，而低蛋白质、高糖类膳食则可延长氨茶碱对哮喘病人平息哮喘的药效。球茎甘蓝、卷心菜、萝卜、花椰菜、苜蓿等蔬菜中含有肝、肠药酶的诱导物质。

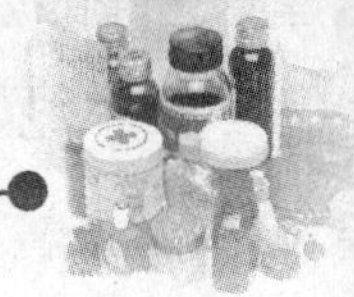

影响合成:某些蔬菜,如洋白菜、大豆、芥菜叶等,可抑制甲状腺素合成,减弱甲状腺药物的作用。

影响水盐代谢:过多摄入味精,即谷氨酸钠,易使服用利尿剂患者产生暂时性血钠增高,严重者会出现头痛、胸痛、四肢烧灼感等临床症状。

代谢拮抗和协同作用:维生素K与抗凝剂相互拮抗;茶叶中的咖啡因和茶碱与中枢神经抑制药,如巴比妥、安定等作用相拮抗;茶叶中的咖啡因与腺苷拮抗,并减弱潘生丁的治疗作用。高蛋白食物可增强苯丙酸诺龙粗蛋白合成的作用,酒可促进药物的吸收。

影响排泄:饮食影响尿液的酸碱度,也能影响某些药物的排泄速率。当尿液酸碱度为酸性时,酸性药物排泄延缓;当尿液酸碱度为碱性时,碱性药物排泄延缓,如苯丙胺、奎尼丁等。服用奎尼丁时,如吃橘子、喝葡萄汁,同时服抗酸药,则尿液碱化,抑制奎尼丁排泄而致中毒。长期素食者也会引起碱性尿。

服用各种药物对饮食有什么要求?

药物对进食种类要求

药物	有益食物	限食或禁食
苯乙肼、异唑肼、苯环丙胺等		干酪、酸牛奶、酒类、蚕豆等
红霉素、碘胺类		酸性水果、醋、肉、禽蛋及白糖
抗贫血铁剂	酸性含维生素C的水果、蔬菜	花生、葵花籽、核桃、茶叶、豆制品
抗高血压(排钾)药	香蕉、橘子、葡萄、杏、西瓜、冬瓜、土豆	咸菜、腌制品
糖皮质激素类药物(可的松、地塞米松等)	奶酪、脱脂奶粉、黄豆及豆制品、花生、葵花子、牛肉、鸡肉、蛋、鱼、虾	淀粉、脂肪、盐
维生素A、D、E、K	脂肪类、牛奶及奶制品	
四环素、土霉素、维生素C		牛奶、咸鱼、豆腐、猪肝、黄瓜、胡萝卜、南瓜、甲壳类
维生素K		黑木耳
硫酸亚铁		肝脏、海带、芝麻酱
健胃散、碳酸氢钠		糖类
钙剂		菠菜

服药期间怎样进行合理配餐?

药物疗效与服药期间的饮食有很大的关系,配合得当,可促进药物的吸收,增强药效;否则,会降低药效,甚至产生毒副作用。因此服药时应合理配餐。

(1)服用排钾利尿药物如呋塞米(速尿)、氢氯噻嗪(双氢克尿噻)时,要多食些含钾的食物。如西瓜、香蕉、杏脯、橘子、葡萄、冬瓜、土豆等,以补充体内丢失的钾盐。

(2)服用铁剂(如硫酸亚铁、富血铁等)时,应食富含维生素C的蔬菜、水果,如茄子、芹菜、大枣等,以增加铁盐的溶解度,有利于铁盐的吸收。

(3)服用驱虫药物后,应食含纤维素多的蔬菜。如萝卜、胡萝卜、地瓜、土豆、黄瓜、番茄、青椒、莴苣、豆芽类、叶菜类、海菜类等,以增强肠蠕动,促使虫体排出。

(4)服用维生素D或甲状腺素时,应多食含有钙质的食物。如牛奶、乳制品、蛋黄、黄豆、海带、黑木耳、芹菜、田螺等。还应多食含磷较多的食物,如花生米、葵花子、核桃仁、水产品等,以增强疗效。

(5)服用脂溶性药物(如维生素A、D、E等)期间,应进食脂肪类食物,如肉、鱼等,以促进药物的吸收,增强药物的疗效。

(6)服用避孕药物期间,应多食些新鲜蔬菜、动物内脏和水果,特别是含叶酸和维生素B_6的食物。

(7)服用胃泌素时,应多食酸性食物,如富含维生素C的水果、酸性果汁、酸性饮料、食醋等。

(8)服用苯巴比妥(鲁米那)和苯妥英钠(大仑丁)期间,应多食含维生素D的食物,如牛奶、鸡蛋、动物肝等。同时,还应适当多吃些钙质丰富的食物。

(9)服用呋喃妥因、乌洛托品、四环素类药物治疗泌尿道感染时,应多食偏酸性的食物,如肉、鱼、鸡、扁豆、玉米、咸肉、面包等,以提高尿液内药物浓度,增强药物效果。

(10)服用皮质激素期间,应食低盐或无盐的饮食,这样可减轻皮质激素所致的水肿和血压升高。

服西药需要忌口吗?

服药期间不合理的饮食会降低药效,严重的还可能危及生命。所以,不是只有中药才讲究饮食禁忌,西药也一样。常见的降低药效的食物如下:

(1)使用抗抑郁药、呋喃唑酮、抗结核药、抗肿瘤药时,忌吃奶酪、香蕉、油梨、豆浆、啤酒等含酪胺较多的食物。抗抑郁药的作用机理是抑制体内的单氨氧化酶——

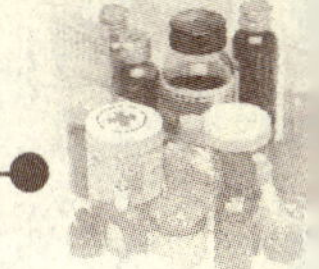

MAO。但这种MAO抑制剂容易与酪胺发生反应，产生去甲肾上腺素。去甲肾上腺素聚集过多将使血压异常升高，表现出恶心、呕吐、腹痛、腹泻、呼吸困难、头晕、头痛等不良症状，而且抗抑郁的目的也无法完成。

(2)服用四环素类药物、红霉素、甲硝唑、西咪替丁时应忌食牛奶、乳制品、豆制品、黄花菜、黑木耳、海带、紫菜等。因为这些食物中的钙离子可以与以上药物发生反应，生成难以溶解的化合物而使药物效果降低。

(3)服用小檗碱、四环素类、红霉素、复合维生素B、铁剂、利福平、双嘧达莫、胰酶、淀粉酶、胃蛋白酶、乳酶生等药物时应忌饮茶，因为茶中的鞣酸会与上述药物起反应而降低药物效果。

(4)服用激素类及抗凝血药物期间应忌食动物肝脏，否则会使激素失效。

(5)服有氨基比林及索密痛片、优散痛片、散利痛等含氨基比林成分的药物时应忌食腌肉，以防药物中的氨基比林与腌肉中的亚硝酸钠生成有致癌作用的亚硝胺。

(6)服用帕吉林等药物时，不宜同时吃动物肝脏、鱼、奶酪、巧克力、香蕉、腌鱼、豆腐、扁豆、牛肉、香肠或饮葡萄酒等。因为帕吉林等药物能抑制单胺氧化酶，倘若同时吃以上食物可引起血压升高，甚至可以发生高血压危象和脑出血。

(7)服用磺胺类和碳酸氢钠时，不宜吃酸性水果、醋、肉类、禽蛋类及饮茶等，否则容易因磺胺类药物在泌尿系统形成结晶而损害肾脏，或降低碳酸氢钠的药效。

(8)服用异烟肼时不宜同时吃鱼类，因为鱼类含有大量组氨酸。但组氨酸在肝脏里能变成组胺。而异烟肼能抑制组胺的分解，使其在体内聚积而发生中毒，出现头痛、头晕、结膜出血、皮肤潮红、心悸、面部麻胀等症状。

(9)服用螺内酯、氨苯喋啶和补钾时，不宜同时吃香蕉、香椿芽、红糖、菠菜、紫菜、海带、土豆、葡萄干、橘子等。因为这类食物含钾量很高，容易引起高钾血症，出现腹胀、腹泻及心律失常等。

(10)服用氨茶碱、茶碱等药物时，不宜同时吃牛肉、鸡蛋、奶制品等高蛋白质食物，否则会降低药物的治疗效果。

(11)服用维生素K时不宜同时食用富含维生素C的山楂、辣椒、鲜枣、茄子、芹菜、西红柿、苹果等，因为维生素C可分解、破坏维生素K，从而减弱其药效。

(12)服用维生素C时不宜吃猪肝，因为猪肝中含有丰富的铜，而铜的存在会使维生素C氧化为去氢抗坏血酸，使维生素C失效。

(13)服用保泰松时忌食高盐类食物。因为保泰松能抑制钠离子和氯离子从肾脏排出，因此高盐饮食易导致血钠升高而引起浮肿和血压升高。

(14)服用甲状腺素时宜少吃或不吃黄豆、豆油、萝卜、白菜等，因为这些食物能抑制甲状腺素的产生。

服药时为什么要多喝些水?

固体药物一般难以直接吞咽,常常需要用水将药物送入胃中,但有些人一口水把药送下,多一口都不喝;还有个别病人干脆用唾液把药送下,连一口水都不喝,其不知这样也能造成危害。据临床医学观察发现,食管炎多因服药后只饮少量水或不饮水所造成的,尤其是卧床者居多。服刺激性的药物干吞药片后,胃中没有足够的水分稀释,局部浓度太高会刺激胃部,致胃部溃疡;服磺胺类药物少喝了水,致其在尿道析出结晶;发烧时服用APC、阿司匹林,少喝水既不利于发汗降温,还会因为汗过多而引起虚脱。

服药时增加饮水量,不仅加速毒素的排除,降低由高热引起的体温升高,有利于疾病康复,而且还可加速药物通过咽部、食管而进入胃,增加胃的排空度,使药更快到达小肠而吸收,这样有利于提高药物的吸收速度。另外,增加饮水量还可对溶解度小而剂量大的药物增加溶出量,提高血液中的药物浓度,增加药效。因此,建议服药时不仅要多饮水,还应采取站立体位1分钟~2分钟,切忌干吞药片,以免药物附于食管壁,造成对黏膜的损伤,甚至引起溃疡出血。

口服药品一定要多喝水。

哪些药不宜用热开水送服?

一般人服药时,都是先把药含在嘴里然后用热水送服。但是有些药,遇到热水后能够发生化学变化,因此不可用热水送服。概括起来,不能用热水送服的药有以下几种:

止咳糖浆类药:这类药一般是将止咳药溶解于糖浆内制成。糖浆可以覆盖在发炎咽部黏膜表面,形成一层保护薄膜,阻止其他刺激接触发炎部位,从而达到止咳目的。倘若使用热水服用糖浆,会溶解部分药物并使糖浆稀释,降低糖浆黏度,使其在咽部发炎处形不成薄膜保护层,因而也就达不到止咳的效果了。

助消化类药物:如胃蛋白酶合剂、胰蛋白酶。它们所含的酶是一种活性蛋白质,其“脾气”非常娇嫩,遇热吞即会变性,完全失去催化活性,起不到助消化作用,所以不能用热水送服。

金银花露:此药有一定的挥发性,倘若用热水送服,可使其有效成分挥发,大大降低药效。

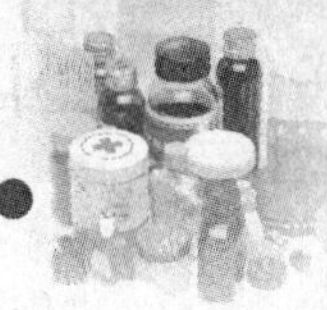

维生素C类：维生素C类是水溶性制剂，不稳定，遇热后易还原而失去药效。

总之，吃药前要仔细阅读服药说明，切不可自作主张，以免造成不良后果。

饮料对药物疗效会有什么影响?

一些常见饮料对某些药物的效果会产生影响，有时甚至导致较为严重的不良反应。究其原因，亦很简单，因为饮料不是单纯的水，往往含有可能会与药物发生相互作用的多种组分。

饮料大多具有一定的酸碱性。如橘汁、健力宝、雪碧均表现明显的酸性，汽水(含碳酸氢钠)表现为碱性。

饮料所含组分多样，某些可能与药物发生相互作用。

(1)大多数饮料中都含有较高浓度的糖，可掩盖健胃散、碳酸氢钠等苦味健胃药的苦味，减弱治疗效果。

(2)某些饮料含特有成分。如我国人民最常饮用的茶，它含鞣质10%左右，鞣质可进一步分解为有机弱鞣酸，后者可与某些药物产生相互作用。

(3)不少饮料含药理作用成分，除了名目繁多的保健性饮料中含有药理作用成分外，一般的常见饮料中，也含有少量药理作用成分。

常见饮料中含有的药理作用的成分

饮料	具药理作用成分
茶	茶碱
绿茶	维生素K
咖啡	咖啡因、维生素K
可乐	咖啡因
汽水	碳酸氢钠
果汁	维生素C
酸牛奶	酪胺
酒类	乙醇
红葡萄酒	酪胺
啤酒	酪胺

可见，饮料中组分的确不少，所以不难理解饮料也有可能与某些药物产生相互作用。

虽然饮料与药物可能产生相互作用,但并非服药期间,就必须禁止饮用饮料。

某种药物往往是与某些特定的饮料可能发生相互作用,所以我们需要了解哪些饮料会对相应的药物产生影响。

饮料与药物的相互作用

饮料	药物	饮料与药物相互作用
茶	硫酸亚铁、枸橼酸铁、葡萄糖酸亚铁	鞣酸与铁生成鞣酸铁沉淀,导致腹痛、腹泻等胃肠道副作用,并妨碍铁剂吸收
酸性饮料橘汁、健力宝、雪碧	磺胺类药物	磺胺在肾、膀胱、尿路析出结晶,引起结晶尿、血尿、管形尿或尿痛、尿少症状
	阿司匹林类	加重药物对胃黏膜刺激
	碱性药物(红霉素、氨茶碱、胃舒平、氢氧化铝、碳酸氢钠等)	酸碱中和,药效减弱
酸牛奶	苯乙肼、异唑肼、苯环丙胺等(单胺氧化酶抑制剂)	引发高血压
碱性饮料(如汽水)	胃蛋白酸、多酶片、酵母片、呋喃妥因	药物活性低
	巴比妥类药物	药物排泄加快,疗效降低
	阿司匹林、四环素类、铁剂	药物降解或结合,吸收减少
高糖饮料(如果汁等)	碳酸氢钠、健胃散等	药物疗效减弱

经有关专家研究表明,用牛奶送服药会影响某些药物的治疗效果,在服用以下药物时应注意不能用牛奶送服。

(1)服用四环素类药,如四环素、土霉素、金霉素、强力霉素、二甲胺四环素等,如用牛奶送服就可使这些药物疗效降低,甚至失去疗效。

(2)心脏病人服用的洋地黄、地高辛或强心灵等,如用牛奶送服易产生蓄积中毒反应,有时还会发生意外。

(3)高血压病人服用优降宁时,如用牛奶送服,轻者可使优降宁降压效果下降,对严重的高血压会造成血压升高,而发生高血压危象。另外,在服用精神病治疗药物

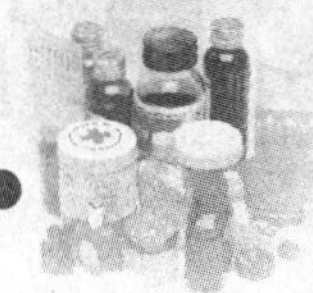

和降糖药时，同服牛奶或食用奶制品，可使药效降低或毒性增加。佝偻病儿在服用钙片时，如用牛奶送服或吃母乳、酸奶，都会使钙片的疗效和奶类的营养价值同时降低。所以服药时应相隔1小时后再服牛奶或哺乳，就可避免以上现象。

专家建议：

降压、利尿的西药和用于治疗头昏、脾胃以及心血管病的中成药，用绿茶水送服可增强疗效。

治疗气血虚弱、虚寒症、气滞血淤、风湿痹症、中风手足不遂、步履艰难等疾病的中药丸剂，以温黄酒送服为佳。

补肾及治疗下焦疾病(下腹部的疾病)的中成药，选用淡盐开水送服可提高疗效。

补气、养胃的中成药可用稀粥饮下，补气、健脾、利膈、止渴、利尿的中成药可用米汤送下，需口服的中药散剂或粉末用粥饮服可减少药物对胃肠的刺激。

治疗气血郁结、腹胀积聚等病症的中药丸剂，可在开水中加少许食醋送服，以增强效果。

为什么不能用茶水送服药?

茶叶中的鞣酸能和许多药物产生化学变化并生成难以被人体吸收利用的沉淀物质。一旦发生这种肉眼看不到的变化，轻者会使药效大大地降低或完全消失，重者可使人体产生严重的不良反应，如心脏病人服用的洋地黄片，用茶水服用时，有时表现为用药无效，而又可出现毒性反应。治疗贫血病的药物硫酸亚铁能与茶水反应形成几乎不被人体吸收的物质，其结果必定会影响这类药物的疗效。因此，医生们多提醒人们，不宜用茶水送服药物，有的强调服药期间不宜饮茶水。具体药物分述如下:

阿司匹林:阿司匹林作为最常用的解热镇痛药，由于遇到茶中鞣酸可发生沉淀，因而使解热镇痛作用大为降低。

硫酸亚铁等铁制剂:贫血病人服用硫酸亚铁、枸橼酸铁胺等抗贫血药期间，如饮茶或用茶水送服硫酸亚铁药片，那么茶叶中的鞣酸遇铁则生成鞣酸铁，不仅使铁剂失效(达不到补铁、抗贫血作用)，还刺激胃肠黏膜，引起腹泻与腹痛。

助消化药:胃蛋白酶、淀粉酶、胰酶、酵母片、乳酶生、多酶片等消化酶属于蛋白质，茶中鞣酸可与蛋白质结合形成沉淀，这样就使消化酶的作用大为减弱，不仅达不到助消化作用，还浪费了药物。

痢特灵：常用于治疗肠炎、菌痢的痢特灵属于单胺氧化酶抑制剂，可使脑细胞功能活跃，而茶中的咖啡因和茶碱也能使人兴奋，两者相加，使人兴奋、失眠，甚至引起血压上升。

催眠药：如安定、利眠宁、鲁米那等，用此药意在镇静、催眠，然而如上所述，茶中咖啡因和茶碱可使人兴奋，两者相抵消，则减低了催眠作用。

含生物碱的中药：如党参、黄连这些含生物碱的中药，遇茶水发生沉淀而影响中药的吸收，进而影响疗效的发挥。人参或含人参的中成药，包括人参汤、人参养荣丸、人参归脾丸、人参健脾丸和人参精等，也不应在服药期间饮茶水，以免降低药效。中草药中的枣仁、知母、朱砂、柏子仁、磁石、琥珀、远志、茯苓、珍珠母、夜交藤、合欢皮、五味子、龙骨、蒲黄与灵芝，以及含有这些成分的中成药，如朱砂安神丸、柏子养心丸、磁珠丸、补心丹、宁心片、养血安神丸、枕中丹、灵芝片与脑立清，由于茶水与这些药物作用相反，所以不能用茶水送服。

饮酒会对哪些药物产生影响？

患病服药时过量饮酒危害很大（当然，传统医学中，利用适量白酒或黄酒作为药引、催发药性等情况除外）。事实上，服药期间饮酒，酒中所含的乙醇以及其他多种物质（如酪胺等）可能在体内与多种药物发生相互作用，不仅会影响某些药物的疗效，而且可能加重药物副作用或乙醇对机体的损害。故服药前后不应当饮酒，更不应过量饮酒，就是含乙醇度数低的啤酒、果料酒和滋补酒，在服药时也不宜饮用。

（1）酒对交感神经和血管运动中枢有抑制作用，使心肌收缩力减弱，血管扩张，因此，与硝酸甘油、消心痛等抗心绞痛药同用时可使血压显著下降。

（2）服用苯乙肼、异卡波肼、反苯环丙胺等抗抑郁药（单胺氧化酶抑制剂）时，如同时饮酒（红葡萄酒、啤酒等），酒中酪胺无法代谢，会引起头痛、血压急升、心跳加快等严重症状。

（3）严重失眠病人在服用治疗失眠药物水合氯醛后，如果大量饮酒，由于两者之间可产生强烈的神经抑制作用，病人因此容易昏睡不醒或者中毒死亡。癫痫病人服用苯妥英钠、三甲双酮和扑痫酮等治疗药物，如同时喝酒，会使其抗癫痫功效骤减或完全失效。

（4）服用氯丙嗪、奋乃静或氟奋乃静等药物而又同时喝酒，可急剧加重原有病情或产生脑部严重缺血，也可能会突然死亡。

（5）服用胰岛素等降糖药时，病人如同时喝酒，会产生严重低血糖症和突然晕

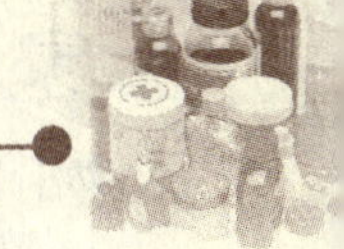

倒，有时还可使病人产生难以治疗的终身性神经系统病变或残疾。

(6)阿司匹林、吲哚美辛(消炎痛)等解热止痛药物：服用此类对胃肠道刺激性较大的药物时，如果同时喝酒会加速破坏胃黏膜，阻挡胃黏膜对酸的屏障作用，使胃病加重或引发胃出血。患有胃和十二指肠溃疡病人，以及有凝血功能障碍的人，尤其容易发生这种并发症。

(7)利尿药及降压药：服用这两种药的病人如果同时喝酒，可使机体水分排泄过多，致严重低血压或造成猝死。肾炎、严重高血压、冠心病或心肌梗死病人尤其容易产生这样的危象或意外。

(8)抗癌药：服用抗癌药的癌症病人同时喝酒，有时甚至是少量喝酒，不但可以完全抵消药物杀灭癌细胞的功效，而且还容易促使癌细胞发生转移和扩散

(9)安眠药、镇静剂及抗过敏药物：如地西泮(安定)、氯丙嗪、氯苯那敏(扑尔敏)等如果与乙醇同服，药性便会增强，协同对呼吸中枢神经产生抑制作用，重者可使人血压降低、昏迷，甚至出现呼吸抑制而死亡。

(10)服用磺胺类药物或地高辛、洋地黄或利福平、灰黄霉素、呋喃唑酮(痢特灵)等药物时，如果饮酒会产生副作用，增加毒性，影响疗效，甚至危及生命。

(11)服用西咪替丁(甲氰咪胍)等药物后，饮用少量酒即可能引起急性或慢性酒精中毒。因为此类药物可抑制胃内乙醇脱氢酶的作用，影响乙醇代谢，从而使血液中乙醇浓度持续保持在高水平。即使饮少量酒也可使血中乙醇浓度达到醉酒的程度。

吸烟对药物疗效有哪些影响?

吸烟可加速药物的代谢和排泄：

镇静催眠药：如利眠宁、安定等，吸烟者服后其血药浓度和疗效均降低。

解热镇痛药：服用去痛片的吸烟者疗效仅为不吸烟者的10%。

平喘药：如茶碱、氨茶碱等，吸烟者的清除速度比不吸烟者快3倍，作用减弱。

抗心绞痛药：如心痛定、阿替洛尔等，吸烟者服用后血药浓度较低，且排泄量增加，以致加剧病情。

降血糖药：吸烟可减少胰岛素的吸收约30%，通常这类病人使用胰岛素需相应增加剂量约15%~30%，方可达到疗效。此外，吸烟者还可使口服降血糖药甲苯磺丁脲、苯乙双胍的疗效降低。

吸烟对药物吸收的影响：

H_2-**受体阻断药**：如雷尼替丁、法莫替丁等用于治疗胃、十二指肠球部溃疡及上消化道出血时，常因吸烟使血管收缩，加之延迟胃部的排空时间，减慢药物在小肠内

的吸收速度，而延迟溃疡愈合。

维生素C：吸烟影响其吸收，血药浓度较不吸烟者下降约30%。

此外，吸烟增加雌激素类避孕药的不良反应发生率。女性吸烟者同时用雌激素类避孕药时易患心脏病，因为这类药物本身有引起血栓性疾病的可能，加之吸烟使体内儿茶酚胺释放增多，增加血小板的黏附性。据报道：这类妇女心肌梗死的发生率和死亡率比同年龄不吸烟者高10倍，35岁以内的年轻人危险性更大。

油、盐、酱、醋、糖对药效有什么影响？

食用油：植物类食用油，如花生油、豆油、芝麻油等，为不饱和脂肪酸，可增强降脂药物的效果。动物油，主要是猪油、羊油、鸡油等，为饱和脂肪酸，能增加体内脂肪存贮，而降低了降脂药物的功效。所以在服降脂类药物时，不宜吃动物油，应吃植物油，以利增强降脂药物的功效。

食用盐：主要成分是氯化钠，主要起着调整体液和细胞液之间酸碱平衡的作用，摄入盐过多可导致高血压。限制和减少食盐摄入可起到降压作用，尤其是对盐过敏体质的人更是如此。现代技术已可检测出对盐过敏的基因，只是费用昂贵。因此限制食盐的摄入可增加降压药、利尿药、肾上腺皮质激素等药物的疗效。所以在服用降压药、利尿药、肾上腺皮质激素等药物时，患者应尽量少吃盐，以利药效的发挥，否则会加重病情。

酱油：是烹炒菜肴必不可少的佐料，但有的患者在服用利血平（优降宁）等治疗心血管疾病及胃肠道疾病时，不可吃酱油，不然会引起恶心、呕吐等不良反应，不仅降低药物效果，还会增加不必要的痛苦。

食醋：由于食醋为酸性食物，在服用碳酸氢钠、碳酸钙、氢氧化铝、胰酶素、红霉素、磺胺类药物等碱性药物时，食醋会使药物中和而失去药效。所以服用上述药物时必须忌食醋。

食用糖：有些人吃中药汤剂怕苦，常加糖调味。其实，吃中药不能滥加糖，这是由于糖会抑制某些退热药物的药效，干扰矿物元素和维生素在人体内的吸收。某些健胃药就是靠其苦味刺激消化腺，促进消化液的分泌而达到治病目的，这就是“良药苦口利于病”的道理。又因中药的化学成分很复杂，其中的蛋白质、鞣质等成分能与糖，特别是含铁、钙等元素和含杂质较多的红糖起化学反应，使药剂中的某些有效成分凝固、变性、混浊、沉淀，这样不但会影响药效，而且还可能危害健康。另外糖还可以分解某些药物的有效成分，失去药物的治疗效果。服用西药，也同样如此，不能因其味苦而随意加糖。

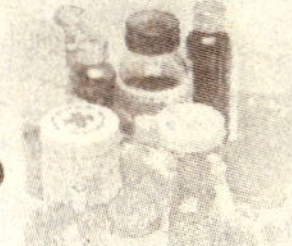

为什么维生素不宜饭前服用?

为了使人体组织能够更充分地吸收各种维生素，维生素类药一般应在饭后服，而不宜在饭前服。其原因如下：

维生素B_1、B_2、C等口服后主要经小肠吸收。若饭前空腹服，维生素较快通过胃肠，很可能在人体组织未充分吸收利用之前，即从尿中排出。而饭后服，因肠道有食物，可使维生素缓缓通过肠道，并被完全吸收，从而起到理想的治疗效果。食用油类食物有助于吸收维生素A、D、E等。

此外，有些矿物质利于维生素的吸收；相反，有的维生素也能促进一些矿物质的吸收，人们的饭食中含有许多矿物质，因此需要补充维生素时最好在饭后服用，或配合吃一些含矿物质更丰富的食物，这样效果会更好。

服用维生素为什么也要忌口?

维生素C：维生素C易氧化，如果遇到铜离子，氧化速度可比平常增加1000倍以上。动物肝脏含有丰富的铜元素。若在服用维生素C期间，再吃动物肝类食物，维生素C与动物肝内的铜相遇，便会迅速氧化而失去生物功能。因而，在服用维生素C期间应少吃动物肝脏。实际上，除了服用维生素C需要忌口外，服用其他的维生素时也需忌口。

维生素A：服用维生素A时需忌酒。维生素A的主要功能是转化为视黄醛。而乙醇在代谢过程中会抑制视黄醛的生成，严重影响视循环和男性精子的生成功能。

维生素AD：服用维生素AD时需忌粥汤。粥汤又称米汤，含脂肪氧化酶，能溶解和破坏脂溶性维生素，使维生素A和维生素D流失。

维生素B_1：蛤蜊和鱼类中含有一种能破坏维生素B_1的硫胺类物质，因此服用维生素B_1时应忌食鱼类和蛤蜊。

维生素B_2：高纤维类食物可增加肠蠕动，并加快肠内容物通过的速度，从而降低维生素B_2的吸收率；高脂肪膳食会提高维生素B_2的需要量，从而加重维生素B_2的缺乏。所以，服用维生素B_2时应忌食高脂肪食物和高纤维食物。

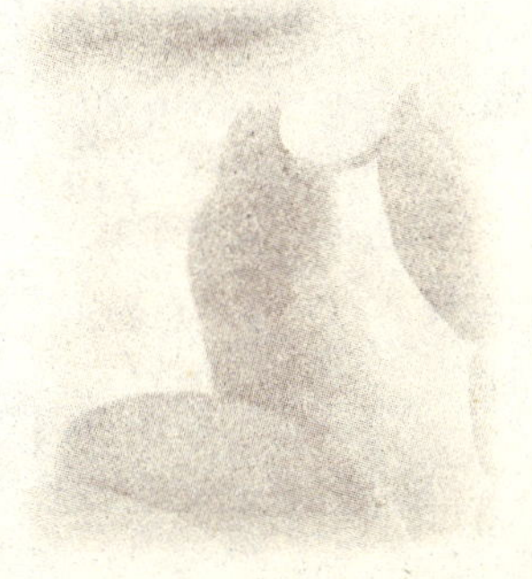

维生素B_6：食物中的硼元素与人体内的消化液相遇后，若再与维生素B_6结合，就会形成络合物，从而影响维生素B_6的吸收和利用，因此服用维生素B_6时应忌食含硼食物。含硼丰富的食物有南瓜、胡萝卜、茄子等。

中药"忌口"是怎么回事?

中医治病讲"忌口",所谓忌口有两个意义:一是所吃食物与中药性味相矛盾;二是所吃食物对疾病有不良反应。

感冒初期,正在服用解表散寒的中药,应当禁食生冷及油腻食物。肠炎腹泻,也要忌食生冷及油腻,饮食应清淡。此外,还有一种忌口,叫忌"发物",即能引起疮毒、风疹、咳嗽、哮喘等病症发作或加重的食物,多为水产品,如带鱼、黄鱼、鲤鱼、鲫鱼、螃蟹、虾等;肉类中的牛、羊肉、狗肉、鸡肉、驴肉、马肉等;蔬菜中的韭菜、香菇、香菜等。这些食物多属甘温性质,具有香燥的性味,吃后容易上火。

还有一种忌口是食物与药物、食物与食物之间的禁忌,如鳖甲忌苋菜;荆芥忌鱼蟹;天冬忌鲤鱼;白术忌桃、李子、大蒜,土茯苓、威灵仙忌蜂蜜;服滋补剂后禁服莱服子及大寒大凉食物;鳝鱼忌狗肉;鲫鱼忌鹿肉;芥菜、鲤鱼忌猪肝等。

最后一种忌口是根据每个人的体质而定的,如平素脾肾虚的应忌食生冷黏滑性的食物;脾胃虚的忌辛辣香燥食物,有热症的忌油煎、炒煨食物;肺病忌食辛辣;水肿忌吃咸食;黄疸忌食油腻等。

药食兼用的中药有哪些?

中医医学主张医食同源、药食同用,利用食物与药物来滋养身体,防治疾病,达到延年益寿的目的。《神农本草经》将药分上、中、下三品。上品养生,可以经常摄食,甚至每天服用。现代医药学研究也证实某些药物除含有丰富的已命名的营养素外,还含有对人体有益的多种有机化合物。

1987年以来中国卫生部颁发了几批药食兼用的中药,其名称为丁香、八角茴香、刀豆、小茴香、小蓟、山药、山楂、马齿苋、乌梢蛇、乌梅、木瓜、大麻仁、代代花、玉竹、甘草、白芷、白果、白扁豆、白扁豆花、龙眼肉(桂圆)、决明子、天百合、肉豆蔻、肉桂、余甘子、佛手、杏仁(甜、苦)、沙棘、牡蛎、芡实、花椒、赤小豆、阿胶、鸡内金、麦芽、昆布、枣(大枣、酸枣、黑枣)、罗汉果、郁李仁、金银花、青果、鱼腥草、姜(生姜、干姜)、枳椇子、枸杞子、栀子、砂仁、胖大海、茯苓、香橼、香薷、桃仁、桑叶、桑椹、橘红、桔梗、益智仁、荷叶、莱菔子、莲子、高良姜、淡竹叶、淡豆豉、菊花、菊苣、黄芥子、黄精、紫苏、紫苏籽、葛根、黑芝麻、黑胡椒、槐米、槐花、蒲公英、蜂蜜、榧子、酸枣仁、鲜白茅根、鲜芦根、蝮蛇、橘皮、薄荷、薏苡仁、薤白、覆盆子、藿香。

药膳是怎么回事?

在中医辨证配膳理论指导下,由药物、食物和调料合理组成。药助食威、食借药

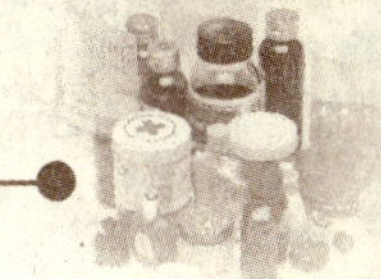

力，是用以防病治病、强身益寿的特殊食品。按疗效可分为保健药膳（滋补与延年益寿药膳）和治病药膳两大类。

1.保健药膳可长期服用，无副作用

保健药膳有维护健康、延迟衰老、预防疾病的效果。对体质虚弱者可增强体质，提高免疫力，尤其适合老年人。药膳有补气药膳、养血药膳、滋阴药膳、助阳药膳、兼补气血阴阳药膳、健脾药膳、补肺药膳、养心药膳、补肾药膳、益肝药膳、兼补诸脏药膳、延年益寿药膳、健美药膳等种类。现简单介绍三种：

滋补养生药膳：所选食物具有滋阴补阳、益五脏六腑、强筋壮骨、益元扶正、增强体质、防御疾病、宽畅身心等功效。如鸡丝中加麦冬，可益气养阴；雏鸡中加黄精，可养胃；莲子汤中加西洋参，可养心安神；海参中加适量人参，有气血双补的作用。

延年益寿药膳：多选用具有抗衰防老、健脾和胃、益精补肾、提高机体免疫功能以及健身壮骨作用的中药综合配制而成。如鱼中加山楂，可降脂通脉；核桃浸在熟地、杜仲、肉苁蓉制成的药露中，然后烹制，有益脑补肾的功效；素烩中加决明子、山楂等提取液，可疏脉通络等。

健美药膳：根据中国古代药膳秘方和食谱精选配制而成的平衡膳食，有助于人体阴阳平衡，脏腑和谐、肌肤润泽、容颜焕发、体态健美。如拼盘中加枸杞子、人参等，有葆春驻颜的作用；鱼中加玉竹，有清热养阴的作用；鲜贝中加薏米，有除斑艳容的作用，布丁中加珍珠粉、菊花汁，有降脂美容的作用等。

2.治病（专病）药膳

高血压病：可用山楂决明汤（山楂、决明子各15克～30克，加水适量煎汤服或代茶饮），地冬水鱼（熟地10克、天门冬10克清蒸甲鱼），天麻鱼头（天麻6克，青鱼块200克烩煮）。

冠心病：可用归芪蒸鸭（当归6克、黄芪16克、鸭块250克同蒸），生脉嫩鸡（太子参15克、麦冬6克蒸童子鸡），首乌百合粥（何首乌15克～30克，用沙锅煎煮，去渣取汁，与洗净的百合30克、枸杞子9克、大枣6枚、粳米100克、白糖适量共煮成粥），早晚服食，冠心病偏阴虚者宜食。

胃脘痛：可用行气健胃粥（砂仁3克，橘皮、枳壳、佛手各6克，水煎去渣，加粳米100克煮粥），1日分2次服，适用于气滞型胃痛；加味三仙粥（神曲、山楂、炒麦芽、炒谷芽各12克，橘皮6克，水煎去渣，加粳米100克煮粥），1日分2次服用，适用于食滞型胃痛；温中健脾饼（山药、白术、茯苓各60克，干姜30克，陈皮15克共研为细末，加胡椒粉3克混匀，加1000克面粉和面，制成饼干），适用于虚寒型胃痛。

肝硬化：可用行气健胃粥，适用于早期肝硬化气滞者；复方参芪猪肉汤（党参、黄芪、茯苓各12克，白术9克，灵芝、陈皮、佛手各6克，砂仁3克，瘦猪肉100克，用文火炖烂，加适量盐），适用于早期肝硬化肝郁脾虚者；复方玉米须饮（玉米须30克，冬瓜皮、茯苓皮各15克，水煎去渣饮汁），适用于肝硬化腹水者；赤桃归苓粥（赤芍、桃仁、当归各9克，水红花子、陈皮各6克，茯苓、猪苓各12克，水煎去渣，加赤豆30克和粳米60克共煮成粥），1日分2次服。

急、慢性肾炎：可用二蛟汤（赤豆120克，商陆9克，加水煮汤），为1日量，连服3日～5日，适用于急性肾炎风热郁肺，湿毒蕴结型；鲤鱼赤豆饮（大鲤鱼1条约100克左右、赤豆60克，煮食饮汁），不加盐，一顿服尽，适用于急、慢性肾炎水肿明显，且小便赤涩的患者；茅根煮赤豆（白茅根250克、赤豆120克，加水煮至水干，除去茅根），分数次服，急、慢性肾炎各型均可食。

病毒性肝炎：可用鸡骨草瘦猪肉（鸡骨草60克，瘦猪肉100克，加水适量，煮2小时～3小时，去渣调味食），每日1次，连服数日；茵陈粥（茵陈30克～45克洗净，加水200毫升煎至100毫升，去渣后加入粳米100克煮粥，加白糖少量煮沸），每日分2次～3次服，7天～10天为1个疗程，适用于急性黄疸型肝炎的湿热蕴结、胆汁外溢型；清蒸甲鱼为肝病体弱者的理想食品；四红益肝利湿汤（赤豆60克、花生仁连衣30克、红枣10个、红糖50克，先煮赤豆和花生仁，将烂时加入红枣和红糖煮烂），每日2次，每次1小碗，适合于急、慢性肝炎的湿热内蕴、肝胃不和及肝脾失调，气滞血淤型。

恶性肿瘤：猴头白花蛇舌草汤（猴头菇60克、白花蛇舌草60克、藤梨根60克，加水煎服），适用于胃癌、食道癌、贲门癌和肝癌等；乌龟解郁汤（乌龟1只、柴胡9克、桃仁9克、白术15克、白花蛇舌草30克，将药物煎汁去渣，与乌龟炖熟食），2天～3天1剂，常服对鼻咽癌有辅助治疗作用；蘑菇野葡萄根汤（蘑菇30克、野葡萄根60克、蜂蜜适量，前两味煎汤，蜂蜜调味服），每日1剂，常服对肺癌有辅助治疗作用；五味代茶饮（草河车30克、白花蛇舌草30克、鳖甲30克、桃仁9克、红花6克、蔗糖适量，前五味煎汤去渣，加蔗糖调味代茶饮），每天1剂，肝癌患者可常服。

药膳配伍禁忌，如黄连、桔梗、乌梅忌与猪肉配伍，鳖忌苋菜，人参忌萝卜，鲫鱼忌麦冬等，现代虽无实验根据，但值得注意。

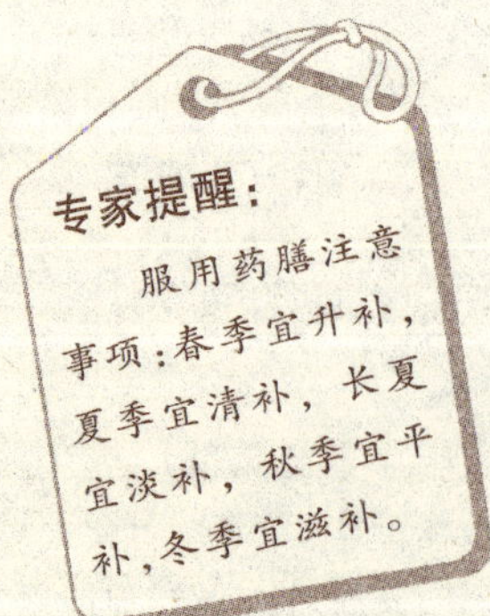

抗衰老药膳有哪些？

健脾益气：脾虚气弱者可见精神困倦，四肢软弱，短气懒言，头昏自汗，食欲不振，脘腹隐痛，便溏腹泻，舌淡苔白，脉缓无力。多见于年老体衰、慢性胃炎、慢性肠炎、胃十二指肠溃疡、慢性肝炎、贫血、白细胞减少、慢性支气管炎缓解期。

健脾益气的药膳有：

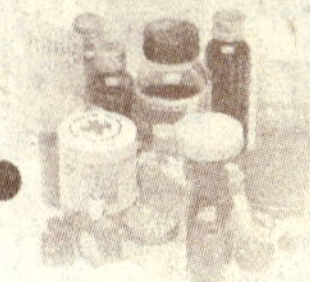

参枣米饭(人参、大枣、糯米、白糖)。

莲子猪肚(猪肚、莲子、香油、食盐、葱、姜、蒜)。

红枣炖兔肉(红枣、兔肉)。

全鸭冬瓜海参汤(白鸭肉、猪瘦肉、芡实、鲜荷叶、冬瓜、海参、薏苡仁、葱、酱油、花椒、绍酒、姜、盐、味精、麻油)。

人参淮药糕(人参、淮山药、莲实、白茯苓、芡实、糯米粉、粳米粉、白糖)。

参芪烧牛肉(黄牛肉、生黄芪、白术、大枣、党参、淮山药、浮小麦以及调味品)。

益脾饼(白术、干姜、红枣、鸡内金、面粉、菜油、食盐适量)。

健脾莲花糕(党参、麦芽、枳壳、白术、陈皮、六曲、山楂、面粉、熟猪油、熟芝麻、鸡蛋、白糖、红色素)。

芸豆橘红卷(芸豆、红枣、红砂糖、蜜桂花、橘红)。

补气:气虚实质上指肺气虚和脾气虚。脾气虚则食欲不振,腹部虚胀,大便溏泻,甚至浮肿脱肚。肺气虚则少气懒言,说话有气无力,行动则气喘促,出虚汗,易感冒。肺脾气虚的共同表现都是精神困倦,四肢软弱无力,舌质淡白或淡红,舌苔白润,脉缓无力。一般二者多同时出现,故总称为气虚。

补气的药膳有:

人参莲肉汤(人参、莲子)。

鹌鹑肉片(鹌鹑肉、冬笋、水发口蘑、黄瓜、鸡蛋清以及各种调料)。

春盘面(白面粉、羊肉、羊肚、鸡蛋、蘑菇、韭黄、白菜苔、调味品)。

汽锅鸡(黄芪、仔母鸡、葱、姜等调料)。

芪杞炖乳鸽(黄芪、枸杞、乳鸽)。

人参菠菜饺(人参粉、猪肉、菠菜、面粉以及姜、葱等调料)。

补中益气糕(鸡蛋、党参、黄芪、炙甘草、当归、白术、升麻、柴胡、陈皮、红枣、生姜、白糖、苏打)。

豆蔻蒸鱼(鲜草鱼、花椒、干姜、胡椒面、姜片、红油、肉豆蔻、白术、党参、黄酒、葱结、猪网油)。

人参鸽蛋银耳汤(人参粉、银耳、水发蘑菇、精盐、鸽蛋、熟火腿、鸡汤、熟鸡油)。

归参鳝鱼羹(当归、人参、鳝鱼肉)。

参归炖猪心(人参、当归、猪心)。

参芪鸭条(党参、黄芪、陈皮、老鸭、猪瘦肉及各种调味品佐料)。

香酥参归鸡(仔鸡、党参、白术、当归、姜块、熟地、菜油及五香等调料佐料)。

软炸双参虾糕(鲜虾肉、鸡脯肉、人参、丹参、鸡蛋清、猪肉肥膘、干淀粉、熟猪油、净生菜及盐、胡椒、绍酒、麻油等调味品)。

归附烧仔鸡(乌骨仔鸡、当归身、附片、熟猪油及榜糟汁等调味品)。

红烧兔肉(兔肉、盐、山楂、糖色及各种调味品)。

萝卜炖羊肉(白萝卜、羊肉及各种调料)。

补肾壮阳:肾阳虚者耳鸣目眩,腰膝酸软或冷痛、畏寒,尤其是腰以下及下肢冷,夜尿多而清长,性欲减退,阳痿早泄,无精子或精子活力差造成不育。多见舌质淡白或淡紫,舌苔白润,脉沉细无力。常见于垂体—肾上腺皮质功能减退症、甲状腺机能减退症、慢性肾炎、糖尿病、阳虚型高血压、冠心病、神经性耳聋等慢性衰弱性疾病。

补肾壮阳的药膳有:

壮阳狗肉汤(附片、菟丝子、狗肉及盐、姜、葱等调料)。

杜仲猪腰(杜仲、猪腰柴灰火煨食)。

冬虫夏草炖黄雀(冬虫夏草、黄雀肉)。

韭菜炒鲜虾(韭菜、鲜虾)。

软炸补骨桃腰(鲜猪腰、鸡蛋清、补骨脂粉、桃仁及精盐、姜等调味品)。

菟丝烧海参(水发海参、熟地、炒山萸、制菟丝、杜仲、归身、羊腿肉、炒山药、枸杞子、炒鹿角胶、肉桂、制附片及姜、葱、酒、糖、椒等调料)。

当归烧狗肉(狗肉、肉桂、绍酒、当归、鲜橘叶、曲酒、酱油等)。

滋补肾阴:肾阴虚主要表现为耳鸣目眩、牙齿动摇或疼痛、半夜咽干、潮热(午后低热、盗汗、手脚发热、腰膝酸痛、多梦遗精、性欲亢进、颧红唇赤、少苔或无苔,或舌苔花剥、脉沉细而数)。体多消瘦,多虚热火旺。常见于肺结核、糖尿病、癌症、慢性肝炎、动脉硬化、神经官能症和多种慢性衰弱性疾病。

滋补肾阴的药膳有:

双耳汤(银耳、黑木耳、冰糖)。

枸杞肉丝(枸杞、猪瘦肉、青笋、猪油及盐、糖、料酒等调料)。

山药汤圆(山药、白糖、熟鸡油、糯米、芝麻面、炒核桃肉)。

地黄海参(水发海参、熟地、山萸肉、山药、泽泻、茯苓、丹皮、菜心、蒜苗、猪肥瘦肉、盐、郫县豆瓣等)。

补血:血虚症的主要表现为:面色萎黄,唇舌爪甲无血色(橘黄而淡白),头昏目眩,心悸怔忡,疲乏无力,手足发麻等。

补血的药膳有:

葱炖猪蹄(葱、猪蹄)。

何首乌煨鸡(何首乌、鸡)。

归参山药猪腰(当归、人参、山药、猪腰)。

当归羊肉羹(当归、黄芪、党参、羊肉、葱及调料)。

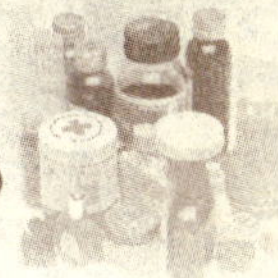

地黄鸡(生地黄、饴糖、乌骨鸡)。

四物炖鸡汤(乌骨鸡、白芍、川芎、当归、熟地及各种调料)。

姜汁黄鳝饭(粳米饭、黄鳝、姜汁与调料共蒸食之)。

半月沉江(面筋、当归、香菇、冬笋、芹菜粒、番茄、盐、油等)。

养心安神:养心安神药膳多选用养心安神中药,常用龙眼肉、大枣、柏子仁、酸枣仁、百合、玫瑰花等,配合一定的食物,主要有猪心、羊心、鹿心等,经烹调而成。其功能为养心神,补心气,益心智,镇静止惊,增强记忆力。

养心安神的药膳有:

玉竹心子(玉竹、猪心、姜、葱、糖、盐、椒、油、卤等)。

糖渍龙眼(鲜龙眼、白糖)。

葱枣汤(大红枣、葱白)。

冰糖莲子(干莲子、冰糖、白糖、京糕、桂花、碱)。

柏子仁炖猪心(柏子仁、猪心)。

冰糖参莲(人参、冰糖、罐头青豆、桂圆肉、湘白莲、鲜菠萝、罐头樱桃)。

怎样自制抗衰老药茶、药酒和药粥?

1.抗衰老药茶

人参茶:生晒参或山参3克~9克,切薄片,水煎代茶。大补元气,固脱生津,强心安神。一般来说作为保健药茶,人参用量每日3克左右即可,能长期使用。若虚症显著,用量可以酌增。实症热症、痰浊湿阻、食滞、外感初起等,一般不宜使用。

黄芪茶:生黄芪60克~90克,大枣30克,水煎30分钟后饮服,反复煎泡代茶。功能补气升阳,固表止汗,利水退肿。黄芪性温,食滞、湿阻、口干唇燥、发热、咯血宜慎用。

灵芝茶:灵芝10克,蜂蜜20克,煎水代茶。功能:补虚强身,安神定志。临床上应用于冠心病、高血压、高血脂等。

首乌茶:制首乌20克~30克,桑寄生20克,制黄精10克,炙甘草6克,煎汤代茶饮。首乌茶可补精益髓,益气血,乌须发。凡肝肾不足,腰膝软弱,血虚头晕,须发早白等症皆可服用,冠心病、可疑冠心病和高血脂者经常代茶饮用,效果尤为明显。

蜂蜜茶:蜂蜜20克~30克,开水冲化代茶饮用,每日2次~3次。蜂蜜茶能清热补中、润燥止痛,解毒。《神农本草经》云:“除众病,和百药。久服,强志轻身,延年益寿。”

冠心病、高血压、高血脂病人可以经常饮用。

绞股蓝茶:绞股蓝9克煎水代茶饮,1日2剂~3剂。绞股蓝茶为理想的滋补延寿类药茶。其功能为强心安神、降脂、抗癌、扩张血管。

牛乳红茶:鲜牛乳100克,红碎茶、食盐适量。先取红茶以少许开水湿润,再以煮沸牛乳泡茶,加食盐少许和匀当茶饮用。其功能为益气养精,久服令人体健润泽,为滋补之佳品。

减肥茶:荷叶60克,生山楂、生米仁各15克,橘皮5克,共切碎捣成末,混匀,放入暖水壶中,沸水泡渍,频饮代茶,喝完可加水续泡,连用3个月。其功能为消食去脂,利水,行气、燥湿。主治单纯性肥胖、高脂血症,对高血压、冠心病有裨益。

其他:有龙眼茶(补心安神,养血益脾)、红枣茶(健脾胃,养营安神,补血益气)、二子延年茶(枸杞子、五味子,补肾益精,养肝明目,生津,延年益寿)、山楂核桃茶(胡桃肉磨浆与山楂共煎,取汁加白糖兑成代茶饮)、玉竹茶(玉竹9克煎水代茶,滋阴润燥,生津延年)、五加茶(南五加、炙甘草煎泡代茶,扶正补益,强健筋骨,祛风除湿止痛)、罗布麻叶茶(粗末,5克/日,泡茶饮,降压、利尿,平肝安神)、艳友茶(白芍、三七甜叶菊、茶叶,治高血压、动脉硬化、肥胖症等)、五色茶(决明子、甜叶菊,治高脂血症等)、桑寄生茶晶(桑寄生、茶叶,治风湿骨痛、四肢麻木、高血压)、三花减肥茶(荷叶、番泻叶、玫瑰花、代代花、茉莉花、牵牛子)、问荆茶(问荆、荷叶、治动脉硬化、血脂过高)。

2.抗衰老药酒

人参酒:出自《本草纲目》。人参20克~30克,白酒500毫升,泡半月,每服30毫升,每日1次。其功能大补元气,通治诸虚。主治神经衰弱、失眠、疲乏、心悸气短、性功能障碍等。

人参枸杞酒:出自《中国药膳》。人参200克,枸杞子3500克,熟地1000克,冰糖4000克,白酒100千克,纱布袋装饮片与冰糖汁置酒中泡10天~15天。每日服1次,酌量。益气固脱,滋肝、清心、明目。适用于劳伤虚损、少食倦怠、惊悸健忘、头痛眩晕、阳痿、腰膝酸软等症。

人参茯苓酒:出自《药酒验方选》。人参、生地、茯苓、白术、白芍、当归、红曲各30克,川芎15克,桂圆肉120克,高粱酒2000克,浸泡4日~5日,去渣加冰糖250克。每日服2次,酌量。其功能治气血亏损、脾胃虚弱、形体消瘦、面色萎黄等。

华佗黄精酒:出自《本草纲目》。黄精3820克,苍术3820克,枸杞根4775克,柏叶4775克,天门冬2865克,糯米66 500克,细曲适量,同酿酒。酌量饮之,可以壮筋骨,益精髓,变白发,治百病。

仙灵固精酒:出自《奇方类编》。淫羊藿125克,金樱子500克,牛膝30克,巴戟肉30克,菟丝子60克,小茴香30克,破故纸60克,官桂30克,杜仲30克,沉香15克,白酒10千克,浸泡数日。服酌量,能壮阳固精,健筋骨,补精髓,广嗣延年。中年以后血气不

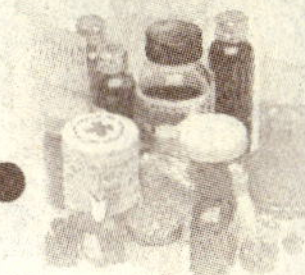

足，宜服。并治下元痼冷，腰膝无力，阳道不举，梦溃滑精。

菊花酒：出自《太平圣惠方》。菊花2500克，生地黄2500克，枸杞子1500克，与糯米饭、细曲粉酿酒，温服50毫升～100毫升，每日服3次。其功能强壮筋骨，补益精髓，延年益寿。

3.抗衰老药粥

老人宜食粥，这是古代就已有的经验。用米、面、豆类与适当的抗衰老中药煮粥食用，是老人保健长生的好食品。

补气药粥：

白茯苓粥（白茯苓粉、粳米、味精、食盐、胡椒粉）。

八宝糯米粥（糯米、白扁豆、红枣、龙眼肉、薏苡仁、莲子、核桃肉、糖青梅、熟猪油、白糖）。

人参粥（人参粉、粳米、冰糖）。

人参黄芪粥（人参、粳米、白术、黄芪、白糖）。

大枣粥（大枣、粳米、冰糖）。

补肾药粥：

羊骨粥（羊骨、粳米、葱、姜、细盐等）。

枸杞羊肾粥（枸杞叶、羊肾、羊肉、粳米、葱白）。

苁蓉肉粥（肉苁蓉、精羊肉、粳米、精米、葱白等）。

雀儿药粥（麻雀、菟丝子、覆盆子、枸杞子、粳米、细盐、葱、姜等）。

鹿角胶粥（鹿角胶、粳米、姜）。

金樱桑螵粥（金樱子、桑螵蛸、粳米）。

淡菜粥（淡菜、粳米、豆油、盐）。

补血药粥：

菠菜粥（菠菜、粳米、食盐、味精）。

阿胶白皮粥（阿胶、桑白皮、糯米、红糖）。

桑葚粥（桑葚子、糯米、冰糖）。

乳粥（牛乳或羊乳、大米、白糖）。

养心安神药粥：

龙眼枸杞粥（龙眼肉、红枣、枸杞子、粳米）。

桂圆莲子粥（桂圆、莲子、红枣、糯米、白糖）。

枣仁粥（酸枣仁、大米）。

百合粥（百合、大米、白糖）。

安定类药物对营养素有什么影响?

氯丙嗪(冬眠灵)有抑制中枢神经的作用,并能干扰核黄素的代谢,引起血清胆固醇增高和体重增加。利眠宁、安定是抗焦虑症药,有使中枢性肌肉松弛,抗惊厥和较弱的催眠作用,长期使用能增加食欲,致饮食过多,体重增加。安眠酮除有镇静催眠作用外,尚有止咳、解痉、抗组织胺与局部麻醉作用,服用安定药的副作用有恶心、呕吐、头痛、眩晕、困倦、影响摄食量等。连续应用大剂量数周可产生耐药性和成瘾;成瘾后突然停服可发生恶心、食欲不振、失眠、惊厥等戒断症状,减低摄食量。

抗忧郁症类药物对营养素有什么影响?

碳酸锂可增进食欲,使体重增加;还可改变体内镁的分布,增高血浆镁,抑制镁依赖酶,促进钙的排泄使骨钙降低。阿米替林能干扰核黄素代谢,也有促进食欲、增加体重的作用。停药后体重可恢复正常。

抗癫痫类药物对营养素有什么影响?

巴比妥酸盐和苯妥英钠(大仑丁)对营养素的影响:①阻断维生素D的羟化,使之不能形成具有生理活性的维生素D,从而影响钙的吸收,导致骨软化或软骨病。②抑制叶酸的代谢。应用抗癫痫药的患者常有齿龈增生,但每日给15毫克叶酸即可纠正;应用大剂量抗癫痫药可发生神经系统损害,但补充叶酸和维生素B_{12}可以预防。孕妇摄入此药可引起叶酸缺乏,导致新生儿先天性畸形。③抑制维生素K的合成。孕妇接受抗癫痫药物治疗时,可致新生儿凝血因子水平过低、凝血酶原减少而出血。给予维生素K可以预防。因此,长期应用抗癫痫药的患者,每用应补充维生素D8000国际单位~1万国际单位、钙剂500毫克,同时补充叶酸和维生素B_{12}。去氧苯比妥可引起维生素D排出量增加,血清中叶酸、维生素B_{12}和维生素B_6含量降低。

解热镇痛类药对营养素有什么影响?

水杨酸盐能抑制组织吸收抗坏血酸,每日服用水杨酸盐0.9克,1周后会出现白细胞和血小板中抗坏血酸含量降低。每日摄入阿斯匹林1克~3克能出现胃肠道隐血,长期服用阿斯匹林或其他水杨酸盐能导致缺铁性贫血。胃炎痛能加速胃排空速度,抑制氨基酸、木糖和抗坏血酸的吸收,使血浆、血小板中的抗坏血酸含量降低。

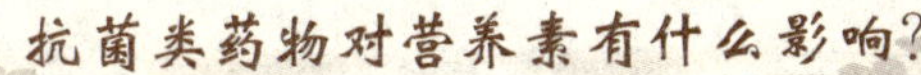

抗菌类药物对营养素有什么影响?

常用的四环素类抗菌素有金霉素、土霉素、四环素和强力霉素等。这类药物能和钙、镁、铁、铜、钴、锰、锌、镍等形成不能被吸收的化合物,服药时若同时摄入富含上述营养素的食物,如牛乳等,不但降低药物的吸收率,影响疗效;同时也会减少这类营养素的吸收。给予治疗用的抗菌素剂量时,能引起维生素B_6、B_{12}和核黄素缺乏。全胃肠道外营养并长期使用四环素类药物的病人可发现肠道维生素K的合成降低,致凝血因子减少而影响凝血。老年人每日服用四环素1克,连续4日可发现白细胞中抗坏血酸含量降低。长期服用庆大霉素,则尿钙、镁的吸收率降低,同时也可影响微量元素的吸收率和肠道维生素K的合成。每天服用新霉素3克以上,1周之内会造成碳水化合物、蛋白质、脂肪三大营养素和维生素、矿物质的吸收不良,但停止服药后可恢复正常。氯霉素能抑制蛋白质的合成,对骨髓的造血机能有抑制作用,还可引起骨髓中铁络合酶活性下降,每天使用4克以上时常见缺铁性贫血。氯霉素还能降低机体中的叶酸和维生素B_{12}水平。干扰红细胞成熟,引起巨幼红细胞性贫血。头孢霉素对肾脏有损伤,可引起低血钾,也能损伤胃肠黏膜,并致维生素K缺乏。青霉素排出时,可携带钾随尿液排出,引起低血钾。抗霉菌剂两性霉素对肾脏也有损害,能增加镁、磷、钾从尿中排出,长期使用时可出现低血钾、低血镁症。

常用的抗菌药有磺胺类、呋喃类和甲氧苄胺嘧啶等。三甲基苄胺嘧啶为抗菌增效剂,能抑制二氢叶酸还原酶,导致叶酸缺乏;每天使用320毫克可导致巨幼红细胞性贫血、血小板减少症和白细胞减少症。硝呋妥因为杀菌剂,用于尿道感染,有抑制肠黏膜叶酸轭合酶的副作用,能引起血清叶酸降低。

抗结核病药对营养素有什么影响?

异烟肼是维生素B_6的拮抗物,能加速维生素B_6在体内的周转,导致维生素B_6缺乏。营养不良患者服药后往往出现神经炎,补充维生素B_6可缓解。环丝氨酸也能引起维生素B_6缺乏,每日给0.8克时,维生素B_6排出量就增加,更大的剂量可引起瘙痒、痉挛等反应,给维生素B_6可防止。使用上述抗结核病药时,每日需给维生素$B_6$50毫克。对氨基水杨酸能影响黏膜运输机制,减少肠黏膜双糖酶,致使叶酸、维生素B_{12}、脂肪、木糖的吸收受到限制,结核病患者每日服用对氨基水杨酸8克超过1年时,会出现维生素B_{12}和胆固醇吸收不良;每日剂量大于10克时,会出现巨幼红细胞性贫血,停药后贫血可消除。乙胺丁醇能与铜、锌结合,会改变铜的代谢,增加锌的排泄量。

抗疟疾类药对营养素有什么影响?

乙胺嘧啶能与二氢叶酸还原酶结合,使叶酸不能转变为具有生理活性的四氢叶酸,从而干扰DNA的合成。这种叶酸拮抗作用能有效地制止疟原虫的生长繁殖,但对人体细胞同样也有影响。为预防疟疾而每周使用25毫克乙胺嘧啶时,对膳食中叶酸充裕者尚不致引起叶酸缺乏;治疗时如加大剂量,则可能引起危害。当每日剂量超过25毫克时,几乎所有受治者都会出现巨幼红细胞性贫血。停药后给叶酸可治愈。

抗肿瘤药和免疫抑制剂对营养素有什么影响?

氨甲喋呤的抗肿瘤和免疫抑制作用机理,除在于对未分化的细胞可能有直接毒害外,还能与二氢叶酸还原酶形成不可逆的结合,干扰四氢叶酸的生成,从而使嘌呤和嘧啶核苷酸的生物合成发生障碍,导致DNA缺乏,抑制细胞生长。有报告称口服氨甲喋呤的患者,会出现维生素B_{12}、胡萝卜素、胆固醇、乳糖、木糖和脂肪等吸收不良。更生霉素(放线菌素D)和光辉霉素(光神霉素)在肠黏膜处有抑制维生素D的作用,从而降低钙的吸收,还能抑制副甲状腺素的分泌使骨钙游离。服用光辉霉素的患者往往会发生低血钙症。环磷酰胺能影响脂肪的吸收,其机理可能是对肠黏膜有毒性作用,故使用环磷酰胺的患者易患脂肪痢。

抗酸类药对营养素有什么影响?

抗酸药有破坏硫胺素的作用,长期服用会导致硫胺素缺乏。它还可能与铁形成不溶解的化合物,从而影响铁的吸收,故服药时应避免与铁剂共食。含铝和镁的抗酸剂能降低维生素A的吸收,并与磷形成不溶性化合物,从而影响磷的吸收;故长期服用铝、镁抗酸剂的患者会出现低磷血症和骨质疏松症。含钙的抗酸剂也能与磷形成不溶解的化合物,减低磷的吸收。

降血脂类药对营养素有什么影响?

降血脂药,包括消胆胺、安妥明等。其中消胆胺能与胆盐结合,降低脂肪和脂溶性维生素A、D、K的吸收,每日服用30克,会出现夜盲症和严重维生素K、D缺乏症。消胆胺还能与铁、维生素B_{12}、叶酸结合,影响这些营养素的吸收,曾有儿童用消胆胺1年~2年半后出现叶酸缺乏的报告。安妥明可降低肠双糖酶的活性,使用安妥明的患者味觉敏感度下降,对胡萝卜素、葡萄糖、铁、中链甘油三酯、维生素B_{12}和电解质的吸收减少。

降血糖药对营养素有什么影响?

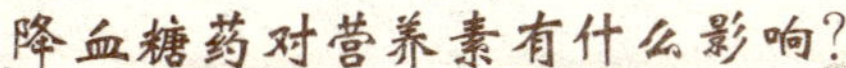

双胍类降血糖药中所含的二甲双胍能抑制空肠双糖酶的活性，影响葡萄糖、木糖、维生素B_{12}的吸收。苯乙双胍能影响葡萄糖的主动运输机制，降低人体小肠的葡萄糖吸收率，并影响维生素B_{12}、脂肪、钙和氨基酸的吸收。使用双胍类药的患者有出现巨幼红细胞性贫血的可能。

治疗痛风药对营养素有什么影响?

治疗急性痛风药秋水仙碱对营养素的影响有：损伤回肠黏膜，导致维生素B_{12}吸收不良；降低胆盐吸收，使脂肪排出增加，出现脂肪痢；肠黏膜产生组织学变化，双糖酶活性降低；高剂量使用时，肠黏膜腺细胞分裂受到阻碍，导致绒毛萎缩，维生素B_{12}、脂肪、钠、钾、乳糖、木糖、脂溶性维生素的吸收受影响，血清中维生素B_{12}、胆固醇、胡萝卜素含量降低。

激素类药对营养素有什么影响?

肾上腺皮质激素类和性激素都会对营养素的代谢和利用产生影响。皮质激素类能促进蛋白质分解，降低蛋白质合成。长期使用对营养素和机体营养状况的影响有：①提高维生素D的代谢率，减少胃肠道对钙、磷的吸收以及肾小管对钙的再吸收，引起骨质疏松。但经补充钙和维生素D可以逆转。②增加尿中氮、锌的排出，延缓伤口愈合。经补充锌后，可得到改善。③增加抗坏血酸和维生素B_6的需要量。④提高尿钾排出，引起肌肉无力症状。⑤使水和钠潴留，引起水肿、体重增加以及高血压。⑥使血糖、血清甘油三酯和血清胆固醇升高。

目前应用的避孕药大都属于性激素甾体化合物，有雌激素和雌激素与孕激素组成的复合制剂两类，给药方式分口服、注射两种。长期使用口服避孕药对营养素和机体营养状况的影响有：

(1)维生素B_6的需要量增加，表现为尿中色氨酸的代谢产物增高。给大量维生素B_6可恢复正常。服药者80%出现维生素B_6不足，在用药第一周期末即可发现异常，停药后需1周～15周始恢复正常。

(2)脑中5-羟色胺降低，引起忧郁症。其机理可能是由于色氨酸的异常代谢产物阻止色氨酸通过血脑屏障，或由于维生素B_6缺乏使5-羟色胺的活性受影响。对有此症状的妇女每日需给维生素$B_6$20毫克～40毫克。

(3)维生素B_{12}代谢率增加，血清维生素B_{12}水平降低。

(4)血清和红细胞叶酸水平降低，尿中叶酸代谢产物增高。如膳食中叶酸不足，可引起巨幼红细胞性贫血。

(5)血清、白细胞和血小板中抗坏血酸水平明显下降，可能系抗坏血酸的分解代谢加速所致。

(6)核黄素需要量增加，可能与维生素B_6的需要量增加有关。

(7)血浆胆固醇、甘油三酯、低密度脂蛋白和极低密度脂蛋白均升高，但高密度脂蛋白不高。这种变化增加了发生心血管疾病的危险性。

利尿药对营养素有什么影响?

利尿酸用量过大或连续服用可干扰葡萄糖载体复合体，降低葡萄糖耐量，增加尿中钙、镁、钾的排出，引起低血钾、低血钠。呋喃苯胺酸（速尿）会增加尿中钙、镁、锌的排出，使血清和肌肉中镁、钾的含量下降。噻嗪类利尿剂可增加尿中钾、镁、锌和核黄素的排出，长期用药时，约有20%～25%的人血清钾低于标准。安体舒通（螺内酯）主要作用于远曲肾小管，有留钾排钠作用，单独应用时可产生高血钾症。氨苯喋啶也作用于远曲肾小管，其留钾排钠作用类似安体舒通；它还能竞争性地抑制二氢叶酸还原酶，使血清叶酸下降。

螯合剂对营养素有什么影响?

青霉素的分解产物青霉胺是一种螯合剂，主要作为金属解毒剂；用于铜、铅、汞等重金属中毒时，能与金属离子螯合，促使其由尿排出而解毒。但青霉胺同时有对抗维生素B_6的副作用，使用青霉胺的病人会出现维生素B_6代谢障碍，以及由于维生素B_6缺乏而引起的低色素性小球性贫血和视神经炎等症状。曾有精神分裂症患者每日服青霉胺750～1500毫克出现维生素B_6缺乏，每日给维生素$B_6$100毫克可以防止的报告。因此建议使用青霉胺治疗时需给维生素B_6制剂。

抗凝血药对营养素有什么影响?

香豆素类包括双香豆素、新双香豆素、华法林钠等，其结构与维生素K相似，可以竞争性地阻断维生素K-5肝脏中某些酶蛋白的结合，从而抑制第Ⅱ、Ⅸ、Ⅹ等四种凝血因子的合成，起抗凝血作用，孕妇、乳母用药时部分药物能进入胎盘和乳汁，累及胎儿和乳儿，故应慎用。香豆素类的药物作用能被高剂量维生素E拮抗，被保泰松、消炎痛、安妥明等药物增强，被巴比妥酸盐减弱。

第七部分

常见病的合理用药

2005年初，由多家媒体联合进行了“2004年百姓安全用药调查”，结果显示，我国不合理用药情况占到用药者的12%~32%。

神经衰弱如何用药？

神经衰弱是神经官能症常见的一种类型。神经衰弱病人常常表现出焦虑、紧张、恐惧等症状，常伴有头痛、心悸、失眠、易激怒等躯体不适。神经衰弱多为缓慢起病，病程一般较长，几年或数十年不等。本病的症状可时轻时重，而病情的波动常与情绪变化有关。如病人情绪较好，则病情明显减轻；反之，则病情加重。焦虑是神经衰弱病人的常见症状之一。抗焦虑药具有减轻忧虑、稳定情绪和改善睡眠的作用，可以松弛肌肉的紧张状况，是目前应用较广泛的治疗神经衰弱的药物。

研究认为，控制情绪活动的主要部位是大脑边缘系统，这些部位在神经衰弱的发病过程中起着重要的作用。抗焦虑药主要选择性地抑制边缘系统的海马、杏仁核，产生抗焦虑作用。同时亦能抑制脑干网状结构，使大脑皮质的兴奋性下降，产生镇静催眠作用，还可以抑制脊髓运动神经元，产生中枢性骨骼肌松弛作用。

治疗神经衰弱的抗焦虑药物，一般首选苯二氮䓬类。苯二氮䓬类抗焦虑药具有作用强、作用快、时间持久、安全可靠、疗效较好、副作用小等特点。这一类药物品种甚多，各具特点。可以根据镇静催眠的作用、抗焦虑作用和肌肉松弛作用的强弱来选用。镇静催眠作用的强弱顺序是：硝西泮（硝基安定）、地西泮（安定）、氯氮䓬、甲丙氨酯（安宁）、去氧安定。抗焦虑作用的强弱顺序是：安定、去氧安定、利眠宁、安宁、硝基安定。松弛肌肉作用的强弱顺序是：地西泮（安定）、替马西泮（羟基安定）。

苯二氮䓬类抗焦虑药常见的副作用有困倦、眩晕、乏力、嗜睡、便秘。大剂量服用可发生震颤、视力模糊、兴奋不安、失眠、共济失调及皮疹等。长期用药后突然停药，可出现震颤、痉挛发作、兴奋及失眠等戒断症状。因此，病人在选用药物时最好能接受专科医生的指导，以免出现不良效应。

神经衰弱属于心因性疾病范畴，常和许多心理、社会因素密切相关。如果这些因素不去除，单纯依赖药物，是不能解决根本问题的。即使暂时有效，也是不能持久的。加之有的病人治病心切，急于求成，一味要求药到病除，结果欲速则不达，这也是此病久治不愈的原因之一。

要想治疗效果好，病人首先应该寻找病因，进行心理调适，消除发病的精神因素。其次，要采用药物治疗、物理治疗等综合措施，建立合理的生活方式，积极参加体育锻炼。这样才能取得理想的治疗效果。

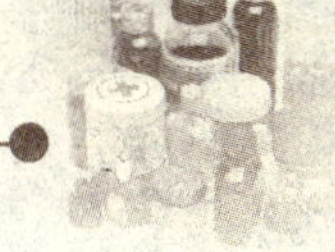

偏头痛怎么用药?

偏头痛为发作性神经血管障碍引起的头痛,与内分泌、饮食、遗传、精神因素、强光、饥饿、噪音、疲劳及气候变化等有关。目前研究认为前列腺素及血栓素类物质在血液中的浓度变化是本病的生化基础。

治疗偏头痛首先应在精神上放松,其次要排除诱发因素,如避免食用含有脂肪、酒精的食物,注意劳逸结合,保持环境安静,避免日光照射、饥饿等。精神紧张时,及时给予镇静剂(如安定)与镇痛剂(如去痛片),可使头痛较快缓解。呕吐明显时可给予肾复安或吗丁啉等。头痛发作时还可给予非类固醇抗炎止痛剂,如阿司匹林或消炎痛。该药有抗前列腺素作用,能抑制血小板凝集,在头痛发作早期应用效果较好。咖啡因麦角胺片为偏头痛特效药,每次1片~2片。若不能缓解发作,0.5小时~1小时后追加1次。注意单次发作用量不要超过6片,一日总量不要超过12片(儿童减半),过量会产生麦角中毒。妊娠及严重心、肺、肾病人禁用。

偏头痛是一种反复发作性头痛,如果每个月有2次~3次以上发作应长期给药预防,如服用普萘洛尔、钙离子拮抗剂硝苯地平、尼莫地平、二甲麦角新碱。高血压可诱发或加重偏头痛,应同时治疗。有抑郁或焦虑者,也要及时给予抗抑郁或焦虑药物。妇女在妊娠期、绝经期,口服避孕药等可加重偏头痛。

如何选用抗癫痫药物?

癫痫是人群中较常见的一种慢性病,发作时常伴有意识障碍、运动性抽搐、感觉或行为异常以及自主神经功能紊乱等。癫痫的治疗方法主要包括病因治疗、药物治疗、手术治疗及心理治疗。其中,抗癫痫药物的合理应用尤为重要。在对癫痫病人做出明确诊断与分型的前提下,完全可以通过合理选用抗癫痫药物来实行对症治疗。治疗得当,80%以上的癫痫发作是可以得到控制的。

抗癫痫药物种类很多,需根据癫痫发作类型,选用疗效较好、毒性较小、价格便宜的药物进行治疗。大发作者、局限性发作者应选用卡马西平、苯妥英钠、丙戊酸钠、氯硝西泮、扑米酮等;精神运动性发作者,目前认为疗效最好的治疗药物为卡马西平,也可选用丙戊酸钠和苯妥英钠;小发作者应首选丙戊酸钠,其次选用氯硝西泮、乙琥胺等;婴儿痉挛症可选用促皮质素、氯硝西泮和丙戊酸钠。

卡马西平:对精神运动性发作最有效,对癫痫大发作、局限性发作和混合型癫痫也有较好疗效,尤其适用伴有精神症状的癫痫病人。常见的副作用有头晕、嗜睡、乏力、恶心、呕吐等，偶见粒细胞减少、可逆性血小板减少，甚至引起再生障碍性贫血、肝功能异常等，使用时应注意。

苯妥英钠：对大脑皮层运动区有高度选择性的抑制作用，对癫痫大发作和局限性发作最有效，对精神运动性发作次之，对小发作疗效不佳。服用时宜从小剂量开始，酌情增量，但需注意过量。长期服药后可见眩晕、头痛、恶心、呕吐、厌食、皮疹等不良反应。有时出现牙龈增生，偶见共济失调、粒细胞缺乏症和血小板减少症、系统性红斑狼疮、肝损害等。久服后不可骤停，否则可使发作加剧或诱发癫痫持续状态。

丙戊酸钠：具有广谱抗癫痫作用，对癫痫小发作、肌阵挛性发作、局限性发作、大发作和混合型癫痫均有较好疗效。临床多用于其他抗癫痫药无效的各型癫痫病人，尤其适用于癫痫小发作。常见的副作用有胃肠道反应，偶见淋巴细胞增多、血小板减少、共济失调、脱发等，个别病人可出现肝功能异常。如与其他抗癫痫药物合用时，应注意调整剂量。

扑米酮：对大发作和局限性发作都有较好的疗效，对精神运动性发作也有效，对小发作疗效差。常见不良反应为呕吐、嗜睡、共济失调等，偶见巨细胞性贫血。肝肾功能不全者禁用，此药不宜与苯巴比妥合用。

乙琥胺：对癫痫小发作疗效好，副作用小。此药与苯巴比妥或苯妥英钠合用可治疗混合型癫痫。常见的副作用有胃肠道反应、眩晕、头痛、嗜睡等，偶见再生障碍性贫血、肝肾损害。用药期间应定期检查血象及肝肾功能。

氯硝西泮：具有广谱抗癫痫作用，对多种类型癫痫有效，其中对小发作、肌阵挛性发作疗效较好，对婴儿痉挛、精神运动性发作和局限性发作疗效欠佳。主要副作用有嗜睡、共济失调、行为及个性改变，尚可见焦虑、抑郁等精神症状及头昏、乏力、眩晕、言语不清等，偶见消化道反应、白细胞减少和血小板减少性紫癜。有时还可引起发作频率增加，用于合并大发作的癫痫小发作时有可能加重其大发作。长期服用可发生精神和躯体依赖性，欲停药时必须先递减后，再逐渐停用。

在选用抗癫痫药物的过程中，有必要掌握以下治疗原则：①早期治疗。一年内有两次癫痫发作后，就需积极治疗，治疗越早效果越好。②用药要精。尽量单药治疗，既能避免药物的相互作用使疗效下降，又可减少毒性反应的发生。③规律用药。抗癫痫药物必须不间断地、有规律地分次服用，严格掌握服用方法和剂量。④长期服药。抗癫痫药物必须长期服用，有的需要维持几年甚至终身。服药时间越长，复发频率越低。⑤逐渐停药。停药是一个相当漫长的过程，切不可突然停药，一般要经过1年~2年。即使换药治疗也切忌骤停原药，需在加用的药物达到稳定的血药浓度后，再递减原药。此病只有坚持正规有序的药物治疗，才能获得较好的临床疗效，从而有效地控制癫痫发作。

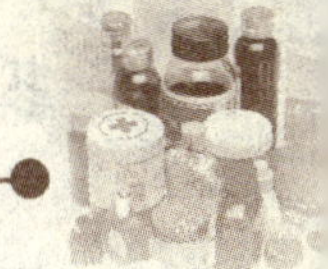

心律失常如何用药?

心律失常是心血管系统的常见病症。导致心律失常的原因很多,使用抗心律失常的药物要根据心律失常的原因以及各种药物的作用特点来选择。

窦性心动过速,常为生理现象,一般不需服用抗心律失常药物治疗。如果因自主神经功能失调、交感神经功能亢进或甲状腺功能亢进所引起,可用β-受体滞剂普萘洛尔等治疗。

早搏可分为房性、结性和室性。其病因有功能性与器质性两种。后者多见于冠心病、风湿性心脏病、心力衰竭、心肌炎、洋地黄中毒等。室上性心律失常者(包括房性、结性),可选用维拉帕米、普萘洛尔、双异丙吡胺、奎尼丁、乙胺碘呋酮等。室性心律失常者,可选用利多卡因、普鲁卡因酰胺、普萘洛尔、苯妥英钠、双异丙吡胺、英卡因、劳卡因、乙胺碘呋酮等。多源性室性早搏,宜用苯妥英钠、利多卡因、美西律等。

慢性心律失常,包括严重窦性心动过缓、窦性停搏、窦房阻滞、高度房室传导阻滞,可反复出现昏厥,甚至引发阿一斯综合征者,可使用阿托品、山莨菪碱、异丙肾上腺素等。若药物治疗无效,则需安装临时心脏起搏器。

心房颤动在350次/分~700次/分时,应给予洋地黄制剂,尽管不能中止颤动,也可减少室律,无效时改用奎尼丁或普鲁卡因酰胺等。心房扑动在250次/分~380次/分时,治疗方法与心房颤动相同。

除了器质性心脏病所致的心律失常外,凡是其他原因所致的心律失常,都可以通过消除诱发因素和病因治疗来加以控制。对非器质性室性早搏,如无明显症状,一般无需采用抗心律失常药治疗。

应当提醒病人的是,几乎所有抗心律失常药均可致心律失常,而且抗心律失常药作用越强,其致心律失常作用越大。因此,同时伴有房室传导阻滞的病人应慎用或禁用抗心律失常药。抗心律失常药的疗效,常常受到缺氧、缺钾、缺镁、休克、心力衰竭、甲状腺功能亢进、心肌损害等因素的影响。在疗效不明显时,不可随便加大用药剂量。用药期间应密切注意血压、心率和心律,必要时应进行心电图监测。

心绞痛如何用药?

心绞痛是冠状动脉供血不足、心肌严重缺血缺氧而导致的一组临床综合症状。心绞痛通常分为稳定型、不稳定型、变异型3种。稳定性心绞痛最为常见,是在有明显诱因的情况下发生的。比如劳累过度、情绪激动等,便可导致心肌耗氧量增加,诱发心绞痛。不稳定型心绞痛常在安静时发生。发生变异型心绞痛的原因是冠状动脉痉挛性收缩,冠状动脉血流量减少。

治疗心绞痛的首要措施是增加心肌供氧量和减少心肌耗氧量，恢复供需平衡。心肌是靠冠状动脉供血、供氧的。当冠状动脉及其分支发生了粥样硬化时,动脉管腔狭窄,就会导致供血不足。如能扩张冠状动脉及其分支血管,就可能改善心肌的供血供氧。心肌耗氧量的多少,主要取决于心率和心肌的收缩力。心率就是心脏每分钟跳动的次数,收缩力是指心脏收缩的强度。如果使心率减慢,或者使心脏收缩力减弱,就可以减少心肌的耗氧量。临床上使用的抗心绞痛药物,就是分别作用于上述环节,调节心肌供氧、耗氧之间的平衡。在发作期和缓解期,有着不同的调治和用药方案。

发作期应当立即停止活动,保持绝对安静。药物治疗首选硝酸甘油。硝酸甘油的主要作用是扩张冠状动脉,增加心肌供血;扩张外周血管,减轻心脏负担,减少心肌耗氧量。发作时舌下含化,1分钟~2分钟就起作用，药效可维持半小时，有效率达92%。也可用硝酸异山梨醇酯舌下含化,2分钟~5分钟见效,药效可维持2小时~3小时。本类药物的主要不良反应是可能出现头晕、搏动性头痛、面红、心悸。剂量过大时,可引起直立性低血压。因此,第一次用药时应平卧片刻。

缓解期应消除诱发因素,减轻精神负担,调节饮食,少食多餐,避免过饱,戒烟限酒,保持适当的体力活动。应选择作用持久的抗心绞痛药物,可以单一用药,也可以联合用药。

其一是硝酸酯类。可以口服硝酸异山梨醇酯或硝酸戊四醇酯,也可以用硝酸甘油贴片贴在上臂皮肤上,防止夜间发作。不良反应同上。

其二是β-受体阻滞剂。主要作用是减慢心率、减弱心肌收缩力、降低血压、减少心肌耗氧量。对稳定型和不稳定型心绞痛均有效,但不能用于变异型心绞痛。因此,用药之前须首先由医生明确诊断。在心脏梗死之后用药,可以降低病死率、猝死率和再梗死的发生率。这类药物通常采用普萘洛尔,但用药剂量要因人而异,从小剂量开始,逐渐加大剂量。临床常以休息时心率55次/分~56次/分作为量标准,但伴有心功能不全、心动过缓、支气管哮喘者不宜使用。停药时要逐步减量,突然停药会使心绞痛加重,甚至诱发心肌梗死。同类药物还有阿替洛尔、美托洛尔。用法用量按医嘱执行。

其三是钙通道阻滞剂。本类药物不仅可以抑制心肌收缩、降低外周阻力、减少心肌耗氧量,而且能够扩张冠状动脉、解除冠脉痉挛、增加冠脉流量、增加缺血区心肌供血,对变异性心绞痛疗效最好。常用硝苯地平舌下含服。其不良反应有

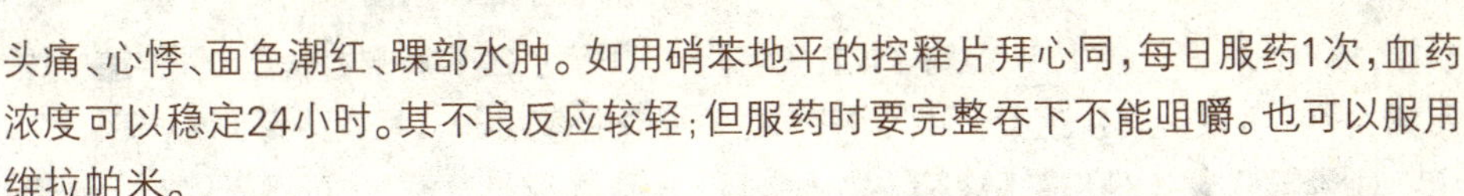

头痛、心悸、面色潮红、踝部水肿。如用硝苯地平的控释片拜心同，每日服药1次，血药浓度可以稳定24小时。其不良反应较轻；但服药时要完整吞下不能咀嚼。也可以服用维拉帕米。

此外，复方丹参滴丸可以增加冠脉流量，对治疗心绞痛有效。它作为预防用药，在有发作先兆时服用，疗效更佳，但老人用量酌减。大规模的对照研究表明，稳定型心绞痛病人每日服用阿司匹林75毫克，可以使急性心肌梗死的发生率和猝死率降低34%。不稳定型心绞痛病人服用阿司匹林后，上述危险也减少50%。中成药如苏合香丸、苏冰滴丸、宽胸丸、麝香保心丸等，也能缓解心绞痛症状，可酌情选用或交替使用。

鉴于心绞痛急性发作的特点，病人平时应随身携带硝酸甘油片，将其保存在避光的小盒子中，发作时立即舌下含化。缓解期应在医生的指导下服药预防。变异型心绞痛病人首选钙离子拮抗剂硝苯地平；稳定型心绞痛病人服用硝酸异山梨醇酯，加用普萘洛尔效果更佳；不稳定型心绞痛病人也倾向于联合用药。病人平时要保持情绪稳定，不看情节紧张的恐怖影视作品和书籍，寒冬季节注意保暖。只要重视自我监护，准确选用药物，是能够有效地控制心绞痛的发作的。

怎样合理使用降压药?

降压药大致可分为六大类：

利尿剂类：这是以氢氯噻嗪为代表的一线降压药。优点是降压作用较快，且价格低廉，对降低收缩压作用较好，可与其他五大类降压药中的任何一类配伍，增强降压作用。尤其适用于老年人、女性、体重超重和肥胖者。缺点是易造成血钾降低，长期服用会对血糖、血脂和尿酸产生干扰。高血压合并痛风、妊娠者均忌用噻嗪类利尿剂降压。肾衰、高血钾者应禁用抗醛固酮类利尿剂降压。具有钙离子拮抗作用的利尿剂吲哒帕胺（寿比山），对血糖、血脂无太大干扰，仅偶见低血钾，为维持作用24小时的利尿降压药。

β-受体阻滞剂类：为一线抗高血压药类。优点是不仅能降低血压，还能减慢心率、降低心肌氧耗量、抗心律失常（抗早搏、窦性心动过速、室上性心动过速）和防猝死。缺点是对血脂有一定干扰，易掩盖低血糖症状。凡有Ⅱ度至Ⅲ度心脏传导阻滞失偿性心衰（肺水肿、低灌注或低血压）、病窦综合征、哮喘、慢性阻塞性肺气肿者，都不可用此类药来降压。

钙离子拮抗剂类：为一线抗高血压药类。优点是降压作用较强，对老年高血压病人尤其适宜，可改善病人心、脑、肾供血和心功能，且有抗血小板凝集、防止动脉粥样硬化，保护血管内膜的作用。缺点是易发生面部潮红、踝肿、心跳过快，短效制剂尤为明显，故专家推荐长效制剂。妊娠高血压、综合征不可用短效制剂。快速心律失常者忌用此类药。Ⅱ度至Ⅲ度房室传导阻滞、充血性心衰者禁用非二氢类钙离子拮抗剂。

血管紧张素转换酶抑制剂类：为一线降压药。优点是具有良好的降压作用。有短效、中效（12小时）、长效（24小时）之分，供选择品种较多。尤其对高血压合并冠心病、心衰、心肌肥厚、心肌病、糖尿病、轻度蛋白尿、轻度肾功能不全等合并症病人较适合。缺点是有干咳等不良反应。严重肾功能不全和双侧肾功能狭窄者禁用。

血管紧张素Ⅱ受体拮抗剂类：为新一代抗高压药类，均为长效制剂。优点是同血管紧张素转换酶抑制剂作用相似但更优越。缺点是较血管紧张素转换酶抑制剂作用为轻。

α-受体阻滞剂类：优点是降压作用较强，尤其适用于高血压、合并前列腺增生和高血压合并高血脂症者。缺点是易发生体位性低血压。充血性心力衰竭高血压病人禁用。

除上述一般高血压病外，有时高血压病人血压会骤然升高，其升高幅度大于30毫米汞柱即属于高血压急症范围，这是高血压病致死的主要原因之一。因此，必须将升高的血压迅速用药物降下来。常见血压骤然升高有3种情况：

高血压危象：血压急骤升高到220/120毫米汞柱或更高，出现头痛、耳鸣、眩晕、心悸、气促、视力模糊、呕吐，甚至抽搐、咳白色或粉红色泡沫痰等。此时应迅速舌下含服卡托普利25毫克~50毫克，加硝苯地平10毫克~20毫克，并送医院急救。

突发高血压脑病：主要表现是血压急剧升高，以舒张压升高为主，出现剧烈弥漫性头痛，在12小时~24小时内呈进行性加重，并有视力障碍、意识模糊、烦躁，甚至出现喷射性呕吐、抽搐，一过性偏瘫、失语，以至昏迷，颈项强直、呼吸减慢或困难、肢体无力、瘫痪等。突发高血压脑病时应迅速舌下含硝苯地平20毫克加卡托普利25毫克。有嗜睡倾向时加服中成药安宫牛黄丸1粒（开水化服），并急呼120急救车转送医院。

急进型恶性高血压：发作时应立即口服地西泮（安定）5毫克，舌下含服卡托普利50毫克，加服硝苯地平20毫克，吸入氧，并急呼120急救车送医院急诊。

另外，有的病人因主动脉硬化时，收缩压可明显升高而舒张压无明显升高，以致脉压差较大。这是由于主动脉内膜随着病人年龄增加而变厚，使得血管弹性降低而引起的，带来的直接危害是脏器供血不良、脏器功能减退。如能服用药物使脉压差相对缩小，可降低心脑血管危险程度。

硝酸酯类：作用是直接扩张大动脉血管平滑肌，改善大动脉弹性。可选用硝酸甘油、长效硝酸异山梨醇酯、单硝酸异山梨醇酯等。

他汀类：作用是不仅能调节血脂，而且有改善动脉弹性的作用，并能减少氧自由基的产生。可选用洛伐他汀、普伐他汀、辛伐他汀、氟伐他汀等。

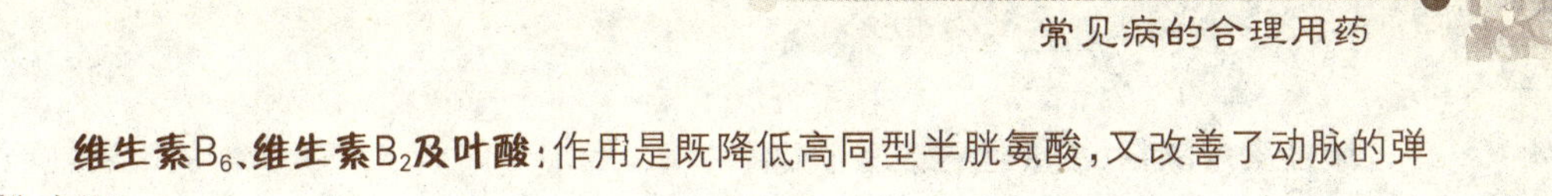

维生素B_6、维生素B_2及叶酸：作用是既降低高同型半胱氨酸，又改善了动脉的弹性功能。

胰岛素增敏剂：作用是对存在胰岛素抵抗者，可改善血管弹性。

怎样合理选用降脂药？

虽然降脂（调脂）药物有4种~5种，但近年来疗效肯定的、最常用的有两类。他汀类：辛伐他汀、普伐他汀及洛伐他汀等；贝特类：非诺具特、吉非罗齐等。他汀类抑制胆固醇合成，主要用于以总胆固醇升高为主及混合型高血脂症；贝特类用于以甘油三酯升高为主型。他汀类明显降低血清低密度脂蛋白胆固醇浓度，同时轻中度降低甘油三酯以及轻度升高高密度脂蛋白胆固醇水平，疗效肯定。

但应用他汀类药物时，要注意是否有肌肉酸痛现象，并定期检查肝、肾功能，不能与贝特类、烟酸类药物联用，有增加发生肌肉病变的危险。贝特类服药期间也要定期检查肝、肾功能。

在用药中应特别注意以下几点：

（1）防治结合，饮食、锻炼与药物应用相结合。

（2）因高血脂种类不同而辨型用药。

（3）冠心病患者的合适血脂水平应较低于正常人，尽早用药，同时控制其他危险因素。

（4）长效调脂药宜每晚服用1次。

（5）用药后，至少每3个月~6个月复查血脂、肝肾功能等，随时调整用药剂量，监测副作用。

预防高血脂的工作面对着三种人群，即健康人群、患病人群及危险人群。对后两种人群更要采取积极而严格的预防措施。对于已患有高血脂者，应在预防的基础上，进行合理的调整脂类治疗。

怎样选择口服降糖药？

根据作用机制的不同，将口服降糖药分为五大类：

磺脲类：有甲苯磺丁脲、格列吡嗪等。通过刺激胰岛β细胞分泌胰岛素而发挥降糖作用。

双胍类：有苯乙双胍、降糖灵等。通过促进糖的作用、减少糖的吸收、抑制葡萄糖异生等途径来降低血糖。

α糖苷酶抑制剂：有阿卡波糖、优格力波糖等。主要通过抑制小肠黏膜上皮细胞表面的α糖苷酶而降低餐后血糖。

胰岛素增敏剂:主要通过改善胰岛素抵抗、增加外周组织对胰岛素的敏感性而降低血糖。

餐时血糖调节剂:作用机制与磺脲类药物相似,起效迅速,作用时间短,可于进餐时即服,能够有效地控制餐后高血糖而又不会引起低血糖。

以上各类药物各有优缺点:一般来说,降糖作用强者往往容易引起低血糖,而不易引起低血糖的药物降糖效果又大多偏弱,故不能说哪一种药物是最好的。但是,对不同的人群还是可以给出若干建议。比如,肥胖病人宜首选双胍类药物;偏瘦的病人选用磺脲类药物更为合适;如果是控制餐后高血糖,不妨选择α糖苷酸抑制剂或餐时血糖调节剂诺和龙;老年人不宜使用优降糖、消渴丸等长效、强力降糖药,以免诱发低血糖。

糖尿病病人如何合理使用胰岛素?

人体胰岛素是由体内胰腺β细胞分泌得到的,主要作用是促进血液中葡萄糖的转化与利用,维持血糖的正常浓度。糖尿病主要是因为体内胰岛素分泌绝对或相对不足造成的。胰岛素分泌不足,血糖代谢发生障碍,引起血糖浓度过高,为Ⅰ型糖尿病。胰岛素分泌量是足够的甚至超过正常量,但因相应组织对胰岛素的敏感性降低,导致胰岛素的生化作用效能低下,也就是说胰岛素不能充分发挥作用,为Ⅱ型糖尿病。

胰岛素是身体里唯一一种降糖激素。Ⅰ型糖尿病病人胰脏不能分泌胰岛素,必须长期注射胰岛素来维持生命。至于Ⅱ型病人何时需要使用胰岛素,主要取决于病人身体里胰岛素的分泌是否能满足糖代谢的需要。

一般来说,如果出现了下述情况,Ⅱ型病人就应考虑使用胰岛素:

(1)采用各种口服药物治疗,但是效果不佳或没有效果。

(2)病人产生了严重肝肾功能不全。虽然口服药对肝肾没有毒性,但肝肾功能异常,就难以分解药物,会影响疗效的发挥。

(3)病人出现了急性并发症,如酮症酸中毒,此时必须用胰岛素来抢救生命。

(4)病人出现了较为严重的慢性并发症,如失明、尿毒症。

(5)空腹血糖明显升高时,需要使用胰岛素来保护胰岛的功能。

(6)胰岛功能很差,胰岛素缺乏的现象已经很严重。

(7)病人出现严重外伤、急性心肌梗死、高热及中等以上手术等应激状态时。

使用胰岛素是生理治疗的需要,有助于及时控制病人的病情,有时还能逆转胰岛素的功能,使病人通过循序渐进的形式再过渡到药物治疗。如果到了该用的时候还是迟迟不用,那也许真的需要终生使用胰岛素了。

使用胰岛素要注意哪些问题呢?

（1）胰岛素有短效、中效、长效3种。普通胰岛素（正规胰岛素RI）是临床上最常用的短效制剂，作用快，注射后0.5小时~1小时可起作用，2小时~4小时为作用高峰时间，维持6小时~8小时，可用作肌肉注射、皮下注射或静脉滴注。低精蛋白锌胰岛素为中效制剂，只能皮下注射，吸收慢，注射后6小时~8小时达作用高峰，维持10小时~24小时。鱼精蛋白锌胰岛素为长效制剂，只能皮下注射，吸收更慢，维持24小时~36小时。

（2）胰岛素若使用不慎，易引起低血糖，尤其是用量过大或活动量过大而按时进食者。一旦出现低血糖反应，如心悸、出汗、手抖、饥饿感，老年人甚至可能表现为精神失常、嗜睡、抽搐等症状，应马上进食或饮用糖水，重则应立即静脉注射5%葡萄糖进行解救。

（3）胰岛素可引起局部或全身过敏反应。少数人可发生荨麻疹、血管神经性水肿，极个别人可发生过敏性休克，轻者可用抗组织胺药治疗，重者必须使用抗组织胺加糖皮质激素药物治疗。

近年来，多倾向使用小剂量胰岛素治疗，然后根据病情变化再逐渐调整剂量，以免大剂量胰岛素引起低血糖、低血钾、低血镁而致死亡。胰岛素制剂一般有效期2年，宜保存在4℃以下或阴冷干燥处，避免日照与冰冻。

怎样合理使用抗甲状腺药物？

常用的抗甲状腺药物主要有他巴唑、甲亢平、甲基硫氧嘧啶、丙基硫氧嘧啶等。甲亢病人使用这些药物治疗时，所用剂量在不同的病情阶段有很大差别，总的疗程时间也有个体差异，一般可分为3个阶段：

控制阶段：从确诊后开始用药，到病人自觉症状基本控制，血清T_3、T_4水平降至正常为止，一般需1个月~3个月的时间。可选用他巴唑或甲亢平，或甲基硫氧嘧啶或丙基硫氧嘧啶，每日3次，持续口服治疗。

减量阶段：约需2周~4周时间，剂量可每1周~2周减1次，他巴唑或甲亢平每次减少5毫克，甲基硫氧嘧啶或丙基硫氧嘧啶每次减少50毫克，直至病人的病情完全控制为止。此阶段应加用适量的甲状腺片。

维持阶段：时间需要1年~1.5年，用药量较小。可选用适量的他巴唑、甲亢平或丙基硫氧嘧啶，持续口服治疗。

抗甲状腺药物常有的不良反应包括：药物过敏性皮疹、药物性粒细胞缺乏症及白细胞减少、关节疼痛、肌肉疼痛、肝脏损害、药物热、头痛等。但发生率不高，为3%~7%。

过敏性皮疹主要表现为不同程度的瘙痒，出现少量丘疹或荨麻疹，这时只需服用抗过敏药物。待皮疹消退后，病人仍可继续服用抗甲状腺药物治疗。少数病人发生较重过敏性皮疹，主要表现为大量成片的荨麻疹样皮疹，瘙痒难忍。这时应换用另一种抗甲状腺药物，并服用糖皮质激素（如泼尼松、地塞米松等）以及抗过敏药物。皮疹消退后可继续服用抗甲状腺药物治疗。

粒细胞缺乏症是抗甲状腺药物治疗中最严重的副作用。可表现为高热、畏寒、咽喉疼痛、头痛、乏力等，重者可发生口腔、咽喉、直肠、肛门、阴道或子宫黏膜坏死性溃疡，甚至产生败血症。化验检查中性粒细胞百分比极度减少，甚至完全消失。一旦发生这种情况，应立即停用抗甲状腺药物，并将病人送到医院急救治疗。

治疗感冒如何合理用药?

感冒是发生在鼻、鼻咽、咽喉等上呼吸道的急性炎症，由病毒感染引起。症状的轻重主要取决于病毒的类型、毒力以及感染的部位和范围。感冒的症型不同，所用的药物也不同。

现代医学分型将感冒分为普通型和咽炎型。普通型以鼻咽部急性炎症为主要表现。患病之初流清水样鼻涕，两三天后鼻涕黏稠。一般不发热或仅有低热，白细胞计数偏低或正常。在没有并发症的情况下一周内可自愈。咽炎型以咽痛为主要症状，咽部红肿明显，扁桃体肿大并有少许分泌物，伴有头痛、咳嗽和周身乏力，白细胞计数偏低或正常。在没有并发症的情况下，一周内可自愈。

发热、头痛：选择解热镇痛药。主要有阿司匹林、对乙酰氨基酚等，具有解热和镇痛的作用，可以解除因感冒而引起的发热、头痛等症状。

鼻塞：选择抗组织胺药。主要有扑尔敏、非那根、非尼拉敏等，可以阻断组织胺的作用，从而减轻鼻塞等症状。

流涕：选择收缩血管药。口服的主要有苯丙醇胺、伪麻黄碱等，局部外用的主要有麻黄碱、鼻眼净等，可以促使鼻黏膜血管收缩，减轻流涕症状。

咳嗽：选择镇咳祛痰药。镇咳药主要有右美芬沙等，祛痰药主要有必嗽平等。两种药配合使用可以减轻感冒引起的咳嗽症状，并使痰液易于咳出。

病人还应根据自身特点选择药物。有些人患有较严重的胃肠道疾患，如胃及十二指肠溃疡、胃出血等，在服用阿司匹林之类的解热镇痛药时就应格外小心，不可多服久服。有些人患有严重的高血压、冠心病，就应避免使用收缩血管药，否则便有可能出现头痛、心悸、失眠等症状。抗组织胺药大多数有不同程度的中枢抑制作用，从事注意力需高度集中的工作人员，尽可能在晚间服用。

如何选择镇咳药和祛痰药?

咳嗽是人体的一种防御功能，当感到气管内有痰或有异物时，以主动的咳嗽运

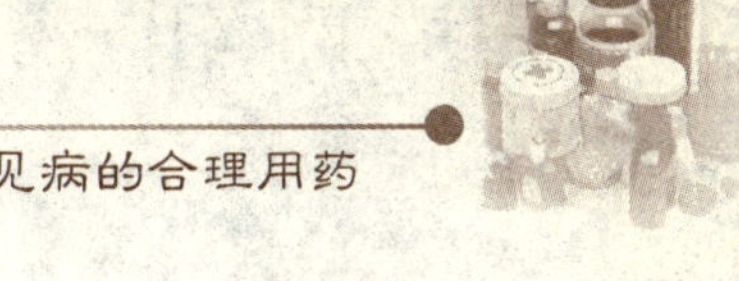

动将其排除，能清除呼吸道的分泌物或异物，对人体有益。只有发生剧烈、频繁的咳嗽时，才能应用镇咳药进行对症治疗，同时采取相应的对症治疗措施，如控制感染、消除炎症等。镇咳药分为两种：凡能抑制咳嗽中枢而止咳的药物，称为中枢性镇咳药；凡能抑制其他环节而止咳的药物，称为外周性镇咳药。中枢性镇咳药又分为成瘾性药（如可待因）和非成瘾性药（如咳必清、咳快好、克咳敏等）。外周性镇咳药也可分为局部麻醉性药（如退嗽等）和缓好性药（如甘草流浸膏、复方甘草合剂等）。

对于一般咳嗽的治疗，应以祛痰为主，不能单独使用镇咳药，以免影响痰液的排出，而且止咳效果也会减弱。此外，痰液滞留在呼吸道内可加重感染，也不利于抗菌消炎药充分发挥作用，延缓炎症的消退。因此，凡是湿性咳嗽，应将镇咳药和祛痰药联合使用。

中枢性成瘾性镇咳药，如可待因对一切原因引起的咳嗽都有一定的止咳效果，适用于癌症、急性肺梗塞、左心衰竭伴有咳嗽，或痰液不多而又频繁发作的刺激性干咳。为防止剧烈咳嗽导致合并症，才能短时间使用镇咳药；但必须慎重使用，尽量限制用药天数和次数。呼吸系统所致的刺激性干咳或阵咳，应选用非成瘾性中枢镇咳药。一般干咳、阵咳选用咳必清较为适宜。急性上呼吸道感染引起的咳嗽，选用咳平为佳，其既无成瘾性，作用又强于咳必清，还具有支气管解痉作用。慢性支气管炎引起的咳嗽，则选用双苯哌丙酮为好，它除能镇咳外，还有一定的祛痰作用。此外，中药杏仁、枇杷叶、半夏、紫金牛等，均有镇咳作用。

痰主要是气管、支气管的腺体及杯状细胞所分泌的。当呼吸道发生急性炎症时，浆液腺分泌物增加，形成了多而稀的痰液。炎症后期或出现慢性炎症时，杯状的细胞及黏液腺的分泌增多，痰液则变得黏稠，此时呼吸道内形成积痰。祛痰药主要通过稀释痰液或液化黏痰，使之易于咳出。常用的祛痰药分为两种：

刺激性祛痰药：直接作用于支气管黏膜或刺激胃黏膜，反射性地促进支气管分泌增加，使痰液变稀，常用的有氯化铵。适用于呼吸道慢性炎症造成的积痰不易咳出。中药如远志、桔梗、吐根、前胡、紫菀、款冬花等，多于其他镇咳祛痰药配成复方制剂使用。

黏液溶解药：能使稠厚的痰液溶解，黏度降低而易于咳出。常用的有必嗽平（溴己新），能裂解痰中的黏多糖纤维素，使痰的黏度下降而易咳出，口服或注射均有作用。口服还可反射性地增加支气管分泌而有祛痰作用。临床适用于支气管炎、肺气肿、矽肺等积有白色黏痰不易咳出者。羧甲基半胱氨酸，能促使痰液中主要成分的黏蛋白质的二硫键裂解而使痰液黏度下降，并可润滑气管内壁使痰易于咳出，且可促进受损支气管黏膜的修复，从而达到祛痰的效果。主要用于慢性支气管炎、支气管哮喘、支气管扩张、肺部感染，肺癌等呼吸道疾病引起的痰液黏稠。

治疗慢性阻塞性肺病如何用药？

慢性阻塞性肺病又称“慢阻肺”，包括慢性阻塞性支气管炎和慢性肺气肿，是一种严重危害人民健康的常见病、多发病，需要进行长期的规范化治疗，尤其要注意合理用药。

抗感染治疗：慢性阻塞性肺病急性加重的最常见原因是呼吸道感染，其致病微生物主要是肺炎链球菌、流感嗜血杆菌、卡他莫拉汉菌、病毒等。如果一时无法进行药敏试验，可根据临床经验给予抗生素7天~14天的治疗，如阿莫西林、喹诺酮类（如诺氟沙星、环丙沙星等）、新型头孢菌素（如先力腾），大环内酯类（如琥乙红霉素、乙酰螺旋霉素等），氨基糖苷类（如立克菌星等）。近年来由于葡萄球菌、耐药流感嗜血杆菌和链球菌等有所增加，如果初期经验性治疗效果不佳，应尽早根据药敏试验结果更换适当的抗生素。

解痉平喘：目前主要有3种类型的解痉平喘药：①β_2-受体激动剂，如喘禾宁、喘康速气雾剂等。②抗胆碱药，如溴化异丙托品等。③甲基嘌呤类，如优喘平、茶喘平等。可根据病人的个体情况选择使用，尽管并非所有病人用药后肺功能都会有所改善，但可缓解症状，改善病人的活动能力。

糖皮质激素类：如果能明显改善肺功能，可考虑长期应用，但应及时减量到最低有效水平，预防并发症的发生。

此外还可使用化痰剂、黏液溶解剂等药物配合治疗，以提高疗效。

如何合理使用哮喘气雾剂？

舒喘灵气雾剂：有显著的支气管扩张作用，适用于支气管哮喘、喘息性支气管炎、肺源性心脏病及慢性气管炎合并肺气肿者。在治疗剂量内对心血管和中枢神经系统影响较小，但妊娠初期、高血压、心功能不全、甲状腺功能亢进及糖尿病人慎用。

喘康速气雾剂：可显著地扩张支气管，适用于支气管哮喘、慢性支气管炎、肺气肿及其他肺部疾病引起的支气管痉挛。

哮喘气雾剂：又叫异丙肾上腺素气雾剂，常用于哮喘发作时或有哮喘预感时喷雾吸入。此药可立即见效，但维持时间仅1小时左右，用药时间较长时可产生依赖性和耐药性。因此每喷1下~2下，每日3次~4次，仍无效者不宜再用，切勿随意增加次数

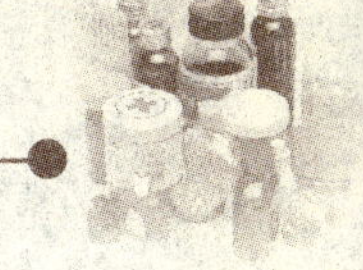

和剂量，尤其是每分钟心率120次以上和甲状腺机能亢进者应禁用。本品治疗量不仅无升压作用，且会使血压下降，故也适用于患高血压的哮喘病人。

愈喘气雾剂：含异丙肾上腺素及愈木酚甘油醚及维生素C等。本品既可平喘又可祛痰，适用于哮喘发作，亦可用于慢性支气管炎及肺气肿。但高血压、甲状腺功能亢进病人慎用。

丙酸培氯松气雾剂：不仅有解痉、预防和控制支气管哮喘发作的作用，而且还有消炎和抗渗出等作用，对长期依赖口服激素的支气管哮喘者，换用本品，口服激素可逐渐减量或不用。如将此药由鼻腔喷入，还可治疗过敏性鼻炎，能提高控制哮喘发作的疗效。本品无支气管扩张作用，在使用过程中，如果遇到急性哮喘发作，可加用支气管扩张药或激素制剂。

治疗慢性胃炎如何用药？

慢性胃炎通常分为慢性浅表性胃炎和慢性萎缩性胃炎。慢性浅表性胃炎的治疗主要是去除各种可能的致病因素，如戒除烟酒，避免吃对胃有刺激性的食物和药物，积极治疗口腔及咽部慢性疾患。

治疗用药有保护胃黏膜的药物：

胶体次枸橼酸铋：如得乐、丽珠得乐冲剂等，在胃液酸碱度条件下，它们能在溃疡表面或溃疡基底肉芽组织形成一种坚固的氧化铋胶体沉淀，成为保护性薄膜，从而隔绝胃酸、酶及食物对溃疡黏膜的侵蚀作用，促进溃疡组织的修复和愈合。此外，它能与胃蛋白酶发生整合作用而使其失活，铋离子能促进黏液分泌，对溃疡愈合也有一定作用。用于治疗胃及十二指肠溃疡，每日4次，饭前半小时和睡前服。如果是合剂，每日3次，以3倍开水稀释后服，6周为一疗程。

硫糖铝：能抑制胃蛋白酶分解活性；与胃黏膜蛋白结合形成保护膜，且有制酸作用；能促进黏膜再生，增强其抵抗力。用于溃疡病治疗，疗效发生慢，用药2周左右症状才能改善，3个月~6个月溃疡面缩小或愈合。每日4次，饭后2小时~3小时服用。

胃膜素：提取自猪的胃内壁糖蛋白，遇酸形成黏稠的胶状物，附着在胃黏膜上，保护溃疡面，从而促进其愈合。

麦滋林-S颗粒：可促进溃疡愈合，并抑制阿司匹林和非类固醇（如消炎痛等）引起的消化系统黏膜病变，也可抑制胃蛋白酶的分泌，用于治疗慢性胃炎、胃及十二指肠溃疡。

丽珠欣洛维：为胃黏膜防护因子增强剂，可增强胃黏膜细胞活力，营养局部受损黏膜，促进表皮细胞、成纤维细胞的修复。主要用于治疗胃和十二指肠溃疡。

胆汁反流明显者，尤其是上腹部饱胀不适、恶心、呕吐者，可用促胃动力药。

胃复安：又称灭吐灵，化学名为甲氧氯普胺，对胃肠道有兴奋作用，能加强胃窦部蠕动，松弛幽门括约肌，促进胃食物排空，从而可用于治疗嗳气、食欲不振、胃部胀满、胃下垂等症。此外它还用于治疗胆囊炎、胆石症，因它可以松弛胆管括约肌，调整胆管运动和胆汁分泌。但反复用药或剂量过大时，会出现肌肉震颤、抽搐等不良反应。

吗丁啉：又称多潘立酮，为外周多巴胺受体阻滞剂，能增强胃蠕动，促进胃排空，抑制恶心、呕吐及有效地防止胆汁反流。它的副作用很少，所以比胃复安使用更广泛。由于目前尚无针剂，不能口服的病人仍要选择胃复安注射剂治疗。有反酸者可用H_2-受体拮抗剂，如西咪替丁，每日4次；雷尼替丁，每日2次，以及山莨菪碱、普鲁本辛等。

幽门螺杆菌阳性者，可用胶态铋剂，如丽珠得乐冲剂或胶囊，以及口服抗生素，如阿莫西林，每日3次；甲硝唑，每日3次；庆大霉素片，每日3次。

慢性萎缩性胃炎治疗的关键是生活调养。病人应保持精神乐观，生活要有规律，避免烟酒及饮食饥饱无常。可用维酶素每日3次口服。还需定期作胃镜随诊，动态观察胃黏膜病变情况，如果萎缩性胃炎合并肠上皮化生短期内明显加重，应考虑手术治疗，以防恶变。

治疗消化性溃疡如何用药？

消化性溃疡主要指发生在胃和十二指肠的慢性溃疡，是常见病、多发病。通过合理用药和坚持治疗，能促其愈合，防止复发。

H_2-受体拮抗剂：如西咪替丁，每日三餐饭后和睡前服雷尼替丁，每日早晚各1次；法莫替丁，每日早晚各1次，4周~6周为一疗程。

质子泵阻滞剂：如奥美拉唑（洛赛克），能特异性地作用于胃黏膜壁细胞，从而抑制胃酸的分泌，对组织胺、五肽胃泌素及刺激迷走神经引起的胃酸分泌，均有明显的抑制作用。对H_2-受体拮抗剂不能抑制的胃酸分泌，也有强烈而持久的抑制作用。每日1次，2周~4周为一疗程。

胃黏膜保护剂如硫糖铝：能抑制胃蛋白酶分解活性；与胃黏膜蛋白结合形成保护膜，且有制酸作用；促进黏膜再生，增强其抵抗力。每日4次，饭后2小时服用，6周为一疗程。

三钾二枸橼酸胶体铋剂：可附着于溃疡面促进其愈合，同时还可抑制幽门螺杆菌的侵袭作用，促使胃黏膜合成前列腺素等发挥其治疗作用。有片剂和冲剂两种，每日4次，于饭前半小时及睡前口服，4周~6周为一疗程。

溃疡愈合后坚持H_2-受体拮抗剂半量治疗，如雷尼替丁，每晚睡前服，可明显降低复发率。如果中途复发，可继续采用发作期治疗方法，仍然有效。

在治疗消化性溃疡的过程中，医生往往要求病人将一些药物在临睡前再服一次。这主要是人体胃内的基础排酸量具有昼少夜多的规律。白天由于食物刺激而分泌的胃酸可因食物混合使酸度下降，而临睡前胃内食物多已排空，此时酸度较高、服用抗消化性溃疡药物有助于降低胃内酸度，加速溃疡愈合。另外，临睡前服药容易在胃黏膜表面形成保护膜（如硫糖铝），以减少溃疡面与胃酸直接接触，有利于溃疡面愈合，降低夜间胃内酸度有防癌作用。

对患有胃及十二指肠溃疡的病人，口服药要小心，因为药物能直接或间接地对患溃疡的胃肠道造成刺激或损害，尤其是化学药物或作用剧烈的药物。某些药物甚至能改变肠腔内壁上皮细胞结构，对消化腺的分泌和胃酸也有影响，或促进分泌或抑制分泌，还可能对胃黏膜造成损伤，引起溃疡和出血。

能够刺激胃黏膜的药物有阿司匹林、保泰松、消炎痛、氧化钾、水合氯醛、硫酸亚铁、某些口服抗生素等。

能够加重溃疡或造成溃疡的药物有氢化可的松、醋酸可的松、泼尼松、泼尼松龙、地塞米松、保泰松、左旋多巴、利舍平、胍已啶、咖啡因、烟酸、甲磺丁脲、妥拉苏林、酚妥拉明、氟脲嘧啶、巯嘌呤等。

能够引起出血倾向的药物除糖皮质激素类外，有阿司匹林、消炎痛、保泰松、利尿酸、呋塞米（速尿）、利舍平、氯化钾、左施多巴、酚酞、双香豆素、溶栓酶、呋喃丙胺、锑-273、环磷酰胺、氨甲喋呤、氯灭酸、布洛芬、多黏菌素、对氨基水杨酸钠等。

以上药物溃疡病人不宜使用，经医生特许使用这些药物时，也只能短时间之内应用，并要密切注意观察有无不良反应。

怎样选择止泻药物？

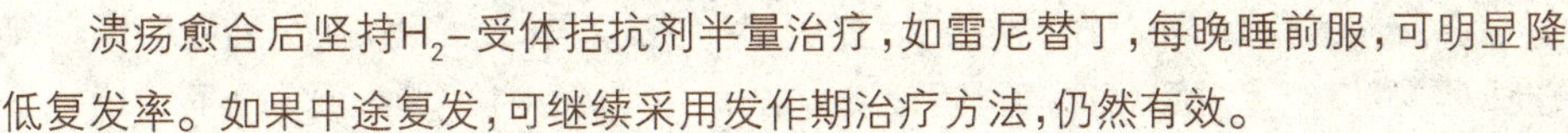

常见的腹泻有急性腹泻、慢性腹泻、菌群失调性腹泻。

急性腹泻：大多数由于饮食不洁而导致发烧、腹痛、腹泻等症。其元凶为致病性大肠埃希菌或沙门菌属，可服黄连素治疗，或服诺氟沙星（氟哌酸）胶囊，但小儿、孕妇忌用。此病勿用洛哌丁胺（易蒙停）或复方地芬诺酯治疗，因为它们止泻作用颇强，易误认为药到病除，但肠道内依然有病菌存在，且其毒素不能随大便排出而出现腹胀、肠麻痹，甚至有血压下降等中毒反应。

有些急性腹泻病人，并无饮食不洁史，由于病毒性胃肠炎引起，且有流行特点。如家中数人相继发病，均有呕吐、胃痛、水样泻等症，可服用思密达治疗，它能均匀地覆盖在肠腔表面上，可达6小时之久，先吸附病菌、病毒，使之固定，然后随肠蠕动排出体外，不仅能缩短腹泻持续时间或减少腹泻次数，使大便成形，而且还有助于恢复肠蠕动的正常节律，维护肠道的输送、吸收功能。若其他药物与其联用，应在思密达之前1小时服用。对于体温甚高、腹痛较剧、大便中出现脓血的急性腹泻病人，应及时去医院诊治。

慢性腹泻：常因结肠过敏所致，故又称肠易激综合征。也会因疲惫紧张、烦躁不安等情绪变化，促使结肠蠕动增快而出现腹泻。可用复方地芬诺酯治疗，它能减弱肠蠕动，有利于肠内水分再吸收，显示较强的止泻作用，但长期服用易产生依赖性。也可应用洛哌丁胺（易蒙停）治疗，首次口服剂量加倍，待显效后减量，直到腹泻停止，若无效就停服。同时空腹或于饭前半小时服用，可提高疗效。但服后可能有口干、恶心、食欲不振及腹胀、出疹、瘙痒等反应。孕妇、乳母与重症肝损害者慎用；1岁以下婴儿与肠梗阻、便秘及抗生素导致的“假膜性肠炎”等病人均禁用。若属顽固性腹泻，可服得舒特片。有些慢性腹泻病人，也可因慢性结肠炎引起，大多由于过去患细菌性痢疾或阿米巴痢疾未彻底治愈，而转为慢性腹泻，有时还伴随结肠过敏，可服阿莫西林治疗。或服用黄连素、诺氟沙星与洛哌丁胺、复方地芬诺酯等，皆能奏效。

菌群失调性腹泻：随着抗生素的广泛应用，尤其是长期、大量滥用，易引起菌群失调症。这是怎么回事？原来在正常人体内，尤其是肠道中有着大量有益的细菌，它们有的将食物残渣发酵转变为酸，也有的将蛋白质残渣转变成氨。这些细菌一旦被误伤，即与其他细菌之间失去平衡，引起腹泻，此时粪便会散发出一般酸味，且有许多泡沫，或出现奇臭。若继续应用抗生素，则病情进一步变化，可突然发生“假膜性肠炎”，死亡率极高。故腹泻时，除停用抗生素外，还应服用培菲康胶囊，于早、晚餐后服用。因为它含有双歧杆菌、乳酸杆菌等活菌，能使失调的菌群重新恢复平衡。

如何合理使用通便药？

通便药也叫泻药，主要是指刺激或促进肠蠕动，引起排便反射或者通过软化粪便、润滑肠道，使肠内容物易于排出体外的药物。按其作用方式，大体可分为三类：一类为容积性泻药，如硫酸镁、硫酸钠；另一类为接触性泻药，如酚酞；还有一类为润滑性泻药，如液状石蜡、开塞露等。

容积性泻药：这类药所含多种盐类离子，不易被肠壁吸收，口服此种制剂可使肠内容物的渗透压增高，体液的水向肠腔移动，以致肠内容积增大，肠道被扩张，因而刺激肠壁，反射性地引起肠蠕动而导泻。如空腹服用硫酸镁溶液后，能迅速由胃排入小肠，除引起肠内渗透压升高外，还由于刺激十二指肠，使之分泌胰胆囊收缩激素，促进胰酶分泌，从而增加小肠和结肠的分泌与蠕动，一般服药后1小时~6个小时内排出肠内毒物，亦可用于服驱虫药后的导泻。本品能迅速从尿中排出在肠道吸收的部分，故对人体无害，但肾功能损害者因镁离子排出减少，可在体内蓄积中毒，应禁用。年老体弱者、月经期妇女慎用。

接触性泻药：这类药直接作用于肠黏膜，使肠黏膜通透性增加，肠腔对水和电解质的吸收缩小，使肠液增多而引起泻下。例如酚酞，又称果导，口服后在肠道与肠液里形成可溶性钠盐，促进大肠推进性蠕动，作用缓和，6小时~8小时后排便，适用于慢性便秘。一次给药作用可维持3天~4天之久。因能从乳汁分泌，哺乳期妇女慎用，以免影响婴儿。

润滑性泻药：这类药比较安全，如开塞露应用十分普遍，它是含甘油50%的制剂，注入肛门内后，因其高渗透压刺激肠壁而引起排便反射，还可润滑干燥的粪块。本品不影响营养物质的吸收，方便快捷，主要用于轻度便秘。液体石蜡是一种不被人体吸收的、无色透明的矿物油，它能阻碍肠道对水分的吸收，产生润滑肠壁、软化粪便的作用。适用于老年人与儿童的便秘，并可用于痔疮病人、高血压病人缓泻。但不宜长期或大剂量使用，以免干扰人体对维生素的吸收或产生肛门刺激症状。

各种泻药的应用，一定要根据症状和病情而定。例如，治疗便秘，不宜长期依赖泻药。对于习惯性便秘，要多增加活动和多吃纤维素多的蔬菜瓜果，养成每日定时排便的良好习惯。如必须选用泻药，容积性泻药应于早晨空腹时服用；作用慢的果导则应于临睡前服用；年老体弱者最好选用润滑性泻药；偶发的便秘宜用开塞露。润滑性泻药禁用于排除体内脂溶性毒物，因能增加毒物的吸收。服某些驱虫药后导泻也不主张用油类泻药，而宜用硫酸镁溶液，以促进虫体和药物都被排出。妊娠期内妇女一般禁用作用剧烈的泻药，以防刺激肠道反射性地引起盆腔充血造成流产。月经期内若用剧烈泻药会造成月经量过多。腹痛的病人，在诊断尚未明确之前，也不可随便乱用泻药。

如何合理使用抗生素？

抗生素主要是指细菌、霉素或其他微生物在代谢过程中所产生的具有抗病原体或其他活性的一类物质。在临床上常用的亦有几百种，主要是从微生物的培养液中提取，或者用合成、半合成方法制造。其分类有以下几种：

β内酰胺类：青霉素类和头孢菌素类的分子结构中含有β内酰胺环。近年来又有较大发展，如硫霉素类、单内酰环类、β内酰酶抑制剂、甲氧青霉素类等。

氨基糖苷类：包括链霉素、庆大霉素、卡那霉素、妥布霉素、丁胺卡那霉素、新霉素、核糖霉素、小诺霉素、阿斯霉素等。

四环素类：包括四环素、土霉类、金霉素及强力霉素等。

氯霉素类：包括氯霉素、甲砜霉素等。

大环内酯类：临床常用的有红霉素、白霉素、无味红霉素、乙酰螺旋霉素、麦迪霉素、交沙霉素等。

作用于革兰阳性细菌的其他抗生素：如林可霉素、氯林可霉素、万古霉素、杆菌肽等。

作用于革兰阴性细菌的其他抗生素：如多黏菌素、磷霉素、卷霉素、环丝氨酸、利福平等。

抗真菌抗生素：如灰黄霉素。

抗肿瘤抗生素：如丝裂霉素、放线菌素D、博莱霉素、多柔比星等。

具有免疫抑制作用的抗生素：如环孢素等。

抗生素根据其不同的作用性质可分为：

繁殖期杀菌剂：郁内酰胺类、头孢菌素族。

静止期杀菌剂：如氨基糖苷类、多黏菌素类。

速效抑菌剂：四环素类、氯霉素类、大环内酯类等。

不同种类的抗生素可产生迥然不同的效果。繁殖期杀菌剂与静止期杀菌剂联用后获协同作用的机会增多；速效抑菌剂与繁殖期杀菌剂联用可产生拮抗作用；速效抑菌剂之间联用一般产生累加作用，速效与慢效抑菌剂联用也产生累加作用；静止期杀菌剂与速效抑菌剂联合使用可产生协同和累加作用；繁殖期杀菌剂与慢效抑菌剂联用呈无关作用。繁殖期杀菌剂、静止期杀菌剂、速效抑菌剂联合应用，常发生协同和累加作用。

不合理地联用抗生素，不仅不能增加疗效，反而有可能降低疗效，增加不良反应和产生耐药性，因此要严格控制联合用药。发生败血症等严重感染时，联合用药以杀菌剂为优，如庆大霉素加青霉素；庆大霉素加红霉素或氯霉素；头孢噻吩或万古霉素加利福平。大多数大肠埃希菌对链霉素耐药，但对复方新诺明及呋喃妥英、诺氟沙星等耐药率低。氨基糖苷类抗生素对革兰阴性杆菌有较强的作用，但因耐药菌株多，所以常需联合用药，如氨基糖苷类加广谱青霉素；庆大霉素或丁胺卡那霉素加氨苄西林或哌拉西林；氨基糖苷类加头孢菌素（头孢唑啉、头孢呋肟类）。铜绿假单胞菌（绿脓杆菌）是较为顽固的致病菌，常导致医院内交叉感染，且耐药现象越来越重，治疗多采用联合用药，如采用庆大霉素或丁胺卡那霉素与多黏菌素、磺苄西林、呋苄西林或哌拉西林联用。

不同种类抗生素联用可导致某些毒性增加，加氨基糖苷类与头孢菌素联用，可使肾毒性增强。氨基糖苷类与其他药物加强效利尿剂联用，可使其毒性增强。此外，抗生素与输液的配伍也会影响抗生素的疗效。因此，在联合用药时，应全面考虑这些

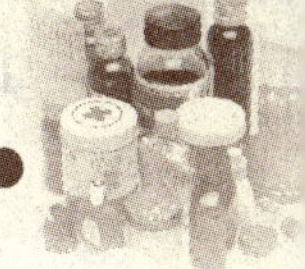

副作用和不良反应可能产生的后果。

合理使用抗生素类药物，是治疗感染性疾病成功的关键，滥用可致病人不良反应增多，体内产生耐药菌株，收不到预期的治疗效果，既浪费了药品，又增加了病人的经济负担。长期使用抗生素还会使人体内有益的细菌被抑制，造成体内菌群失调，导致二重感染霉菌和白色念珠菌趁机大量繁殖，给人体带来新的危害。目前对二重感染的治疗尚无良策，而且短期内难以治愈。

选择抗生素取决于临床诊断，而细菌学检查和体外药敏试验是选药的依据，明确诊断后用药才能有的放矢，分清抗菌谱是否符合可避免乱用，比如说青霉素、红霉素对链球菌引起的咽喉炎、扁桃体炎有效，但对革兰阴性杆菌引起的疾病则无效。

抗生素必须直接接触致病菌才能发挥作用，所以要考虑所选择的药物能否到达感染部位，以及能否达到有效浓度。例如，磺胺嘧啶易透过血脑屏障，进入脑脊液，可用于治疗流行性脑膜炎，而其他抗生素如四环素则不宜选用。病情的轻重不同，在选择抗生素时也是要考虑的问题，重症病人宜选择见效快、作用强、抗菌谱较窄的青霉素、链霉素；对轻症或慢性感染则可选用作用较慢的广谱抗生素。

联合应用抗生素必须由医生决定，不可凭自己的一知半解随便联用，错误的联用容易发生拮抗作用而降低疗效，还会增加毒副反应。

不要轻易地把抗生素当做预防性用药，不必要的预防用药实属浪费，而且增加了耐药性和发生不良反应的可能。对用抗生素治疗病毒性感冒以预防继发性细菌感染的发生；或用抗生素预防心衰、休克、昏迷等肺部并发症；或不论什么手术，术后都要常规给予一段时间的抗生素预防刀口感染以示保险的预防性用药，不但不能降低细菌感染的发生率；相反，一旦感染真的发生，因致病菌已经高度耐药，则对它就无能为力了，反而使感染更加难以控制。

另外，抗生素一般来说，需要连用2天~3天才能看出效果，超出这个时间仍不见效，才考虑换一种试试，不要频频更换抗生素，或者随便联合用几种抗生素。使用抗生素能用一种解决问题，绝不用两种，更不要首选抗生素中的新药、贵药。

口服青霉素类药物要注意什么？

到药店购买阿莫西林、阿莫仙等口服青霉素类药物，应凭医生处方。即便是持有医生开的处方，服用之前也要看清楚医嘱或者药物说明书，千万不要盲目服用。服药后如出现过敏现象，应立即去医院急诊，不可拖延时间，并向医生说明自己服用过青霉素类药物。

口服青霉素时应做皮试。现在一些正规医院都规定，病人在使用青霉素类药物之前必须先做皮试，阳性反应者禁用。做皮试是对自己健康负责，不要怕麻烦。过去有过青霉素过敏史的人则应严禁使用该类药物，不要心存侥幸，铤而走险。

治疗尿路感染如何用药?

（1）要选用对致病菌敏感的药物。为了查明致病菌，必须在选用抗生素之前先做细菌培养和药敏试验。如果在用过抗生素后再做细菌培养和药敏试验，就难以获得阳性结果。上述检查至少需48小时后才能获得结果，在实际工作中首次用药不可能也没必要等待细菌培养结果。用尿沉渣涂片找细菌，能迅速确定杆菌感染还是球菌感染，有助于选择抗菌药物。

（2）根据病变部位选择抗菌药物。下尿路感染为尿路的浅层黏膜病变，要求在尿中有高浓度的抗菌药物，如呋喃类药物、庆大霉素等。上尿路感染为肾实质深部感染，因此要求抗菌药物在尿内和血液中均有较高的浓度。

（3）要避免使用肾毒性药物。抗菌药物多由肾脏排泄，故在治疗尿路感染时，应尽可能避免使用肾毒性药物，如消炎痛、保泰松等。

（4）在必须时可联合使用两种或两种以上的抗菌药物，以便产生协同作用，从而达到提高疗效的目的。是否联合用药可考虑这样一些情况：①单一药物治疗失败；②严重感染；③混合感染；④耐药菌株出现。如对大肠埃希菌可选用氨基糖苷类抗生素与第三代头孢菌素合用。变形杆菌感染可选用半合成广谱青霉素类与氨基糖苷类抗生素合用。耐青霉素的金黄色葡萄球菌感染多选用新青霉素Ⅰ或Ⅱ与第一代头孢菌素或氨基糖苷类抗生素合用。铜绿假单胞菌感染多用半合成广谱青霉素或第三代头孢菌素加氨基糖苷类抗生素治疗。

（5）磺胺药物的主要优点是在尿中的浓度高，耐药性小，副作用轻，能抑制阴道前庭和尿道口周围的细菌，因而减少了尿路感染再发作的机会。临床实践证明，磺胺甲基异噁唑（复方新诺明）加甲氧苄氨嘧啶、碳酸氢钠，对尿路感染常见的病原菌，如大肠埃希菌、变形杆菌、葡萄球菌均有较好疗效，而且其疗效比氨苄西林等还要好。

慢性前列腺炎用药有什么特殊性?

与其他疾病用药相比，慢性前列腺炎的用药问题有其特殊性。这是前列腺脂质包膜的屏障作用造成的，大多数抗菌药物难以进入前列腺内达到有效的抑菌浓度，只有脂溶性高的碱性药物，与血浆蛋白结合少，对前列腺脂膜弥散性好，才有可能发挥较好的疗效。符合这些条件的药物有磺胺增效剂、复方新诺明（内含磺胺增效剂）、

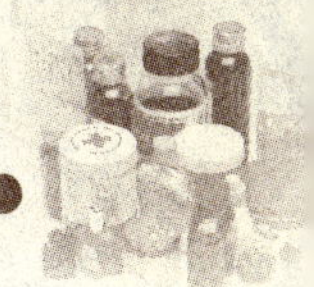

红霉素、林可霉素、利福平、诺氟沙星等。此外，氧氟沙星、美满霉素、泰利特等药物疗效也很好。选择抗生素应该结合前列腺液细菌培养和药敏试验的结果决定用药种类，并根据治疗效果及时加以调整。

目前医生较常采用的方案是利福平与磺胺增效剂联合治疗，每日1次口服利福平和磺胺增效剂，标准疗程4个月。其缺点为利福平有肝毒性作用，而且用药时间长，病人多难以坚持到底。采取此方案治疗的病人，应定期检查肝功能。其次是口服红霉素，连服15天。或者服用阿奇霉素，每天服用1次即可。优点是对支原体感染亦有效。氧氟沙星和美满霉素疗效也较好。在口服定量抗生素的前提下，加服保泰松或者皮质激素，有加强抗生素对前列腺通透的作用，可以在医生指导下应用。

米诺环素、强力霉素均具有较强的穿透力，在前列腺泡内形成高浓度，可以抑菌、杀菌，起到治疗目的。此药可能对肝、肾功能有一定影响，故病人服药期间应去医院检查肝肾功能，少数病人出现眩晕症状。此外，有规律的性生活、忌酒及辛辣食物、理疗、热水坐浴，均可减轻局部炎症，促进药物吸收和改善血液循环，有助于慢性前列腺炎的治疗。

怎样正确使用糖皮质激素类药物？

糖皮质激素具有抗炎、抗毒、抗过敏、抗休克四大药理功能，对多种疾病均有较好的疗效，能明显改善症状，临床应用十分广泛。怎样正确使用激素呢？

（1）不要将激素当做止痛药来使用。由于激素有抑制抗原抗体反应、改善毛细血管通透性及非特异性的抗炎作用，对于某些疾病的疼痛，尤其是关节疾病的疼痛有一定的减轻肿胀和“止痛”作用。所以，有人错误地将激素当做止痛药来使用，甚至不查病因，不分病情急缓，较长时间、较大剂量地使用激素。激素对类风湿或风湿性关节炎确有良效，但应在水杨酸制剂疗效不佳或关节炎急性期内使用。对其他类型的疼痛，如腰痛、全身疼痛和肌肉痛等，一般是不宜使用的；对于结核性、痛风性、退行性和外伤性关节炎等，则更是禁止使用的。

（2）不要将激素当成退热药使用。激素能抑制致热原释放，直接作用于丘脑–下丘脑的体温调节中枢，降低其对致热原的敏感性。但用激素退热，会掩盖病情，延误诊治。对于高热病人应首先查明病因，病因未明前不要盲目使用激素。明确病因后，需在抗生素强有力支持下使用，一般以较大剂量、较短疗程为宜，即大剂量使用3天~5天，病情稳定后逐渐减量至停用。

（3）不要将激素作为止痒剂来使用。激素有抗过敏与抗炎作用，能改善毛细血管的通透性，减少组织胺或毒素对皮肤的刺激，对瘙痒性变态反应皮肤病有良好的改善与减轻症状作用。但有可能造成一些不该使用激素的疾病病情加重及反复，例如，疱疹病毒及真菌性皮肤病使用激素后，皮肤损害加重，面积扩大。激素并非止痒剂，更不是治疗皮肤病的万能药，只是对过敏性皮炎、荨麻疹、药疹、血管神经性水肿、红斑狼疮、天疱疮等有效。

怎样选择治疗颈椎病的药物？

目前还没有治疗颈椎病的特效药物。一些药物的治疗属于对症治疗，可以使疼痛减轻，但不能从根本上解除病因。这些药物大致有：

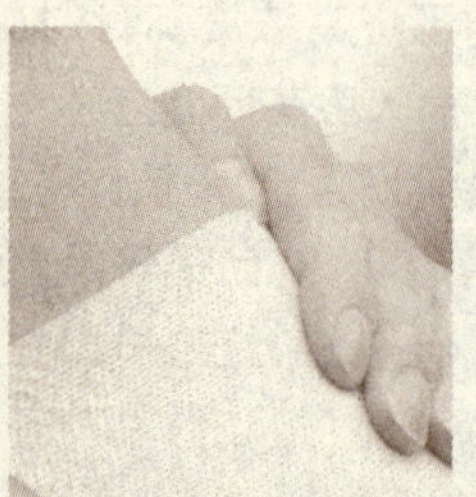

非甾体类消炎镇痛药：这一类药物主要是针对神经根受到刺激引起的损伤性炎症，起到消炎镇痛的作用。主要药物有：阿司匹林、扑热息痛、保泰松、消炎痛、奈普生、布洛芬、芬必得、奇诺力、扶他林等。其中芬必得胶囊对胃肠损害较小，作用时间长，往往能取得较好的治疗效果，常用于颈痛、肩痛、上肢麻木的病人。症状消失后应逐渐停药。

松弛肌肉的药物：这类药物使肌肉的痉挛得到缓解，解除了对脊髓神经、血管的刺激。妙纳就是这样一种口服液。

镇静剂：镇静剂能减轻神经的兴奋性，也能使肌肉的紧张得到缓解，适合于精神兴奋、紧张、激动的病人。一般常用安定，睡前口服，也可用健脑安神的中成药。

改善脑部血流供应的药物：常用的药物有：维脑路通片、维脑路通注射液、尼莫通片、尼莫通注射液、脑通片、脑通注射液。

神经营养药：这是对任何一种类型的颈椎病都有治疗意义的药物。常见的药物有维生素B_1片，以及其他复合维生素。

治疗缺铁性贫血如何用药？

缺铁性贫血亦称小细胞性贫血，是常见病、多发病。对于中、重度贫血患者可给予铁剂治疗，使用铁剂治疗时需要注意哪些方面？

中度贫血病人常可口服二价铁，如硫酸亚铁、富马酸铁。婴幼儿多用25%硫酸亚铁合剂溶液。对于一些患胃肠道疾病或妊娠孕妇严重呕吐等情况不宜口服铁剂者，可选用注射铁治疗。常用的有右旋糖酐铁、含糖氧化铁等。对于重度病人，注射铁剂能很快缓解造血所需铁的不足和防止心脏病等并发症，但注射铁剂可引起局部反应，故应慎用。

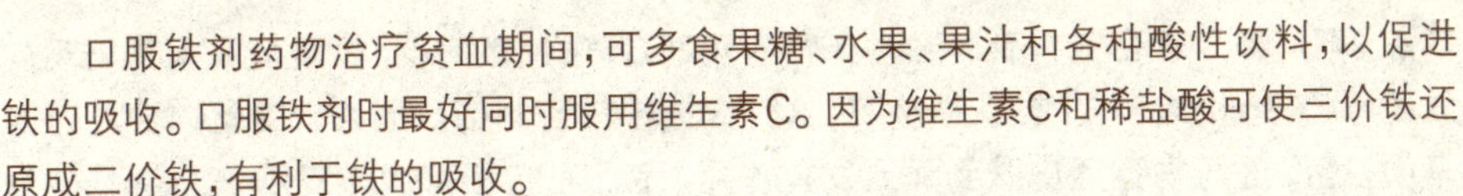

口服铁剂药物治疗贫血期间，可多食果糖、水果、果汁和各种酸性饮料，以促进铁的吸收。口服铁剂时最好同时服用维生素C。因为维生素C和稀盐酸可使三价铁还原成二价铁，有利于铁的吸收。

茶与中药煎剂中含有鞣酸，会与铁结合形成鞣酸铁沉淀，影响铁的吸收；咖啡与抗酸药物也会影响铁的吸收，铁与四环素可形成络合物，影响铁的吸收；牛奶中含磷较高，也会影响铁的吸收。服用铁剂时不要同时服用上述饮料与药物。

铁剂在饭后30分钟口服最好，因为铁主要在十二指肠以主动转运的方式被吸收。再则食物可减慢胃肠蠕动，可延长铁剂在十二指肠段的停留时间。这不仅可使铁的吸收量增加，还可减少铁剂对胃肠道的刺激，避免恶心、呕吐、腹痛、腹泻等副作用。

治疗阴道炎如何合理使用外用药？

阴道炎是许多妇女一生中的难言隐痛，在不同的时期或由于不同的原因，都可能遭遇阴道炎的袭击。

滴虫性阴道炎：由阴道毛滴虫所引起，治疗通常可给予甲硝唑口服及阴道内放置甲硝唑（灭滴灵）栓，7天~10天为一疗程，连续3个月，用1%乳酸液冲洗外阴。性伴侣也应同时治疗，并在治疗期间避免性生活。此外，病人应注意个人卫生，避免不洁性交和交叉感染。

霉菌性阴道炎：由白色念珠菌感染引起，多发生于长期使用激素、抗生素的女性，糖尿病病人及孕妇也易染此病。治疗方法是凯妮汀阴道用药，也可用制霉菌素栓剂塞入阴道治疗。治疗期间应避免性生活，勤换内裤，洗涤用具均应用开水烫洗。

老年性阴道炎：主要是由于雌激素缺乏而导致局部抵抗力降低，病菌入侵繁殖而引起炎症，为绝经后妇女常见病。一旦发现患有老年性阴道炎，必须及早治疗，拖延治疗的结果可能导致阴道粘连。通常局部用1:5000高锰酸钾外洗，阴道塞入己烯雌酚片剂或栓剂。

怎样合理使用皮肤外用药？

常用的皮肤外用药有水剂、洗剂、粉剂、糊剂、油剂、乳剂等。它们是由作用药和基质两部分组成。

（1）要对症用药。如真霉感染，应选择抗真菌外用药，瘙痒性疾病应选择止痒剂。

（2）根据皮肤病的分期选用不同剂型的外用药。常见的湿疹、皮炎等皮肤病，急性期宜选用具有收敛、减少渗出物作用的水溶液和洗剂，如3%硼酸溶液、炉甘石洗剂等。不可选用软膏或含有刺激性药物的乳剂，以免加重病情。慢性皮肤病常出现皮肤肥厚、苔癣化或表皮皲裂、溃疡等，这时应选择软膏制剂。因为软膏是以油脂等为基质，能促进药物穿透皮肤到深层发挥作用，而且油脂还可润泽皮肤、软化痂皮、保护创面等。

(3)应根据不同年龄、不同性别、不同部位的皮肤选择用药。如小儿、女性，以及面部、耳朵、外生殖器等处皮肤较柔嫩，宜选用浓度低、刺激性小的药物，以免引起红肿、水疱等不良反应。

在用药前患处应先行清洁，有毛发的部位不宜选用粉剂、洗剂或糊剂。皮损广泛或全身性使用外用药时应注意发生吸收后药物中毒的可能。用药过程中还应该注意有无过敏反应，应先小面积使用，无反应后改为大面积使用。激素类药物(如肤轻松软膏等)不具有杀灭细菌、霉菌和病毒的作用，不能用于细菌性或病毒性皮肤病，如手足癣、体癣、股癣、扁平疣、寻常疣、脓疱疮、毛囊炎等，以免加重病情。激素类外用药长期使用可产生局部或全身副作用，如皮肤萎缩及干燥、毛细血管扩张、股骨无菌性坏死等。还要注意用药品种不宜过杂，应注意配伍禁忌，如使用碘剂病人不能在眼周涂汞剂，否则可出现角膜炎甚至失明。硫黄不能与汞剂合用，否则会产生黑色素。有机酸类不宜加在乳剂或振荡合剂中，否则会失效。

治疗痔疮和肛裂怎样合理用药?

痔疮和肛裂的治疗主要是保持大便通畅。大便干结者可用通便润肠药物，如果导、麻仁润肠丸、石蜡油、蓖麻油、番泻叶水等。同时还应保持肛门部的清洁，便后可用1∶5000高锰酸钾溶液坐浴，每次20分钟，然后可局部使用痔疮膏等治疗。经上述处理，一般均可改善症状，甚至多年不发作。如果无明显好转，应请专科医生诊治或手术治疗。

治疗脚癣怎么合理用药?

脚癣临床上常分为4类：水疱型、浸渍型、鳞屑角化型、湿疹样癣菌疹。可根据不同类型的皮肤损害正确选用癣药水、癣药膏作局部用药。如果久治不愈或严重者，可适当选用口服抗真菌药物，继发细菌感染者可局部或全身使用抗生素治疗。各种类型脚癣的用药治疗方法如下：

水疱型：在急性阶段，皮肤可出现急性发红的渗出性水疱损害，多为散状分布，如有糜烂，常可继发细菌感染。当水疱小而未破溃时，可搽益康唑、克霉唑癣药水或

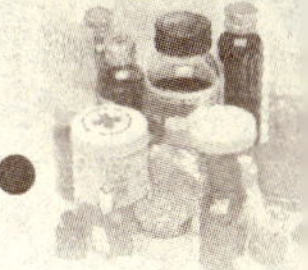

用10%冰醋酸溶液浸泡20钟，每天2次~3次。如果疱大可刺破放出疱液，再搽复方雷锁辛搽剂或加用湿气灵药粉。如继发细菌感染，则可用0.5%高锰酸钾溶液浸泡，待感染控制后再上药。

浸渍型：往往表现为趾蹼裂痕，伴有表皮剥脱及潮湿浸渍，易感染。可用湿气灵药粉或复方雷锁辛搽剂、克霉唑癣药水、益康唑癣药水。待渗液减少后再用湿气灵软膏、癣敌膏、达克宁软膏治疗。

鳞屑角化型：由于足底、足缘发生过度角化而发生广泛性脱屑。夏天常出现群集的水泡分布，冬天则干裂疼痛。可用复方苯甲酸软膏、克霉唑软膏或与癣药水交替使用。夏天可用10%冰醋酸溶液浸泡，每晚1次，每次约15分钟。

湿疹样癣菌疹：因足部霉菌感染引发手指和手掌的侧面及屈侧甚至全身发生成群的瘙痒性水泡损害。这是机体对癣菌的过敏所致，因此首先应做抗过敏治疗，如口服酮替芬、扑尔敏，严重者可肌肉注射去炎松混悬液400毫克，抑制皮疹的发生直至控制致病的病灶。同时外用3%硼酸水湿敷或搽复方达克宁软膏、肤轻松软膏等。待湿疹消退后再用湿气灵、癣敌膏或益康唑、克霉唑等癣药水涂擦。

如何选择家庭常用消毒药？

高锰酸钾：是一种强氧化剂，能使细菌体内的蛋白质变性而死亡。用法：1克高锰酸钾与水1000毫升（1升克）配成溶液，将消毒物品浸泡在溶液中10分钟，即能杀死一般的细菌和病毒。用于蔬菜、瓜果消毒，可配成0.01%~0.02%浓度，浸泡10分钟~20分钟，可杀灭细菌和病毒，取出后用清水洗干净，方可食用。

过氧乙酸：能杀灭各种细菌、病毒、真菌、细菌芽孢，消毒效果很好。用清洁水把过氧乙酸稀释成0.2%～0.5%的浓度，可以消毒塑料制品、玻璃制品、人造纤维、家具表面、金属器械等。过氧乙酸分解的产物为醋酸、水和氧，对人无害，也可用来消毒皮肤、清洗被污染的手。

新洁尔灭：是阳离子除污剂，具有抗菌、去污作用。可用于皮肤、黏膜、手的消毒，也可用于金属器械、橡胶制品、饮食用具、玻璃制品等的消毒。0.1%浓度的新洁尔灭可用于家具、炊具等的消毒。0.02%~0.1%溶液可用于冲洗消毒尿道、阴道。

洗必泰：为含氯类的清洁消毒剂，无刺激性、无腐蚀性，对细菌有强大的杀灭作用。常用于蔬菜、水果、衣服等的消毒，可在浓度0.02%~0.1%的溶液中浸泡10分钟~30分钟。用于消毒皮肤和伤口，可用浓度0.02%~0.05%的溶液，作用时间3分钟。

漂白粉：是一种白色粉状物，具有漂白作用，主要成分是次氯酸钙。市场出售的漂白粉含有效氯25%~30%，价格便宜，灭菌消毒作用较好，如在病人粪便、痰液中撒入漂白粉混合，即可杀死细菌、病毒。也可配成3%浓度的溶液，待其澄清后，取澄液进行消毒。如喷洒房间、涂擦器具、清洁厕所等。

治疗失眠怎样选中成药?

失眠，又称不寐，主要表现为入眠困难，睡而易醒，醒后不能复睡，睡而不实及彻夜不眠等。家庭常用治疗失眠的中成药如下：

养血安神丸：本品为补阴血、安心神之剂。适用于阴血不足引起的心悸、不寐等病，临床见心悸失眠，少寐多梦，口干少津，头晕目眩，耳鸣腰酸，手足心热，西医之神经官能症、贫血、甲状腺功能亢进、更年期综合征有以上症状。

用法用量：口服。每次6克，每日3次。使用注意事项：神经衰弱、更年期等见上述症状者可服用。脾气虚、大便溏软、感冒发热者勿服。

枣仁安神颗粒(冲剂)：用于：①健忘，头晕、头痛。②失眠，头目眩晕，咽干口燥，虚烦失眠，西医之神经衰弱、自主神经功能失调等。③心悸，心烦，五心烦热，咽干舌燥，盗汗，西医之神经官能症、窦性心动过速等。

用法用量：口服。每次5克，临睡前服，以开水冲服。使用注意事项：①神经衰弱、更年期综合征见上述症状者可服用。②痰热内盛者慎用。③本品含蔗糖，糖尿病者不宜服用。

(3)脑乐静(糖浆)：用于：①失眠、健忘。②郁症，表现为知觉过敏，睡眠不安或不寐，烦闷急躁，悲伤欲哭，或作痉挛，或精神恍惚，惊狂如癫。西医学之更年期综合征、精神分裂症等；③不寐，表现为失眠多梦，精神抑郁，易恼烦躁，头晕乏力，纳少懒言。小儿夜不安寐，烦躁喜哭者亦宜用本方治疗。西医称之神经官能症。

用法用量：口服。每次30毫升，每日3次；7岁以上儿童服1/2量，3岁~7岁服1/3量。使用注意事项：本品含蔗糖，糖尿病病人不宜服用。

治疗抑郁症怎样选用中成药?

抑郁症主要表现有郁郁寡欢，情绪不宁，胸胁胀痛，或易怒善哭，以及咽中如有异物梗阻，失眠等多种症状。家庭常用的治疗此症的中成药如下：

柴胡舒肝丸：治疗因肝胃炎而引起的消化不良、脘腹胀满。精神抑郁、不思饮食、胁肋胀痛、嗳气、呃逆、胁痛、消化不良；胃脘痛即慢性胃炎。

用法用量：口服。蜜丸，每次1丸，每日2次。使用注意事项：①孕妇慎用。②如出现舌红少苔、口燥咽干、心烦失眠等阴虚者应停服。③慢性肝炎、胆病、慢性胃炎、溃

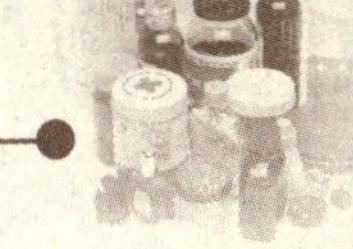

疡病、胁间神经痛、胃神经官能症、痛经等有上述症状表现者可服用。

怎样选择治疗头痛的中成药？

头痛是临床常见的症状，可单独出现，亦可出现于多种慢性疾病之中。中医把头痛分为外感头痛和内伤头痛两类。家庭常用的治疗头痛的中成药如下：

芎菊上清丸：临床用于消炎解热、消火散风。用于上焦风热、头晕头痛，暴发火眼、鼻塞耳鸣。有清头风、明目的功效。

用法用量：口服。每次6克，每日2次。使用注意事项：①忌食辛辣油腻等食物。②体虚者慎用。③神经性头痛、三叉神经痛以及感冒头痛、鼻窦炎、副鼻窦炎、萎缩性鼻炎、过敏性鼻炎、牙周病等见上述症状者可用。

黄连上清丸：临床多用于急性口腔炎、急性扁桃体炎、急性齿龈炎、急性结膜炎、急性中耳炎（无化脓者）、急性胃肠炎、菌痢（初起），对眩晕（内耳迷路炎、前庭神经元炎、血管性神经头痛）、牙痛（牙根尖炎、牙髓炎、口腔溃疡）等症也有疗效。

用法用量：口服。每次1丸~2丸，每日2次。使用注意事项：①忌食辛辣食物。②孕妇慎用，脾胃虚寒者禁用。③急性结膜炎、血管神经性头痛、牙根尖炎、牙髓炎、牙周炎、口腔溃疡等见上述症状者可服用。

牛黄上清丸：因里热上攻，热毒蕴蓄所致的头痛眩晕，目赤耳鸣，咽喉肿痛、牙龈肿痛，便秘、舌红脉数者均可应用；急性结膜炎、急性咽炎、急性扁桃体炎、齿龈炎、齿龈脓肿等也可用。

用法用量：口服。每次1丸，每日2次。使用注意事项：①老年体弱、大便溏薄者忌用。②孕妇慎用。③急性咽炎、急性扁桃体炎、齿龈炎见上述症状者亦可服用。

治疗眩晕怎样选择中成药？

眩是眼花，晕是头晕，二者常同时出现，故统称为“眩晕”。轻者闭目即止，重者如坐车船，旋转不定。家庭常用的治疗眩晕的中成药如下：

脑立清丸：原发性高血压、梅尼埃病、脑血管意外导致的半身不遂，属肝胆上亢者。

用法用量：口服。水丸，每次10粒，每日2次。使用注意事项：①孕妇及体弱虚寒者忌服。②脾胃虚弱之食欲不振、大便溏稀者忌服。③本品可引起过敏性药疹。

清眩丸：多用于治疗头痛、眩晕、鼻塞。用于面红目赤，头额痛甚，眩晕、时而呕吐、恶心、厌食、身热、口渴、头痛，阳阴经实热性头痛，伴见满面红赤，汗出，心烦口渴，腹满。或身无热感，单纯前额部痛甚（前头痛）。鼻塞：风热感冒所致或感冒初期鼻流清涕。

用法用量：口服。每次1丸~2丸，每日2次。使用注意事项：阴虚阳亢引起的头痛、眩晕不宜服用。

薄荷锭：解热，通窍，散风，泄热，多用于头痛、血管神经性头痛。外用：止痒、止痛。

用法：嗅吸或擦患处，用后密盖。使用注意事项：①局部作用。对皮肤黏膜有刺激作用，可产生局部止痛、止痒、消炎作用。②抗病毒作用。5%薄荷煎剂对孤儿病毒有抑制作用。③对常见致病体菌和革兰阴性菌和白色念球菌有抑制作用。④具有祛痰作用。

治疗中风后遗症怎样选择中成药？

中风，西医叫脑卒中，常见头目眩晕，面热耳赤，甚至猝然昏倒，口角歪斜，半身不遂等。中风经过救治，多留有后遗症，轻微的如言语不利、手足发凉、活动疼痛等，应抓紧时间，积极治疗。重症半身不遂者（偏瘫）应去医院治疗。家庭常用的治疗中风后遗症的中成药如下：

消栓通络片：具有消栓活络，活血通脉，化痰宣窍且不伤正气之特点。对治疗中风之中枢经络、中风后遗症，以及西医诊断为脑血管硬化、缺血性脑血管病，见下述临床表现者，均可用之。运用本方的基本指征为：半身不遂，肢体麻木，口眼歪斜，精神呆滞，舌体发硬，言语謇涩，手足发凉等症。对血脂升高也有明显疗效。

用法用量：口服。片剂，每次6片，每日3次。使用注意事项：①禁食生冷、辛辣、含动物油脂的食物。②孕妇忌服。③气阴两虚者慎用。非淤血症者不宜服用。

山楂精降脂片：临床用于治肝郁化火扰头目所致的头痛、眩晕等症，基本指征：头眩晕、烦躁易怒、胁胀口苦。西医称原发性高血压、高脂血症。

用法：口服。每次1片~2片，每日3次。使用注意事项：脾胃虚弱者慎用。

绞股蓝总甙片：适用高脂血症，见有心悸气短，胸闷肢麻，眩晕头痛，健忘耳鸣，自汗乏力或脘腹胀满等心脾气虚、痰阻淤血者，益气活血。

用法：口服。片剂，每次2片~3片，每日3次，或遵医嘱。使用注意事项：①能调节机体免疫功能，可提高T淋巴细胞数目，增强天然杀伤细胞(NK细胞)的活性，提高肺巨噬细胞的吞噬功能。②抗衰老、抗应激。总之绞股蓝总甙的药理作用与人参皂甙的相似。③临床研究：治疗高脂血症绞股蓝口服液（含生药2克/10毫升），每次服20毫升，

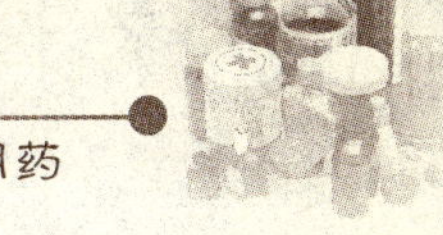

每日3次。治疗60例高脂血症，降血脂总有效率为86.7%。

怎样合理选择治疗感冒的中成药？

中医将感冒分为风寒感冒和风热感冒，强调辨证论治。风寒感冒的特点是：恶寒重，发热轻，头痛、关节疼痛明显，鼻塞声重，流清鼻涕，口不渴，咳嗽时白稀痰，咽喉疼痛不明显，或仅见咽痒，治疗用辛温解表法。风热感冒的特点是：发热重，恶寒轻，或微恶风，咽干而痛，甚至咽喉、扁桃体红肿疼痛，鼻塞流黄稠鼻涕，口渴想喝水，咳嗽吐黏痰，治疗用辛凉解表法。家庭常用的治疗感冒的中成药如下：

风寒感冒冲剂：临床常用于：①感冒，表现为鼻塞、流涕、咽痒、咳嗽痰稀。②上呼吸道感染。③咳嗽，表现为咳嗽、痰稀色白、易咳出，或伴胸膈不利。④急性支气管炎。

用法用量：温开水冲服。每次1袋，每日3次；7岁以上儿童服成人1/2量，3岁~7岁服成人1/3量。使用注意事项：①本品含蔗糖，糖尿病病人忌服。②服药期间，饮食宜清淡。宜多饮白开水，汗出勿太过。③原发性高血压、心脏病病人慎用，或向医生咨询再用。④流行性感冒、急性支气管炎见上述症状者亦可服用。⑤忌生冷油腻食物。

荆防冲剂：用于治疗：①感冒、流行性感冒。②过敏性皮炎、荨麻疹、湿疹、皮肤瘙痒症。（外加苦参、牛蒡子、干姜）。③产后感冒、高热。

用法用量：开水冲服。每次1袋，每日3次。使用注意事项：①忌食生冷。②本品含蔗糖，糖尿病病人忌服。除风寒感冒可服此药外，疮病初起、肿痛、发热、恶寒者也可服用本方剂。

感冒清热颗粒：用于外感风邪，内有蕴热所致恶寒发热、身痛、咳嗽咽干，治宜解表清热。本品适用一般感冒发热发冷，鼻流清涕兼咳嗽口渴者。

用法用量：口服。冲剂：每次1袋，每日2次。口服液：每次10毫升，每日2次。使用注意事项：①本品含蔗糖，糖尿病病人可服无糖型颗粒剂（冲剂）。②身体虚弱常有虚汗者不宜服。③脾弱便溏者慎用或向医生咨询再服。

风热感冒冲剂：本冲剂用于感冒、流感、急性扁桃体炎、急性脑炎、肺炎等具有风热表征者。①感冒：外感风热，症见发热恶风、头痛、汗出不畅，鼻塞涕浊，口渴咽干、咽喉肿痛。即感冒、流感、急性扁桃体炎。②咳嗽：发热咳嗽、痰多黄稠而黏，咳而不畅，咽痛口渴。西医称之急性气管炎、大叶性肺炎初期。③麻疹：麻疹初起，发热微恶风寒、鼻塞流涕、喷嚏、眼睑红赤、两目水汪汪、嗜睡、口腔颊膜红赤，有麻疹黏膜斑可见。④流行性乙型脑炎初起期。

用法用量：开水冲服。每次1袋，每日3次；7岁以上儿童服成人1/2量，3岁~7岁服成人1/3量。使用注意事项：①饮食宜清淡，不宜食用生冷辛辣油腻之物，多饮热开水，避风寒。②本品含蔗糖，糖尿病病人忌服。③流感、急性支气管炎、急性扁桃体炎、急性咽喉炎、流行性腮腺炎见上述症状者亦可服用。

羚翘解毒丸：用于温热病初起，症见发热，微恶风寒，无汗或有汗不畅，头痛口渴，咳嗽，咽痛；用于流感、上呼吸道感染、麻疹初起，以及急性扁桃体炎、腮腺炎、乙型脑炎等初起阶段。

用法用量：①蜜丸，每次1丸，每日2次~3次。②羚翘解毒丸（水丸）口服，每次5克，每日2次~3次。③羚翘解毒丸（浓缩丸）口服，每次8丸，每日3次。④羚翘解毒颗粒（冲剂）每袋10克，开水冲服，每次10克，每次2次~3次。⑤羚翘解毒片，口服每次4片，每日2次。使用注意事项：①风寒感冒者不宜服用。②流感、上呼吸道感染、急性扁桃体炎、痄腮见上述症状者可服用。

桑菊感冒片：用于风热感冒或温病初起，春季流行性感冒、风疹、麻疹的前驱期，急性支气管炎等初起邪轻病微者；用于发热、口渴、咳嗽。发热37.5℃左右为微热；口渴，是上焦风热不解的轻度口渴，热伤津液，干燥而渴；咳嗽以咳为主，嗽次之，是肺不耐邪而致。据报道，治疗上呼吸道感染，治愈率达95.5%。

用法用量：口服。片剂：每次4片~8片，每日2次~3次。冲剂：每次1袋~2袋，每日2次~3次。冲剂每袋11克，温开水送服：7岁以上小儿服成人1/2量，3岁~7岁服成人1/3量。浓缩丸：每次25粒~30粒，每日2次~3次。使用注意事项：①忌黏腻荤腥，饮食宜清淡。②感冒初起，某些急性热性病初起见上述症状者可服用。③偶可引起过敏反应，对本品有过敏症状者停用。

银翘解毒颗粒（冲剂）：临床广泛用于温病初起，热郁肺及咽喉口腔诸症，如上呼吸道感染、流行性感冒、急性支气管炎、肺炎、急性扁桃体炎、麻疹初起发热等。流行性疾病，如猩红热、流行性乙型脑炎、流行性腮腺炎初起阶段。

用法用量：口服。冲剂：开水冲服，每次6克，每日2次。片剂：每次4片，每日2次~3次。丸剂：每次1丸，每日2次~3次。合剂：每次20毫升，每日2次~3次。胶囊剂：每次4粒，每日2次~3次。使用注意事项：①本品含蔗糖，糖尿病病人忌服此药，可选用不含糖的其他剂型。②本品偶可引起过敏反应，表现为荨麻疹样皮疹、多彩性红斑性药疹、药物性皮炎等，对本品（或组成中药味）过敏者禁用。③流感、急性扁桃体炎、上呼吸道感染、痄腮见上述症状者可服用。

银柴颗粒（冲剂）：用于感冒、流行性感冒、咳嗽、急性气管炎、急性咽炎、急性扁桃体炎。

用法用量：用温水冲服。每日1袋，每日3次~4次。使用注意事项：①本品含蔗糖，糖尿病人忌服。②忌服辛辣温燥之物。外感风寒忌用。

参苏片：感冒，适用于气虚外感之症、恶寒重，发热轻，鼻流清涕，恶心不欲食，项

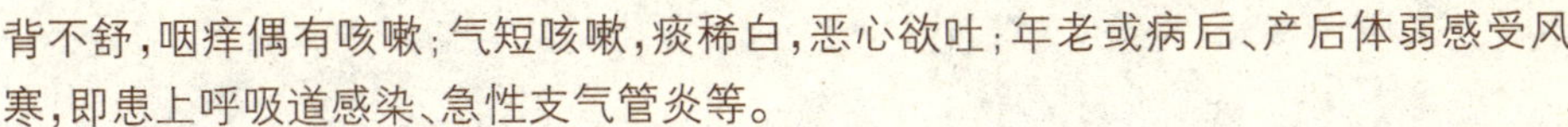

背不舒，咽痒偶有咳嗽；气短咳嗽，痰稀白，恶心欲吐；年老或病后、产后体弱感受风寒，即患上呼吸道感染、急性支气管炎等。

用法用量：口服。每次3片~5片，每日2次~3次。使用注意事项：①不宜食用生冷油腻之物。②上呼吸道感染、急性支气管炎等见上述症状者可选用。③风热感冒病人忌服。

午时茶颗粒（冲剂）：凡表有风寒，内伤食滞者皆可用。①感冒挟滞：表现为发热恶寒，头身疼痛，咳嗽，不思饮食，腹胀，西医诊断为胃肠型感冒。②吐泻：急性胃肠炎。③水土不服：胃肠功能紊乱、消化不良、过敏性肠炎。

用法用量：口服。冲剂：每次6克，每日1次~2次。茶（袋泡剂）：每次1袋，每日1次~2次。使用注意事项：①厌食积滞或属风热感冒不宜服用。②胃肠型感冒、急性胃肠炎、胃肠功能紊乱、消化不良、过敏性肠炎等见上述症状者亦可选用。③本品含蔗糖，糖尿病病人可选用无糖型。

柴胡口服液：感冒：用于外感风寒，寒热往来，胸肠苦闷，口苦咽干，头痛目眩。西医之普通感冒、病毒型感冒；疟疾：寒战高热，休作有时，头痛面赤，口渴引饮。肋痛：两肋胀闷疼痛，胸闷气短，纳差嗳气，西医之急、慢性肝炎，胆道感染。月经不调：经期前后错乱，经行腹痛，或子宫脱垂等。

用法用量：口服。每次10毫升~20毫升，每日3次；7岁以上儿童1/2量，3岁~7岁服1/3量。使用注意事项：①本品含蔗糖，糖尿病病人不宜服用。②治疗感冒发热的同时其他症状也可得以好转甚至消失，如上呼吸道感染、咽痛、头痛、流涕、身乏等症，尚有保肝、利胆、抗炎作用。

板蓝根颗粒（冲剂）：风热感冒：发热、微恶风寒，头痛、鼻塞、喉痒、咳嗽，痰咯不畅，咽喉疼痛，咽干口苦；痄腮：恶寒发热，腮颊慢肿疼痛，头痛，西药称流行性腮腺炎。暑温：发热恶寒，或壮热汗出，头昏头痛，嗜睡，烦躁不安，口渴，面红目赤，西医称流行性乙型脑炎。

用法用量：口服。颗粒剂（冲剂），每次5克，每日4次。使用注意事项：①有报道本品服后10个月左右可出现腹泻、腹胀；进食差、胃痛呕吐等，一般停药后2日~3日可消失。②本品含蔗糖，糖尿病病人忌用，可服无糖型颗粒或片剂、胶囊等。

双黄连口服液：用于风温邪在肺部或风热闭肺症，症见发热、微恶风寒或不恶寒，咳嗽气促，咳痰黄色，咽喉肿痛等；用于急性上呼吸道感染，急性支气管炎，急性扁桃体炎，轻型肺炎。

用法用量：口服。口服液，每次20毫升，每日3次。使用注意事项：①如有轻微沉淀，服用请摇匀，不影响疗效。②

本品含蔗糖，糖尿病病人不宜服用。

小儿感冒选什么中成药？

感冒是小儿的常见病，中医分为风寒感冒、风热感冒和暑邪感冒。风寒感冒的特点是发热恶寒，无汗、头痛、鼻塞、喷嚏、咳嗽、口不渴。治疗用于辛湿解表法。风热感冒的特点是发热较重，头痛、鼻塞、流稠涕、打喷嚏或咳嗽有痰，口渴，咽红或肿痛。治疗用辛凉解表法。暑湿感冒的特点是发热、无汗、头痛、身重困倦、恶心、食欲不振或有腹泻，可有鼻塞、流涕、咳嗽。治疗用清暑解表法。家庭用于风热感冒的中成药有小儿感冒颗粒、小儿热速清口服液、金银花露等。

小儿感冒颗粒：用于小儿外感发热、咳嗽、流涕、鼻塞、咽喉肿痛、口渴；用于普通感冒、上呼吸道感染、扁桃体炎。

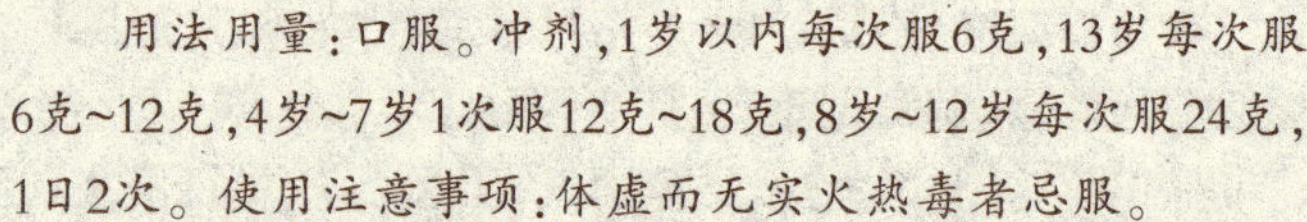

用法用量：口服。冲剂，1岁以内每次服6克，13岁每次服6克~12克，4岁~7岁1次服12克~18克，8岁~12岁每次服24克，1日2次。使用注意事项：体虚而无实火热毒者忌服。

小儿热速清口服液：用于发热汗出，口渴欲饮，呼吸急促，喘憋鼻扇，咳声不断，烦躁不安，夜寐不宁，便干尿黄。

用法用量：口服。1岁以内每次2.5毫升~5毫升，1岁~3岁每次5毫升~10毫升，3岁~7岁每次10毫升~15毫升，7岁~12岁每次15毫升~20毫升，每日3次~4次。使用注意事项：如遇小儿高热可服此药，建议也去医院治疗。如病情较重可酌情增加剂量。如服药24小时后症状仍无明显改变者建议去医院治疗。

金银花露：用于：①清热解毒，消暑。暑热烦渴，咽喉肿痛，热毒疮疖，小儿胎毒。②感冒，急性咽炎、急性化脓性毛囊炎、毛囊周围炎、痱毒等，属热毒内蕴，解暑邪而发者。

用法用量：口服。每次60毫升~120毫升，每日2次~3次；7岁以下儿童每次30毫升~60毫升，每日2次~3次。使用注意事项：①气虚和有疮疡脓溃者忌服。②尚可辅助用于上呼吸道感染、感冒等症。

导赤丸：用于：①小儿感冒。②清热泻火，利尿通便，临床症见口舌生疮、咽喉疼痛。心胸烦热、小便短赤、大便秘结等属于邪热内盛、三焦均有热象者，皆可选用本品。

用法用量：口服。蜜丸，每次1丸，每日2次，周岁以内小儿酌减。使用注意事项：①周岁以内小儿慎服。②脾胃虚弱、内寒者忌用。

治疗咳嗽怎样选择中成药?

咳嗽在临床上分为外感咳嗽和内伤咳嗽两大类。外感咳嗽一般又可分为风寒、风热和风燥三型。内伤咳嗽一般又分为痰湿、痰热及肺阴亏损三型。家庭常用的治疗咳嗽的中成药如下:

川贝清肺糖浆:①风热咳嗽,咳嗽、痰黄或稠,咳嗽不爽,口干、咽痛、身热、汗出、恶风;温燥咳嗽,咳嗽,少痰或黏痰而不宜咳出,或痰中带血,胸痛,口鼻干燥,咽痛,舌红少津;阴虚咳嗽,咳嗽日久,干咳无痰,或少痰而不宜咳出,或痰中带血,口干舌燥,或身微热,五心烦热;西医之急性支气管炎、肺结核咳嗽。

用法用量:口服。每次15毫升~30毫升,每日3次;7岁以上儿童用量减半,3岁~7岁服1/3量。使用注意事项:①用于风热感冒。寒嗽及胃寒作呕者不宜服用。②本品含蔗糖,糖尿病病人不宜。③不是感冒引起的咳嗽,大便溏泄者或婴儿慎用。

二母宁嗽丸:①咳嗽:干咳或痰黄量少、黏稠而难以咳出,胸闷气促,止咳不止。②喉痛:干咳日久不愈,以致声音嘶哑,咽红肿痛,口干而渴。

用法用量:口服。蜜丸,每次1丸,每日2次。使用注意事项:①风寒咳嗽,或痰量多而持续咳痰的病人不宜服。②忌食辛辣之物。

通宣理肺口服液:本品辛温发散,宣肺止咳,多用于治疗风寒表征咳嗽较重者。临床症状,恶寒较甚,头痛鼻塞,咳嗽痰白,无汗而喘,身痛骨节痛。西医之感冒、急性支气管炎。

用法用量:口服。每次20毫升,每日2次~3次;7岁以上儿童服量减半,3岁~7岁儿童服量为1/3。使用注意事项:①风热感冒及阴虚咳嗽者忌用,原发性高血压、心脏病病人慎用。②忌食生冷油腻食品。③感冒、急性支气管炎见上述症状者亦可服用。④糖尿病病人不宜服用。

橘红片:①咳嗽:表现为咳嗽不止,痰多白色,胸痞脘闷,食少纳差,腹胀便溏。西医诊断为支气管炎、肺气肿。②哮喘:表现为呼吸急促,喉中痰鸣,甚则张口抬肩,呕吐痰涎。西医诊断为喘息性支气管炎、支气管哮喘。③痰饮:咳喘多痰,色白量多,不能平卧,面色浮肿,头身重痛。西医诊断为肺气肿、肺心病。

用法用量:口服。每次6片,每日2次。使用注意事项:①忌辛辣油腻食物。②急、慢性支气管炎、哮喘等见上述症状者亦可服用之。

养阴清肺膏:临床多用于久咳、肺痨、白喉、咯血。治肺肾两虚、咳嗽少痰、痰中带血、口燥咽干、声音嘶哑、腰膝酸软、心烦少寝、五心烦热、盗汗颧红，急性扁桃体炎、急性咽炎或急性咽峡炎、慢性咽炎、慢性扁桃体炎。

用法用量：口服。每次10毫升~20毫升，每日2次~3次。使用注意事项：①不宜食用辛辣油腻饮食。②咳嗽痰多者慎用。③孕妇慎用。④急性、慢性气管炎见上述症状者可服用。⑤糖尿病病人慎用。

百合固金丸：用于治疗咳嗽、气喘、咳血、咽喉干痛、自汗盗汗、手足烦热、肺肾阴虚。临床常以本品或加减方治疗肺结核稳定期、支气管炎干咳无痰者、肺炎恢复期、支气管扩张等。

用法用量：口服。蜜丸，每次1丸，每日2次。水蜜丸，每次6克。使用注意事项：①忌油腻、腥冷辛辣食物和烟酒。②脾虚便溏者忌用。③慢性支气管炎、慢性咽喉炎见上述症状者亦可服用。

苏子降气丸：普通感冒，急、慢性支气管炎，胃肠型感冒。

用法用量：口服。水丸，一次6克，一日1次~2次。使用注意事项：①阴虚火旺、舌红无苔者忌服。②忌生冷、肥腻饮食，避风寒。③本方偏于温燥，肺肾两虚之喘咳、肺热痰喘等症状者，均不宜用本方治疗。④慢性支气管炎、支气管哮喘等见上述症状者亦可服用。

止嗽定喘口服液：本方为清热、肃肺、止咳平喘之良方。临床用于：①风寒郁热、发热重、恶寒轻、身热头痛，心烦口渴，咳嗽气喘气急，痰黏稠黄。②流行性感冒、支气管炎、病毒性肺炎。

用法用量：口服。每次10毫升，每日2次~3次；7岁以上儿童服1/2量，3岁~7岁儿童服 1/3量。使用注意事项：①小心风寒，虚喘者禁用。②阴虚咳嗽忌用。③忌食辛辣之物。④原发性高血压、心脏病病人慎用。⑤因本品含蔗糖，糖尿病病人慎用。

川贝止咳露：用于伤风感冒、支气管炎、肺炎、肋膜炎等引起的咳嗽、哮喘，对小儿咳嗽甚优。

用法用量：口服。每次15毫升，每日3次；7岁以上儿童服1/2量，3岁~7岁儿童服1/3量。使用注意事项：①忌生冷、油腻饮食。②本品含蔗糖，糖尿病病人不宜服用。

秋梨润肺膏：本方系平润之剂。多用于寒热错杂、肺津不足之咳嗽及秋燥(温燥、凉燥)之咳嗽。其指征：咳嗽少痰或无痰，或痰中带血，津少咽干，虚烦躁热。①肺痨：咳声短促、病程长、无痰或少黏痰，或偶见痰中带血，或口干咽燥，潮热盗汗。西医称为肺结核。②燥咳：温燥凉燥伤肺，表征已解，唯见干咳少痰，伴咽干鼻燥。③喘症：肺虚喘急，喘促声低，伴见轻微咳嗽。烦热口干，手足心热，夜寐不安。

用法用量：口服。膏滋，每次10克~20克，每日2次。使用注意事项：①忌食辛辣之物。②湿盛痰多病人忌用。③糖尿病病人不宜服用。

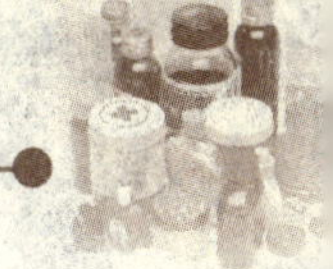

小儿咳嗽怎样选择中成药?

小儿咳嗽有外感咳嗽和内伤咳嗽。外感咳嗽可分为风寒咳嗽和风热咳嗽两个症型。用于外感风热咳嗽的中成药有小儿咳喘灵冲剂、健儿清解液等。用于外感风寒咳嗽的中成药有解肌宁嗽丸等。用于痰湿咳嗽的中成药有儿童咳嗽等。用于痰热咳嗽的中成药有儿童清肺口服液等。

小儿咳喘灵冲剂:本方清肺平喘,多用于咳嗽、气喘、发热,专治外感咳嗽、上呼吸道感染、支气管炎、小儿肺炎。

用法用量:口服。冲剂:2岁以内1次1克;3岁~4岁1次1.5克,5岁~7岁1次2克,1日3次~4次。使用注意事项:①表虚自汗者不宜。②忌用由于气虚的喘咳。③忌辛辣刺激食物、油腻腥荤等,以免助热生痰。

解肌宁嗽丸:用于发热、喘急、咳嗽、痰盛;感冒、支气管炎、肺炎、急性咽炎。

用法用量:口服。小儿周岁每次半丸,2岁以上每次1丸,每日2次。使用注意事项:①忌生冷油腻食物。②多用于小儿风寒感冒咳嗽初起。③气管炎、支气管炎见上述表现者可服用。④小儿应依据不同年龄采用不同服法。吞服困难,可用水化服。

健儿清解液:用于:①咳嗽:表现为咳嗽不爽,痰黄黏稠,不易咳出,口渴引饮,鼻流浊涕,咽喉疼痛,胸闷不思饮食,发热头痛,恶风而微汗出,西医诊断为上呼吸道感染。②喘症:表现为喘息痰多,稠黏难咯,发热面赤;口苦作渴,烦躁不宁,甚则鼻出血,小便短赤,大便干燥。西医诊断为支气管哮喘、肺炎。

用法用量:口服。合剂,每次10毫升~15毫升,婴儿1次4毫升,5岁以内8毫升,6岁以上酌加,每日3次。

儿童咳液:用于小儿咳喘,吐痰黄稠或咳痰不爽,咽干喉痛;急慢性气管炎。

用法用量:口服。合剂,1岁~3岁每次5克,4岁以上每次10毫升,每日4次。

儿童清肺口服液:清肺,化痰,止咳。用于小儿咳喘,肺经痰热,外感风寒引起的面赤身热、咳嗽气促,痰多黏稠、咽痛声哑。

用法用量:口服。每次20毫升,6岁以下每次8毫升,6岁以上每次10毫升,每日3次。使用注意事项:①忌油腻冷。②体弱久嗽及喘泻者慎用。

治疗伤食选什么中成药?

食滞,又称伤食,是指由饮食不节制引起饮食停滞而导致的胃痛、腹痛、呕吐、腹泻等。家庭常用的治疗食滞的中成药如下:

和砂枳术丸：健脾开胃，行气消痞。用于脾虚气滞，脘腹痞闷，食欲不振，大便溏软，用于气郁。

用法用量：口服。水丸，每次10克，每日2次。使用注意事项：①忌食生冷油腻食物。②舌红无苔、口干咽燥等阴虚忌服。③胃神经官能症、慢性胃炎、消化不良、慢性肠炎、肠神经官能症有上述症状者可服用。

大山楂丸：本品为治疗一般食积停滞、消化不良的常用中成药。用于单纯性消化不良，疗效显著，适用于食欲不振、消化不良、脘腹胀满等症，尤宜于小儿食滞症。

用法用量：口服。每次1丸~2丸，每日1次~3次。使用注意事项：①胃酸多者慎用。②尤宜于小儿食滞症。冠心病、高脂血症、维生素B缺乏症可应用。③西医诊断为冠心病、高脂血症、维生素B缺乏症有上述表现者亦可应用。山楂除具有消食化滞作用外，还具有活血化淤、增加冠脉流量、抗心律失常、降血脂、降血压等多种功效。有报道，对可疑冠心病、房性早搏、房性心动过速病例，在西药不能控制的情况下，给予大山楂丸，两天后明显见效；一周后症状消除，心电图正常；续服1个月，临床治愈。

加味保和丸：临床用于各种消化不良、食积停滞所致病症，凡临床见胸膈痞满、腹胀时痛、不思饮食、嗳气吞酸、恶心呕吐、大便泄泻恶臭诸症，以及小儿疳积、营养障碍，面黄肌瘦、发热困倦、心痞腹膨、厌食吐泻等而辨证为食积停滞者，皆可应用本品，可取良效。小儿幼稚之体，常因不知饥饱而伤食致病，以本方治之多获良效。

用法用量：口服。水丸，每次6克，每日2次。使用注意事项：忌油腻腥黏等难以消化之物。

木香顺气丸：胃神经官能症、消化不良、不完全性肠梗阻、慢性肝炎、早期肝硬化等症，属脾胃不和、运化不健者。

用法用量：口服。水丸，每次6克~9克，每日2次~3次。使用注意事项：①本药为香燥之品，泻下力强，年老体弱、大便溏薄，胃阴亏虚者忌用。②忌生冷油腻饮食。孕妇慎服。③消化不良、胃肠功能紊乱见上述症状者可服用。

神曲茶（六曲茶）：本品主要为健胃消食之剂，兼有发表散寒之功。临床应用于：食积，表现腹痛拒按，脘腹胀满，嗳腐呕恶，或大便腥臭，服此为宜。感冒，头痛、恶寒，鼻流清涕，咳吐白痰等风寒暑湿感冒，适用此药。

用法用量：口服。茶，每次2块，每日2次，小儿酌减。用沸水泡服或加生姜片1片~2片煎服。使用注意事项：①阴虚火旺者忌服。②孕妇慎用。

小儿厌食怎样选择中成药？

厌食是指小儿较长时间食欲不振，甚则拒食。1岁~6岁儿童为多见。厌食患儿一般精神状态均较正常，与因外感或某些慢性疾病出现的食欲不振者有别。家庭常用于厌食的中成药如小儿消食片、小儿喜食糖浆、小儿胃宝丸、健胃消食片、启脾丸、小儿健胃糖浆等。

健胃消食片：泄泻：粪便溏稀，次数增多，杂有完食或乳块，时发时止，面色不华，精疲倦怠，体重减轻者。营养不良：小儿体重消瘦，面白神疲，头部汗多，语言迟缓，颅囟迟合，肌肉松弛，坐行乏力，腹部膨胀，大便失调。

用法用量：口服。每日3次；7岁以上儿童1/2量，3岁~7岁1/3量。使用注意事项：吞服困难的小儿可用水化服。

小儿消食片：用于：①停食：宿食内停，食欲不振；泛呕吞酸，脘腹胀满或疼痛。②食积：腹胀疼痛，嗳腐吞酸，恶心泛呕，便秘或泻下酸腐，腹大或青筋暴露。③痢疾：消化不良，厌食症胃肠气。

用法用量：口服。1岁~3岁每次2片~4片，3岁~7岁每次4片~6片，每日3次。使用注意事项：吞服困难的小儿可用水化服。

小儿健胃糖浆：本方具有健脾消食，增加食欲之功效。用于：①食积：症见腹胀，时有腹痛，脘闷嗳腐，不思乳食，恶心泛呕，吐乳凝块或吐宿食，口渴，便秘，或泻下酸臭腐秽，或有发热，西医诊断为消化不良症。②厌食：症见不思乳食或进食不多，心下闷痛，拒按，恶心，口苦，或见倦怠乏力、面色不华，体重不增者。

用法用量：口服。小儿每次10毫升，每日3次；周岁以内婴儿4毫升。使用注意事项：①忌食生冷、油腻等不易消化的食物。②因饮食不节而致积滞内停者不宜。

小儿喜食糖浆：健脾、消食、化积。用于治疗小儿单纯性消化不良，食欲不振及消化不良。①厌食：见食欲不振，甚至不思乳食，时有呕吐腐酸食物残渣，腹部胀痛拒按，大便臭秽，服用本药可通利消食，增加食欲。②呕吐：见嗳腐吞酸，吐以乳食，脘腹胀满，夜卧不宁，大便酸臭，面色青黄。③泄泻：见大便次数增多，内有奶瓣或不消化食物，质稀溏，气味酸臭或恶臭。

用法用量：口服。1岁~5岁每次3毫升~5毫升，5岁以上每次10毫升~15毫升，周岁以内1毫升~3毫升，每日3次。

启脾丸：用于脾胃气虚、积滞内停、呕吐泄泻等症。临床症状见胸脘痞闷胀痛，不思饮食，呕恶气逆，嗳腐吞酸，便溏酸臭或泄泻肠鸣，兼见四肢倦怠，面黄肌瘦，西医的消化不良及结核、贫血、慢性胃肠炎等。

用法用量：口服。每次1丸，每日2次~3次；3岁以内儿童酌减。使用注意事项：忌食生冷、油腻及不易消化的食物。

小儿胃宝丸：消食化积，健脾养胃，增进食欲，肥儿壮体。用于伤食伤乳，呕吐泄泻，脾虚胃弱，消化不良。①食积：不思饮食，食则脘胀，嗳腐吞酸。腹痛拒按，恶心欲呕，夜卧不安，手足心热，大便臭秽。②厌食：不思食，甚或拒食，腹部胀痛拒按，夜卧不安，时或啼哭，大便酸臭。③呕吐：身发微热，或不发热，恶心呕吐，吐物酸馊多为不消化的食物，口气臭秽，腹胀不舒，大便秘结，或泻下酸臭。④婴儿手足搐搦症：多因吐泻以后，脾虚肝亢。症见面色萎黄，囟门和目眶低陷，肌肤松弛，神志清楚，手足抽搐。

用法用量：口服。1岁~2岁每次2粒~3粒，3岁以上每次5粒~6粒，每日3次。使用注意事项：吞服困难的小儿可用水化服。服药期间忌食生冷、油腻及不消化的食物。虚症禁用。

婴儿素：用于：①厌食：食欲不振，厌食，甚至恶闻食嗅，见食则呕，食吞腹胀，大便溏烂，面黄肌瘦。西医诊断为消化不良。②泄泻：食欲不振，食吞腹胀，大便溏烂，日数行：小便短少，面色萎黄无华。西医诊断为消化不良。③疳症：面黄肌瘦，腹部胀满，食欲不振，消化不良，大便溏烂。西医诊断为营养不良。④表虚易感：体弱多汗，容易感冒，食欲不振，面黄无华。西医学诊断为免疫功能低下。

用法用量：口服。散剂，1岁~3岁每次0.5克~1克，1岁以内每次0.25克，每日2次；胶囊剂，1岁~3岁每次2粒~4粒，1岁以内每次1粒。每日2次。使用注意事项：①忌食生冷、油腻及不易消化的食物。②患寒热病者不宜服用。

治疗胃痛怎样选择中成药？

胃痛主要表现为上腹胃脘部经常发生的疼痛，多兼见胸脘痞闷，恶心呕吐，大便溏薄或秘结等症。家庭常用治疗胃痛的中成药如下：

香砂养胃丸：能温中和胃。用于不思饮食，呕吐酸水，胃脘满闷，四肢倦怠。治疗胃痛，消化不良。

用法用量：口服。每次9克，每日2次。使用注意事项：①忌食生冷油腻食物。②慢性胃炎、胃神经官能症、胃及十二指肠溃疡见上述症状者均可服用。

加味左金丸：本品为辛开苦降、清肝和胃止呕之剂。临床用于：①胃脘痛：由于肝气郁而化火，肝火犯胃，胃失和降，逆而上冲而出现的胃脘痛、胁肋胀痛、恶心呕吐、嗳气吞酸、口苦等症。西医诊断为急慢性胃炎、胃及十二指肠溃疡。见以上症状，属于胃热兼有肝气不和者皆可用。②泄泻和痢疾：表现为起病急，泻下如注，泻出黄色水样便或带黏液、腥臭，腹内肠鸣作痛，或伴里急后重，恶心呕吐，口干渴而不多饮，胸脘痞闷，小便赤涩。西医诊断为急性肠炎。细菌性痢疾见上述症状者可用。本品临床应用较广，有报道用于治疗急慢性肝胆炎，胆结石症，急、慢性胃肠炎，妊娠反应呕吐、吞酸。

用法用量：口服。水丸，每次6克，每日2次。使用注意事项：①忌生冷、辛辣、油腻

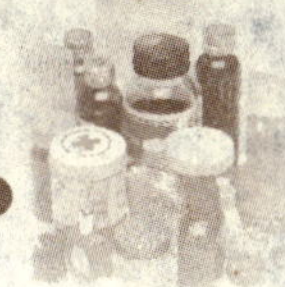

饮食。②孕妇及体虚无热者忌服。③胃神经官能症等见上述症状者可服用。

香砂平胃颗粒:用于治疗因饮食不节,脾胃受损,食湿互滞所致的胃痛、吐酸、呕吐、泄泻等症。指征是胃脘胀满或有疼痛、呕吐恶心、不思饮食、嗳气吞酸、口淡无味,或见肢体沉重、怠惰嗜卧等。这些指征体现了湿阻脾胃、气机失调的病机,所以临床应用甚广。用于:①胃痛:多因饮食不节,湿食互滞,气机失调所致。主要表现为胃脘胀满疼痛拒按,嗳气吞酸,呕吐恶心,不思饮食,肢体倦怠,大便不爽,西医诊断为慢性胃炎,胃神经官能症,胃、十二指肠溃疡等。②吐酸:多因饮食不节,过食肥甘厚味或醇酒煎炸食物,损伤脾胃,湿浊内聚,酿而成酸。主要表现为时作吐酸,脘腹胀闷,喜唾涎沫,食少乏味,四肢不温,疲倦乏力,大便溏薄;西医诊断之胃溃疡、十二指肠溃疡、慢性胃炎、消化不良等。③泄泻:多因饮食不节或误食生冷不洁之物,损伤脾胃,致远化积,水谷精华不能吸收,反停为湿滞,而发生本病。主要表现为大便次数增多,每日三五次以至十数次,粪质稀便,或如水样,腹痛肠鸣,脘闷食少,西医诊断之急、慢性肠炎。

用法用量:口服。冲剂,每次10克,每日2次。使用注意事项:①脾胃虚弱者慎用。②孕妇、老弱阴虚者不宜。③慢性胃炎、肠功能紊乱有上述症状者可服用。④本品含蔗糖,糖尿病病人不宜服用。

温胃舒胶囊:本方具有温补脾胃、益气止痛的功效。指征是食欲不振,腹胀纳呆,神疲乏力。用于:①虚劳:食欲不振,纳谷极少,动则汗出,面色萎黄,形体瘦弱,大便溏薄。西医诊断为胃肠功能紊乱、慢性胃炎。②膨胀:腹部胀闷或膨隆,得矢气则舒,纳呆不食,神疲怯寒,肢冷或下肢浮肿,西医之慢性肾炎。③胃脘痛、胃脘隐痛,喜暖喜按,少吐清水或泛酸,胸脘胀闷,神疲无力,四肢不温,西医诊断为慢性胃炎。

用法用量:口服。每次3粒,每日2次。使用注意事项:有胃部大出血时忌用。

养胃舒胶囊:用于胃脘胀痛、心热、消化不良等症。

用法用量:口服。胶囊剂,每次3粒,每日2次。使用注意事项:阳虚型慢性萎缩性胃炎者不宜服用。

气滞胃痛颗粒(冲剂):疏肝行气,和胃止痛。用于肝郁气滞,胸痞胀满,胃脘疼痛。

用法用量:口服。每次5克,每日3次,开水冲服。使用注意事项:①孕妇慎用。气郁化火者不宜服用。②慢性胃炎、胃神经官能症见上述症状者可服用。③本品含蔗糖,糖尿病病人忌服。

胃得安片:用于慢性胃炎、胃溃疡、十二指肠溃疡。①胃痛:表现为胃脘胀满,疼痛拒按,嗳腐吞酸,呕吐恶心,不思饮食,肢体倦怠,大便不畅,西医诊断为慢性胃炎、胃溃疡、十二指肠溃疡、胃神经官能症等。②痞满:表现为胸脘满闷,痞塞不舒,食少乏味,呕哕恶心,嗳气吞酸,肢体倦怠,西医诊断为慢性胃炎、消化不良、胃神经官能症等。③泄泻:表现为腹痛肠鸣,大便臭如败卵,泻后痛减,脘腹满胀,嗳腐酸臭,不思饮食,肢体倦怠,神疲乏力,西医诊断为急、慢性胃炎,消化不良,肠功能紊乱等。

用法用量:口服。片剂,一次3片~5片,每日3次~4次;均在饭前半小时及睡前以温开水送服。使用注意事项:服药时禁酒,忌食生冷、油腻及酸辣调味品。

安味安消散:功能性消化不良,痛秘型肠易激综合征(腹痛、便秘、腹胀、腹泻),习惯性便秘。

用法用量:口服。散剂,每次1.5克~3克,每日2次~3次。使用注意事项:①孕妇忌服。妇女月经期、妊娠、产后无淤者,哺乳期应慎用或忌用。②胃弱、气血虚弱、吞食积滞者忌用。

胃苏冲剂:用于慢性胃炎及消化性溃疡:主要有抑制胃酸分泌,降低胃酶活力,保护胃黏膜损伤,促进胃肠蠕动等作用。

用法用量:口服。每次15克,每日3次。使用注意事项:①偶有口干。②本品含蔗糖、糖尿病病人不宜服用。

治疗便秘怎样选择中成药?

便秘是指大便次数减少,经常三五日或五七日或更久才能排便一次;或大便次数不减,但粪便干燥坚硬,排出困难;或大便并不干燥而排便艰难的一种病症。家庭常用治疗便秘的中成药如下:

麻仁胶囊:润肠通便。用于肠燥便秘。主要用于习惯性便秘、痔漏便秘、属肠胃燥热者。

用法用量:口服。每次2粒~4粒;早晚各1次,或睡前服用。5天一疗程。使用注意事项:①孕妇忌用。②老年体弱引起血枯津燥的便秘,不宜久服。③体虚弱,大病初愈者慎用。

麻仁润肠丸:润肠通便。用于肠胃积热,胸腹胀满,大便秘结。主要有增强肠管蠕动及抗菌作用。

用法用量:口服。蜜丸,每次1丸~2丸,每日2次。使用注意事项:孕妇忌服。儿童、老年人、体虚者不宜长期服用。

五仁润肠丸:润肠通便。用于老年体弱,津亏便秘,腹胀食少。

用法用量:口服。大蜜丸,每次1丸,每日2次。使用注意事项:孕妇慎用。

苁蓉通便口服液:滋阴补肾,润肠通便。主治中、老年人便秘,病后、产后等虚性便秘及习惯性便秘。用于:①产后便秘;产后精血亏虚,肠燥便秘,或伴心悸怔忡,手足麻木。②老年习惯性便秘:年高体衰,或长期卧床,肠津枯便秘。

用法用量：口服。每次10毫升~20毫升，每日1次，睡前或清晨服用。使用注意事项：①孕妇慎用。②本品久贮后，可能会出现少量振摇即散的沉淀，可摇后服用，不影响疗效。③糖尿病病人不宜服用。

治疗腹泻选什么中成药？

葛根芩连片：本方为治身热下痢之代表方，既能解肌透表，又能清热止泻，为表里双解之剂。现常用于治疗急性肠炎、细菌性痢疾、阿米巴痢疾等。

用法用量：口服。片剂，每次3片~4片，每日3次。使用注意事项：泄泻而不发热，粪便清稀，病属虚寒者忌用。

香连片：用于治疗湿热痢疾，表症已解，痢尤未止，仍见有腹痛、呕吐、里急后重、下痢赤白等症。单独使用香连片治疗急性细菌性痢疾，已大量应用于临床，且取得较好的效果。

用法用量：口服。每次5片（大片），每日3次；7岁以上儿童每次2片~3片（小片），每日3次。使用注意事项：①忌食生冷油腻之物。②孕妇慎服。③过敏体质者应注意，有服香连丸过敏、出现荨麻疹和环形红斑者。④胃弱泄泻者忌用。

治疗痔疮怎样选中成药？

痔是直肠黏膜齿状线两侧直肠上、下静脉丛发生扩大、曲张所形成的柔软静脉团，并由此产生出血、栓塞或团块脱出，是常见病、多发病。用于痔出血、肿胀的中成药有地榆槐角丸、槐角丸等。用于痔外治法的中成药有痔疮外洗药、马应龙麝香痔疮膏等。

地榆槐角丸：本品具有疏风清热，祛湿润燥，凉血止血通便作用，临床可用于内痔、外痔、混合痔的内治法。能减少出血，可止痛、消肿，缓解局部的坠胀、瘙痒、异物感。本品的通便功效可缓解痔形成的病因，也可用于肛裂、直肠肛管周围炎的内科治疗。

用法用量：口服。每次1丸，每日2次，小儿酌减。使用注意事项：孕妇忌用，忌食辛辣食物。

槐角丸：本品清肠疏风，以止血、凉血功效为著。临床应用于：肠风便血、各类痔疮出血、肛痛、溃疡性结肠炎，直肠肛管及周围感染性疾病有出血肿痛等症状。

用法用量：口服。大蜜丸，每次1丸；小蜜丸，每次9克；水蜜丸，每次6克，每日2次。使用注意事项：便秘、胃肠虚寒者不宜服用，症属虚寒者勿用。

痔疮外洗药:本品祛毒止痒,消肿止痛。可外用于各类痔疮引起的红、肿、热、痛、痒等症状,也可用于肛门周围疾病的外治,如肛裂、肛漏、肛门周围脓肿等,可缓解和消除局部症状,促进局部组织功能的恢复。

用法用量:外用。药粉装入布袋,水煎熏洗患处。使用注意事项:忌食辛辣刺激性食物,使心境平和。

马应龙麝香痔疮膏:本品用于各类痔的外治,也可用于肛裂、肛门湿疹、肛周感染等引起的局部痛痒、肿胀等不适。

用法用量:外用。适量涂于患部或肛门处,一日1次。使用注意事项:孕妇慎用。

治疗迎风流泪选什么中成药好?

迎风流泪是指无明确原因的眼睛赤、疼痛,遇风则流泪的一种症状。家庭常用的中成药有明目地黄丸、明目上清片等。

明目地黄丸:用于干燥性角膜炎、老年性泪腺萎缩、老年性白内障早期阶段、视神经炎、中心视网膜炎、头晕耳鸣、咽干口燥、目眩等,营养不良性之老年视弱及内眼疾患等。

用法用量:口服。大蜜丸,每次1丸,每日2次,温开水送服;水蜜丸,每次6克或小蜜丸每次9克,每日2次,温开水送服。使用注意事项:①风热目疾者勿用。②忌食辛辣刺激性食物。③避免情绪波动。

明目上清片:用于睑缘炎、沙眼、麦粒肿初起、急性结膜炎、疱疹性角膜炎、翼状胬肉进行期、巩膜炎、急性虹膜睫状炎等眼病。

用法用量:口服。片剂每次4片,每日2次;水丸剂每次9克,每日2次;蜜丸每次1丸,每日2次~3次。3岁~7岁服成人1/3量,7岁以上小孩服成人1/2量。均温开水送服。使用注意事项:①孕妇及白内障病人忌服。②忌食辛辣油腻的食物,戒烟酒,以免助热加重病症。

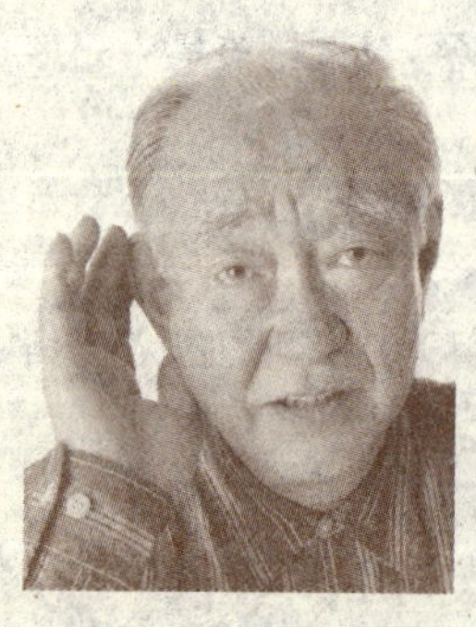

怎样选治疗耳鸣、耳聋的中成药?

耳鸣是指病人自觉耳内鸣响;耳聋是指不同程度的听力减退,轻者听而不真,重者全无所闻。家庭常用治疗耳聋的药物有耳聋左慈丸(用于肝肾阴亏症型)、龙胆泻肝丸(用于肝火上扰症型)。

耳聋左慈丸:主治肝肾阴虚所致耳鸣耳聋、头晕目眩、视力模糊、腰膝酸软等。

用法用量:口服。蜜丸,每次1丸,每日2次;浓缩丸:每次8丸,每日3次,均温开水送服。使用注意事项:肝胆温热所致的耳鸣耳聋者禁用。

龙胆泻肝丸:主治肝胆湿热所致的头痛目赤、耳鸣耳聋、耳肿疼痛、肋痛口苦、小便淋浊、妇女带下黄稠、男子阴囊湿痒等。

用法用量:口服。小水丸,每次1袋,每日2次;大蜜丸,每次1丸~2丸,每日2次;浓缩丸,每次8丸,每日2次;片剂,每次4片~6片,每日2次~3次;口服液,一次1支,每日3次。使用注意事项:①孕妇忌服。②忌辛辣食物,有胃寒者慎用。③脾胃虚寒者不宜久服。久服寒凉过胜,易伤脾胃。④糖尿病病人不宜使用小水丸(冲剂)。⑤戒烟酒。

怎样选择治疗鼻炎的中成药?

鼻部疾病常见的是以鼻塞、流涕为主要症状的急慢性鼻炎、鼻窦炎、过敏性鼻炎。家庭常用的中成药有鼻通宁滴剂、辛夷鼻炎丸,鼻窦炎口服液、鼻炎片及通窍鼻炎片等。

鼻通宁滴剂:治疗急性鼻炎、慢性单纯性鼻炎、肥厚性鼻炎、变态反应性鼻炎以及感冒鼻塞等,对鼻息肉有辅助治疗作用。大多数病人用药后头痛、鼻塞、流涕症状可减轻。

用法用量:滴鼻。每次2滴~4滴,每日3次~4次。使用注意事项:忌食鱼腥发物。

辛夷鼻炎丸:用于治疗过敏性鼻炎,急、慢性鼻炎,鼻窦炎,神经性头痛,感冒流涕,鼻塞不通。

用法用量:口服。丸剂,每次3克,每日3次,温开水送服。使用注意事项:①阴虚火旺者忌用。②本品含有毒的苍耳子,故不宜过量服用。③忌食辛辣食物,戒烟酒。

鼻窦炎口服液:主治鼻病实症之鼻塞流涕。用于慢性鼻炎、鼻窦炎、过敏性鼻炎之鼻塞不通、流黄稠涕者。

用法用量:口服。口服液,每次10毫升,每日3次。20天为一疗程。使用注意事项:①服用时先摇匀或用温开水浸泡药瓶,使沉淀溶解后再服。②忌食辛辣和鱼腥发物。

通窍鼻炎片:用于过敏性鼻炎,急、慢性鼻炎,鼻窦炎等鼻病见上述肺气虚寒症候者。

用法用量:口服。每次5片~7片,每日3次。使用注意事项:本品含有苍耳子,有小毒,勿长期服用。用后唇部麻木者应停药。

鼻炎片:用于急慢性鼻炎,鼻窦炎、感冒鼻塞等。

用法用量:口服。每次3片~4片,每日3次。使用注意事项:①忌食辛辣食物。②本品含有苍耳子，有小毒，勿长期服用。用后唇部麻木者，应停药。

治疗咽喉疾病选什么中成药？

以咽喉疼痛、声音嘶哑等症状为主要表现的咽喉疾病是急、慢性咽炎，急慢性扁桃体炎。急性咽炎患者咽喉疼痛症状明显，重者可出现发热、咳嗽、吞咽困难等症状。可选用利咽解毒颗粒、穿心莲片、金银花冲剂等治疗；慢性咽炎一般仅有咽部不适、咽喉干燥、少量咳嗽等症状。可选用铁笛丸、藏青果冲剂等治疗。

声音嘶哑是急、慢性喉炎的主要症状。可选用铁笛丸、藏青果冲剂、复方青果冲剂、清咽丸等治疗。如咽喉疼痛症状明显时，可首先选用穿心莲片、利咽解毒颗粒、金银花冲剂等治疗。

铁笛口服液：用于急、慢性咽炎，急、慢性喉炎，急、慢性扁桃体炎以及具有咽喉疼痛、声音嘶哑等症状的其他咽喉病病人。

用法用量：口服。口服液，每次10毫升，每日2次；蜜丸，每次1丸，每日2次。均温开水送服。使用注意事项：①口服液含糖，糖尿病病人不宜服用。②外感风寒者忌用。③忌食生冷、辛辣食物。

藏青果冲剂（西青果冲剂）：用于慢性咽炎、慢性喉炎、慢性扁桃体炎，可减轻或消除咽喉部炎症。

用法用量：口服。每次15克，每日3次。温开水冲服。使用注意事项：本品含糖，糖尿病病人忌用。

穿心莲片：用于治疗咽炎、喉炎、扁桃体炎、鼻炎、鼻窦炎、上呼吸道感染、肠道感染（急性菌痢、急性胃肠炎）、尿路感染以及皮肤感染如疖、脓肿等。

用法用量：口服。每次5克，每日3次~4次。使用注意事项：①本品多服易引起恶心、呕吐、食欲不振等。②服用本品发生过敏反应，表现为口唇黏膜泡疹并局部刺痒，荨麻疹；过敏性药疹。③忌食辛辣、油腻的食物。

复方青果冲剂：用于急、慢性喉炎，急、慢性咽炎，扁桃体炎。

用法用量：口服。冲剂，每次1袋，每日3次，温开水送服。使用注意事项：①忌食辛辣、油腻的食物。②忌烟酒。以免助火生痰。

清咽丸（清音丸）：主治咽喉肿痛、声音嘶哑，口干舌燥，吞咽困难。治疗急、慢性喉炎，急、慢性咽炎，扁桃体炎等。

用法用量：口服或含化。大蜜丸，每次1丸，每日2次~3次。片剂，每次4片~6片，每日2次。滴丸，口服，每次4粒~6粒，每日2次。滴丸：含服，每次4粒~6粒，每日3次。使用注意事项：①忌食烟酒及辛辣的食物，以免助热为患。②因含冰片，芳香走窜，容易堕

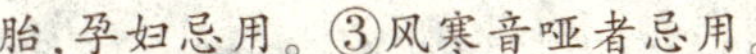

胎，孕妇忌用。③风寒音哑者忌用。

利咽解毒颗粒：多用于治疗急、慢性乳蛾，急、慢性喉痹等病，指征是咽喉红肿，咽痛，喉核肿大，表面有黄白色脓点。①乳蛾：表现为喉核充血肿大，表面有黄白色脓点，咽痛且逐渐加剧，吞咽困难，呼吸不顺者。西医诊断为急性、慢性扁桃体炎，急性扁桃体周围炎。②喉痹：表现为咽喉红肿，咽痛，咽痒，咽干口渴；西医诊断为急性、慢喉炎。

用法用量：口服。每次1袋，每日2次~4次，温开水冲服。使用注意事项：①忌烟、酒及辛辣食物。②本品含糖，糖尿病病人忌用。

金银花冲剂：用于上呼吸道感染、咽炎、扁桃体炎、痢疾、肠炎、胆囊炎、泌尿道感染等。

用法用量：口服。冲剂，每次1袋，每日2次~3次，温开水冲服。片剂，每次3片~4片，每日3次；口服液，每次10毫升，每日3次，服时摇匀。使用注意事项：本剂型含糖，糖尿病病人禁用；虚寒者不宜服用。

夏天怎样选择治疗暑湿的中成药？

暑湿是指受暑湿之邪引起的头晕、烦闷、口渴或呕吐、腹泻等一类病症。暑湿呕吐的特点是突然呕吐，可伴有发热恶寒，头身疼痛，胸脘闷满，不欲饮食等。治疗用清暑解表、芳香化浊法。暑湿腹泻的特点是腹泻腹痛，泻下急迫，或泻而不爽，粪便色黄而臭，肛门灼热，烦热口渴，小便短黄，食欲差、腹胀等，治疗用清暑利湿法。家庭常用的治疗暑湿症的中成药如下：

广东凉茶：预防治疗中暑，中暑表现为身热自汗，心烦头晕、恶心呕吐、体倦无力；暑湿感冒，发热、恶寒、头痛、身重、口渴心烦、胸闷不适或呕吐泄泻；胃肠型感冒、急性喉炎、急性支气管炎。

用法用量：煎服（原药材片、段包装），每次1包，每日1次；泡服（泡服用袋装药茶），每次2袋，每日2次。使用注意事项：孕妇慎服。

藿香正气软胶囊：用于祛暑解表，化湿和中，扶正祛邪之剂，多用于感冒、呕吐、泄泻、霍乱。胃肠型感冒、流行性感冒、急性胃炎、急性肠炎、慢性肠炎、胃肠神经官能症以及痢疾、副伤寒等属于外感风寒、内伤湿滞者。

用法用量：软胶囊。每次2粒~4粒，每日2次，口服。小儿酌减。使用注意事项：①忌食生冷油腻食物。阴虚火旺者忌服。②本方祛暑解表，化湿和中，多用于感冒、呕吐、泄泻、中暑等。③本品可引起过敏反应、心动过速、急性荨麻疹、过敏性药疹等。

（3）六保定中丸：适用于夏令伤生冷，停食停水及外感暑湿所致脾胃失调，症见吐泻、脘闷、腹胀为主者;急性胃肠炎,属暑湿外袭,宿食内停者。

用法用量:口服。每次1丸,每日3次。使用注意事项:①忌食生冷油腻食物,孕妇忌服。②急性胃肠炎等表现上述症状者可用之。

清凉油:驱风、镇痛、消炎、止痒、清凉,用于中暑、头痛、皮肤瘙痒、蚊叮虫咬。用于晕飞机、晕船、晕车、烧烫伤止痛、恶心、呕吐(外涂搽太阳穴、骨关穴、合谷穴)。

用法用量:外用。需要时涂于太阳穴或患处。使用注意事项:①皮肤溃烂处不宜涂搽。②有过敏史者禁用。

十滴水软胶囊:治疗中暑(症状:头晕、恶心、腹痛、胃肠不适等)。治疗痱子,外搽,治愈率97%。治疗冻疮,外搽患处(1日2次~4次)。健胃、止吐、止腹痛。

用法用量:口服。软胶囊,每次2粒。使用注意事项:①孕妇忌用。②过敏体质者慎用。

清凉含片:治疗感冒,风热之邪侵袭肺部,热邪伤阴或素体津液亏损见发热恶寒、头痛目眩、口干舌燥、中暑、温暑、暑热伤人、津液亏损,见恶热、头痛、头晕、汗出口渴。

用法用量:口服。含化,每次2片~4片。使用注意事项:体虚多汗者不宜服用。

仁丹:用于夏令暑热,饮食不节引起头晕、头痛、恶心、呕吐、腹痛、神倦无力。祛暑避秽,和中止吐。适合用于晕飞机、晕船、晕车者。

用法用量:含化或用温开水送服,每次10粒~20粒。使用注意事项:本品含朱砂,注意不可超量服,以防汞中毒。婴幼儿及儿童不宜服用。

治疗虚症选用什么中成药?

虚症是由多种原因所致的,以脏腑亏损、气血阴阳不足为主要病机的多种慢性衰弱症候的总称,也称虚劳、虚损等。家庭常用治疗虚症的中成药如下:

补中益气丸:用于脾胃虚弱,中气下陷,体倦乏力,食少腹泻,久泻,脱肛、子宫脱垂。

用法用量:口服。蜜丸,每次6克,每日2次~3次。使用注意事项:①本品为升提中气之剂,若阴虚或阳虚于下者,不宜应用。②忌食生冷食物。③不明原因低热或感冒中有上述症状者可用此方。

阿胶补血口服膏(液):本方凡见肺脾气血虚弱者均可用。主要见症短气、乏力,多汗自汗,饮食少思,脘腹虚胀,唇色淡白,面色萎黄不华,大便不调。临床常用于虚劳咳嗽,如肺结核;头昏目眩,如低血压、贫血、月经失调、闭经,俗称干血痨者。用于久病体弱,心悸健忘,产后虚损,妇女崩漏。

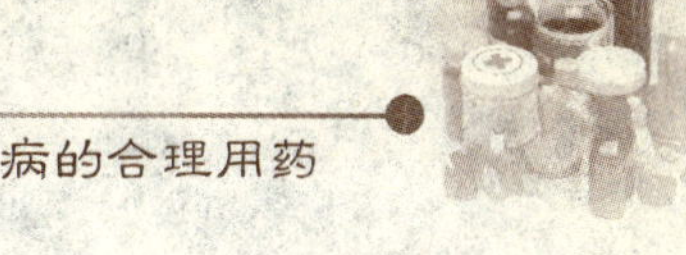

用法用量：口服。膏滋，每次20克，每日2次；口服液，每日20毫升，早晚各一次或遵医嘱；颗粒，开水冲服3克/每日~8克/每日。使用注意事项：①忌食辛辣厚味食物，消化不良、感冒忌服。②低血压、贫血、月经量多、淋漓不净、血色淡红、月经失调、闭经者见上述症状者均可服用。

八珍丸：常用于贫血、再生障碍性贫血、白血病、各种失血、低血糖性晕厥、视神经萎缩、疮疡溃愈以及妇女月经不调、痛经、功能性子宫出血、习惯性流产、产后体倦发热、重症肌无力等症属气血两虚者。

用法用量：口服。水蜜丸，每次6克；大蜜丸，每次1丸，每日2次。使用注意事项：忌过劳、寒凉、慎房事。体实有热者忌用。

人参养荣丸：温补气血。用于：①惊悸怔忡：多为气血虚弱引起，表现为头晕目眩，面色无华，神疲乏力，心悸，不安，健忘少寐者。西医诊断为神经官能症、神经衰弱等。②虚劳：表现为面色苍白，四肢倦怠，饮食减少，自汗盗汗，毛发脱落。西医诊断为结核病恢复期、低血压、产后及病后虚弱等症。③骨痨：表现为疮口久不收口，以致寒热不退，肢体倦怠，消瘦面黄，食少气短。西医诊断为慢性骨髓炎、骨结核手术后、疮疡破溃不收口等。

用法用量：口服。蜜丸，每次1丸，每日1次~2次。使用注意事项：①心悸失眠忌用。②常用于养心安神。③神经官能症、神经衰弱、低血压、产后及病后虚弱等见上述症状者可服用。

人参归脾丸：益气补血，健脾养心。用于：①食欲不振：表现为精神倦怠，面色无泽，脘腹胞闷，久则身体虚弱，西医之厌食症、慢性胃炎及十二指肠炎症、溃疡痛。②泄泻：表现为大便时溏泻，水谷不化，稍进油腻则大便次数增加，形体消瘦，纳时不香，时而腹胀肠鸣，或腹部隐痛。西医诊断为消化不良性腹泻、慢性胃肠炎、胃肠功能紊乱、胃肠术后综合征、过敏性结肠炎等。③疳积：表现为小儿体质虚弱，形体消瘦，面色萎黄无泽，头发稀少，精神萎靡，易染感冒，或停食腹胀，经常便溏者。西医诊断为营养不良。

用法用量：口服。蜜丸，每次1丸，每日2次。使用注意事项：①忌油腻生冷食物。②忌过劳及思虑过度。③营养不良性贫血、缺铁性贫血见上述症状者可服用。

十全大补丸：是一种气血双补的常用药，且为温补气血。用于：①面色苍白，气短心悸，食欲不振，贫血，头晕自汗，体倦乏力，月经不调，四肢不温，以及疮疡气血虚弱，溃疡脓液清稀等一切表现为气血两虚者。②治疗癌症及防治放、化疗毒副作用，用本方合并西药治疗癌症及用以防治放射性疗法及多种抗癌症的不良反应，已取得好的疗效。

用法用量：口服。水蜜丸，每次6克；大蜜丸，每次1丸，每日2次~3次。使用注意事项:①外感发热、内有实热者不宜服用。②感冒病人暂停使用。③阴虚火旺:咳嗽失血者不可服。

龟鹿二仙膏:温肾益精,补气养血。用于:①虚劳:眩晕耳鸣,视物昏花,肢体麻木,腰膝酸软,畏寒肢冷,面色少华。慢性病、老年身体虚弱而见上述症状者皆可服用。西医之甲状腺功能减退、肾上腺皮质功能减退综合征。②腰痛:腰痛不甚,绵绵不断,时轻时重,酸软无力,捶按则舒,劳作则甚,兼见耳鸣眼花,手足麻木,畏寒倦怠。西医诊断为腰肌劳损。③遗精:遗精或阳痿早泄,或滑精而兼头晕耳鸣,失眠健忘,腰膝酸软,夜多小便,阳痿与性功能障碍者。西医之性功能障碍。④不育不孕症:结婚多年不育或不孕,症见耳鸣头晕,倦怠少力,腰膝酸软,性欲减退等。

用法用量:口服。每次15克~20克,每日3次。使用注意事项:①服药期间禁房事。②小儿忌服。③糖尿病病人不宜服。④外感病不宜用。⑤脾胃虚弱者慎用。

桂附地黄丸:温补肾阳。用于:①肾阳不足,腰膝酸冷,肢体浮肿,小便不利或反多,痰饮喘咳。②腰腿酸软,下半身常有冷感而属于肾虚阳微者。临床常用于治疗慢性支气管哮喘、慢性气管炎等病,属于肾虚阳弱的虚喘或痰饮作喘等兼见腰中冷痛、小便不利者,其中尤以老年肾阳虚喘为对症。

用法用量:口服。蜜丸,每次1丸,每日2次。使用注意事项:①阳虚有火、阳亢者禁用。②慢性支气管哮喘、慢性气管炎等见上述症状者可服用。

六味地黄丸:滋阴补肾。用于头晕耳鸣,腰膝酸软,遗精盗汗。

用法用量:口服。水蜜丸,每次6克;小蜜丸,每次9克;大蜜丸,每次1丸;每日2次。使用注意事项:①忌生冷、辛辣、油腻之物。②可长期服用,但遇急性病症宜停服。③贮藏:密闭。

五子衍宗丸:补肾益精。用于肝肾阴虚、肾水不足引起的阳痿早泄,小便余沥不清,久不生育,气血不足,须发早白,以及神经衰弱,性神经衰弱,精子缺乏等症。

用法用量:口服。水蜜丸,每次6克,小蜜丸,每次9克,大蜜丸,每次1丸,每日2次。使用注意事项:①忌生冷、辛辣等刺激性食物。②节房事。③性神经衰弱、精子缺乏症见上述症状者可服用。

知柏地黄丸:用于阴虚火旺,潮热盗汗,口干咽痛,耳鸣遗精,可用于治疗西医的神经衰弱、甲状腺功能亢进及糖尿病等。

用法用量:口服。水蜜丸,每次6克;小蜜丸,每次9克;大蜜丸,每次1丸;每日2次。使用注意事项:①忌油腻、辛辣食物。②脾虚便溏者不宜使用。

参苓白术胶囊:补脾胃,益肺气。用于脾胃虚弱,食少便溏,气短咳嗽,肢倦乏力。

用法用量:口服。蜜丸,每次6克,每日3次;胶囊,每次3粒,每日3次。使用注意事项:①忌食生冷物品,孕妇不宜服用。②实热便秘者忌用。③慢性泄泻、小儿泄泻、小

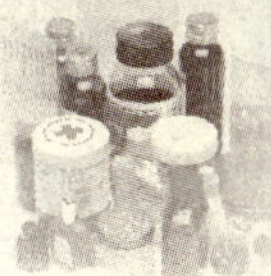

儿厌食者可服用。

附子理中丸(浓缩丸):温中健脾。用于脾胃虚寒、阳气不足引起的腹痛脘痛、呕吐腹泻,肠鸣腹胀,不思饮食,手足发凉等症,具有温中祛寒、健脾益气之功用。现用于慢性胃肠炎、胃肠痉挛性疼痛,伴有食欲不振,脘腹疼痛而喜暖喜按,手足不温者;也可用于妇女受寒痛经;亦可用于脾肾两虚、寒凝不化所致之精神倦怠,形寒肢冷,不思饮食,脘腹冷痛,大便溏泄,常下清稀等症。

用法用量:口服。每次8丸~12丸,每日3次。使用注意事项:①忌食生冷食物。②孕妇忌服。

人参健脾丸:益气健脾,养血安神,用于厌食症,慢性胃炎及十二指肠炎症,溃疡病,消化不良,胃肠功能紊乱,营养不良,气短心悸,贫血失眠,头昏头晕,肢倦乏力,食欲不振。

用法用量:口服。大蜜丸,每次2丸;水蜜丸,每次8克,每日2次。使用注意事项:①忌油腻、生冷食物。②厌食症、消化不良性腹泻、慢性胃肠炎、胃肠功能紊乱等有上述症状者可服用。

阿归养血颗粒(当归养血膏):补养气血。用于:①虚劳:大病、久病之后,或不明原因的慢性疾病。症见头晕目眩,面色萎黄,倦怠乏力,动则心慌气短,失眠健忘。西医学之再生障碍性贫血、溶血性贫血、缺铁性贫血、营养不良性贫血、尿毒症之贫血,以及肿瘤等消耗性疾病的贫血、低血压等的治疗,或作为康复用药。②失血后血虚:病始于大出血之后,身体虚弱、气血两虚突出,临床无热象。如西医学的功能性子宫出血后贫血;上、下消化道出血后贫血。③月经不调或闭经:凡同血虚气弱而致之月经推迟,或经闭不行,或月经量多,或经行腹痛。④眩晕:症见头晕目眩、体位受动时明显,或劳累后易发病,倦怠懒言,面色不华,西医学之低血压、梅尼埃病。

用法用量:口服。冲剂,每次10克,每日3次。使用注意事项:①忌食辛辣原味。感冒忌服。②忌气恼,凡临床实症、热症忌服。③因本品含蔗糖,糖尿病病人不宜服用此剂型。

治疗痛经选什么中成药?

凡在行经前或行经期出现的腹痛、腰酸、下腹坠胀或其他不适,影响生活和工作的称为痛经。用于气滞血淤型痛经的中成药有妇科得生丸、元胡止痛片等。用于寒凝气滞型痛经的中成药有妇康片、妇康宝口服液、四物合剂等。用于肝肾亏损型痛经的中成药有元胡止痛片等。

妇科得生丸:本品调理气机,活血调经。临床可用于气滞血淤型痛经症,经前或经期小腹胀痛,行经量少,淋漓不畅夹有血块,或有膜状物。行经后疼痛减轻,可伴有乳房胀痛等症状。

用法用量：口服。每次1丸，每日2次。

痛经丸：本品理气活血，调经止痛，临床可用于寒凝气滞型痛经症。经前或经期小腹冷痛、遇热痛减，经血量少，色黯夹有血块，畏寒便溏等。

用法用量：口服。片剂，每次8片，每日3次，经前服用；蜜丸，每日9克，每日1次~2次，临床时服用。使用注意事项：孕妇禁用，气虚无血淤者勿用（血色浅，无血块）。

元胡止痛片：本品理气活血，散淤止痛。临床可用于气滞血淤型或肝肾亏损型痛经症，经后小腹隐痛，经前或经期小腹冷痛，经量少，色淡，面色苍白，精神倦怠，胸肋胀痛等。

用法用量：口服。每次4片~6片，每日3次。使用注意事项：孕妇慎用。

妇康宝口服液：本品养血、活血、止血、调经。可用于气血虚弱引起的经期或经后小腹冷痛，面色苍白，精神倦怠，月经不调，月经过多引起的贫血、乏力，面色萎黄，行经腹痛，或气血虚弱所致的妊娠早期出血，胎气不固，先兆流产等。

用法用量：口服。每次10毫升，每日2次，胎动、胎漏加倍数。使用注意事项：舌淡肢冷或舌红烦渴者忌用，糖尿病病人不宜服用。

妇康片：本品有补养气血，调经之功效，临床可用于气血两虚引起的痛经，经期或经后腹部隐隐作痛，按之痛减，精神倦怠等。

用法用量：口服。每次5片，每日2次。使用注意事项：孕妇遵医嘱。

四物合剂：本品活血养血调经，临床可用于血虚引起的其他系统的多种病症，如血管神经性止痛。

用法用量：口服。每次10毫升~15毫升，每日3次。使用注意事项：为补血剂，静置时可见有形物沉淀，故用时摇匀。

怎样选择治疗月经不调的中成药？

月经不调包括月经周期异常和月经量的异常。气滞血淤，血热妄行，肝郁气滞，气血不和，气虚症均可导致月经不调。用于气滞血淤引起月经过少的中成药有七制香附丸、益母草膏等。用于血热症引起的月经过多的中成药有止血片等。用于肝郁气滞引起的月经先期的中成药有加味逍逍丸等。用于血糖引起月经不调的中成药有当归丸、当归红枣颗粒等。用于气血两虚引起月经不调的中成药有八珍益母丸、乌鸡白凤丸等。

止血片：本品临床可用于产后出血不止，月经过多，外伤出血，吐血，衄血等诸多出血性疾病，亦可用于淤血引起的疼痛、肿胀等病症。

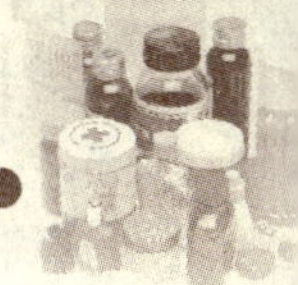

用法用量：口服。每次4片，每日3次。使用注意事项：只用于少量出血，中、大量的严重出血应去医院就诊，不可自行盲目用药，以免耽误病情。

七制香附丸：本品开郁顺气，调经养血，临床可用于气滞血淤所致的月经后期白带过多，经期胸肋胀痛，痛经，小腹冷痛等症，亦可用于神经官能症出现上述症状者。

用法用量：口服。每次6克，每日2次。使用注意事项：阴虚发热慎用。

益母草膏：本品活血调经，常用于月经不调，产后胞衣不下，产后血晕，淤血腹痛，崩中漏下，子宫复位不全，月经过多等症。对慢性宫颈炎、各种阴道炎、子宫内膜炎及输卵管炎等亦可辅助治疗。

用法用量：口服。每次10克，每日1次~2次。使用注意事项：孕妇禁用，崩漏经多，无淤滞者不宜。本品含蜂蜜等糖类，糖尿病病人禁用。

八珍益母丸：本品补养气血、调经。临床可用于气血两虚所致的月经不调，经期不定，或前或后经期经量异常。

用法用量：口服。水蜜丸，每次6克；小蜜丸，每次9克，每日2次。使用注意事项：忌食生冷食物，忌心烦气躁恼怒。

乌鸡白凤丸：用于痛经，功能性子宫出血，产后恶露不尽及术后出血，月经不调，其疗效与疗程关系不大，与病程长短、病情轻重有关。妇女更年期综合征、人工流产后综合征、慢性盆腔炎、附件炎、男子气血两虚及性功能衰竭等病症也可选用本品。

用法用量：口服。大蜜丸，每次1丸；小蜜丸，每次9克；水蜜丸，每次6克，每日2次。使用注意事项：孕妇忌用。

当归红枣颗粒：本品有养血、补血、调经之功效，临床可用于由血虚所致的月经不调；以及血虚引起的其他病症。

用法用量：口服。每次20克，每日2次~7次。使用注意事项：糖尿病病人慎用。

艾附暖宫丸：本品温中暖宫散寒，调经止痛。可用虚寒症所致的月经不调，行经期腰腹冷痛，腰酸带下等症。

用法用量：口服。大蜜丸，每次1丸；小蜜丸，每次9克，每日2次。使用注意事项：忌食生冷食物，避免受寒。

当归丸：本品所含黄芪甘温补气，以资生血之源；当归养血并能活血，调经止痛。主要用于气血不足所致的月经不调，经来腹痛，妇女崩漏失血，产后血虚发热及疮疡溃烂久不愈合，血虚气弱者。当归及其制剂具有抗心律失常，扩张血管，抗血栓、抗贫血、降血压、抗动脉硬化、保肝利胆、镇静、镇痛、抗炎、抗菌、抗辐射损伤，抗肿瘤，增强免疫力。具神经系统调节，平滑肌松弛和对子宫双向性作用。

用法用量：口服。每次1丸，每日2次。使用注意事项：服药后忌食生冷食物。

调经止带丸：本品清热利湿，止血调经，临床可用于妇女血虚引起的月经不调，白带增多，腰腹酸痛，见湿热下注引起的赤带下等血虚、湿热注。

用法用量：口服。每次9克~12克，每日1次~2次。使用注意事项：忌食生冷、辛辣食物，感冒发热者忌用。

治疗疮疖选用什么中成药？

疖是一个毛囊及其所属皮脂腺的急性化脓性感染，常扩展到皮下组织。人体皮肤的毛囊和皮脂腺通常有细菌存在，只有在机体抵抗力下降或局部损伤时发生。局部皮肤不清洁，常受到摩擦和刺激，也可导致疖的发生。疖常发生于毛囊和皮脂腺丰富的部位，如颈、面、背、腋、腑、腹股沟及会阴等部。面部“危险三角”上唇周围和鼻部的疖，挤压后，若感染易沿内眦静脉和眼静脉入颅，引起颅内感染，后果十分严重，故此处之疖严禁挤压。家庭用于疖治疗的中成药、内服药有小败毒膏等，外用药有如意金黄散、三黄膏、泻毒散等。

如意金黄散：本品多用于软组织化脓性感染早期，局部出现红、肿、热、痛、功能障碍，局部皮肤未破溃前。本品清热解毒，消肿止痛，拔毒排脓，可抑制和减轻局部炎症反应以及细菌感染。疖和疖病初期可将本品涂于患处。治疗丹毒除以全身应用抗生素，辅以局部治疗外，可用本品调敷患处。急性蜂窝组织炎，急性乳腺炎早期，在全身治疗的同时可用本品辅助治疗。

用法用量：外用。用清茶或醋调敷于患处，亦可用蜂蜜、葱酒、板蓝根叶泡汁调敷。使用注意事项：局部破溃者忌用，忌烟、酒、辛辣食物。外敷面积大于患处。

三黄膏：本品具有清热解毒，消肿止痛之功效，可用于急性软组织化脓性感染疾病，如疖、疮病、丹毒、急性蜂窝组织炎、急性乳腺炎、轻度烧烫伤等疾病的早期治疗。

用法用量：外用。摊于无菌纱布上贴于患处或直接涂于患处，每1日~2日换药一次。使用注意事项：药膏涂敷面积超过患处。

小败毒膏：本品有清热解毒、活血、理气、燥湿止痛的作用，临床应用于急性软组织化脓性感染，如丹毒、急性蜂窝组织炎、疖病等疾病的全身治疗，可减弱和消除全身症状如毒血症，可缓解和消除局部的红、肿、热、痛。

用法用量：口服。每次10克~20克，每日2次。使用注意事项：孕妇禁用，忌食辛辣食物，糖尿病病人不宜服用。

泻毒散：本品用于急性软组织化脓性感染，局部未破溃之前，如急性蜂窝组织炎、丹毒、疮、疖病、痛、痤疮等疾病的外用治疗。

用法用量：外用。适量用蜂蜜或醋调敷患处。使用注意事项：皮肤破溃时忌用。

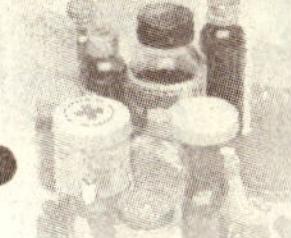

治疗烧伤、烫伤选用什么中成药？

烧伤可由热水、蒸汽、火焰、电流、激光、放射线、酸、碱等多种物理和化学性因子损伤引起。通常所称的烧伤一般指单纯由高温所造成的热烧伤。家庭用于治疗烧伤的中成药品种较多，常用的有烧伤喷雾剂、京万红等，用于轻度小面积烧伤的早、中期治疗。

烧伤喷雾剂：本品临床多用于轻度、小面积烧伤的早期。使用前应迅速脱离热源，先用冷水冲淋或浸浴以降低局部温度，伤处之衣物等应剪去，不可剥脱以免局部再损伤。而后将本品喷于患处。喷药面积应大于创面，一般不予包扎。本品可明显缓解局部的红、肿、热、痛，早期使用效果尤佳。

用法用量：外用。喷于患处，每月6次~8次。使用注意事项：使用本品时，严禁抹油、膏、紫药水等。

京万红：本品临床可用于轻度或Ⅱ度以上的烧伤。轻度烧伤可先用冷水淋或浸浴局部降温后，将本品涂于患处。Ⅱ度以上烧伤，先进行创面处理，用生理盐水或灭菌盐水或消毒液（如新洁尔灵、洗必泰）冲洗创面至创面清洁，将本品涂于创面暴露之处或将本品涂于无菌纱布上覆盖创面，目的是防治感染或促进创面收敛好转，止痛。

用法用量：生理盐水清理创面，涂敷本品于消毒纱布上，覆盖于创面上，每日换药1次。使用注意事项：本品用于轻度烧伤，严重者需经烧伤科医生治疗，勿自行用药，以免产生不良后果。

怎样选择治疗颈肩痛、腰腿痛的中成药？

颈肩痛是指以颈部或肩胛疼痛为主要症状的一类病症，腰腿痛是指下肢、腰、腰骶、臀部等处的疼痛，有时伴有一侧或两侧下肢痛和马尾神经痛症状。家庭用于寒湿、颈肩痛和腰腿痛的内服中成药有风湿痛药酒、活络止痛丸、木瓜酒、史国公酒等。外治的中成药有伤湿止痛膏、驱风油等。

风湿痛药酒：本品祛风除湿，活络止痛，可用于颈肩痛、腰腿痛及多种慢性损伤性疾病，慢性肌肉，韧带损伤，肩关节周围炎，网球肘等风湿、类风湿关节炎，颈腰椎间盘突出症，坐骨神经痛等疾病。缓解和消除肢体麻木，活动不利，手足拘挛，关节肿痛等症状。

用法用量：口服。每次10毫升~15毫升，每日2次。

活络止痛丸：本品驱风祛湿，活血舒筋，可用于风湿性、类风湿关节炎引起的骨、关节疼痛，肢体伸屈不利，肢体麻木乏力，以及慢性骨关节损伤引起的肩、颈、腰、腿疼痛等症状。

用法用量：口服。水蜜丸，每次4克；大蜜丸，每次1丸，每日3次。

木瓜酒：本品驱风祛湿，可用于颈肩痛，腰腿痛，风湿性、类风湿关节炎引起的关节疼痛，肢体关节肿胀，伸屈不利，麻木无力，肢体挛拘等症状。颈、腰椎退行性（骨质增生）和椎间盘突出，坐骨神经痛，慢性软组织扭挫如腰肌劳损出现的肢体肿胀疼痛，麻木，活动不利等症状亦可选用。

用法用量：口服。每次10毫升~15毫升，每日2次。使用注意事项：孕妇慎服，酒精过敏者忌服，酒力不胜者减量。

伤湿止痛膏：本品临床用于颈肩痛、腰腿痛、风湿性、类风湿关节炎，急慢性软组织扭伤等疾病引起的关节、肌肉、韧带疼痛以及神经性疼痛。

用法用量：外用，贴于患处。使用注意事项：孕妇慎用，对橡皮胶布过敏者禁用。贴前，洗净患处皮肤，如汗毛较多者可刮之，以防汗毛剥脱时疼痛。

史国公药酒：本品临床用于风湿性关节炎、类风湿性关节炎，以及其他原因引起的肌肉、韧带、骨关节损伤所致的肢体骨、关节肌肉疼痛，肢体屈伸不利，麻木等症状。亦可用于由中风引起的口眼歪斜、半身不遂、肢体麻木、肌肉萎软无力等。

用法用量：口服。每次10毫克~15毫克，每日2次。使用注意事项：①孕妇慎用。②忌用其他酒类。③不可就果、菜饮用。④热症、高血压病人、酒精过敏者禁用。

驱风油：本品活血止痛，用于风湿性、类风湿性关节炎，急慢性软组织扭伤引起的骨关节肌肉疼痛等症。

用法用量：外用，涂擦患处。使用注意事项：有局部刺激作用。

怎样选择治疗软组织扭伤、挫伤的中成药？

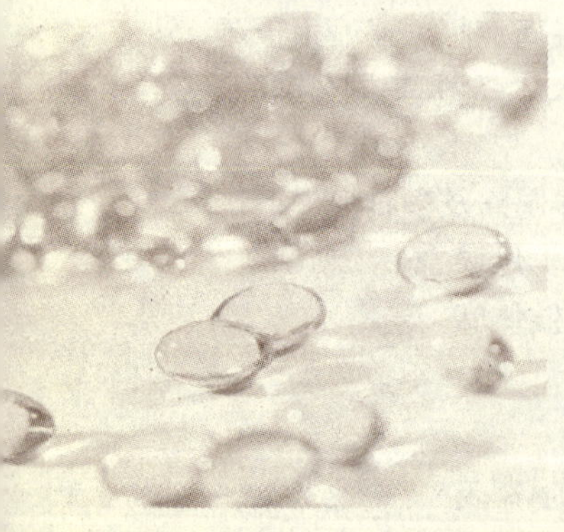

急性软组织扭挫伤，是由于机械性致伤因子所造成的皮肤、皮下组织、肌肉组织的组织结构损伤和功能障碍。表现为受伤局部红、肿、热、痛、功能障碍等，严重的有全身反应，如体温增高，生命体征（呼吸、血压、脉搏）改变，脱水、失血、肾衰竭、骨折等。严重的软组织损伤应及时去医院就诊。家庭中成药药疗限于较轻的不伴有全身反应和局部骨折者，初期治疗用活血化淤，消肿止痛法。

慢性软组织扭挫伤，是指因运动系统慢性损伤或急性软组织损伤迁延而致的损伤，起病缓慢，病程绵长。属于此类的

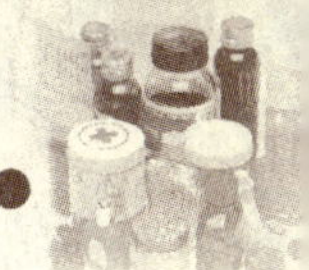

疾病大致包括肩关节周围炎、滑囊炎、狭窄性腱鞘炎,周围神经炎综合征、网球肘、慢性韧带损伤、慢性腰肌劳损等。慢性软组织扭挫伤既可采用药物敷、洗熏的外治法,又可采用内服活血止痛药物的方法。

家庭用于急、慢性软组织扭挫伤的中成药有:跌打丸、跌打活血散、活血止痛散、三七片、养血荣筋丸、跌打损伤丸、克伤痛搽剂等。

跌打活血散:本品所治症属于滞筋所致,以散淤、舒筋、活血组方;治疗当通经活络,行气活血,化淤止痛,方以活血化淤、通经活络之乳香、没药、红花为主药;三七、血竭等活血行气,化淤止痛为辅药;防风冰片等理气活络、消肿止痛为佐使药。临床多用于急性软组织扭伤所致的局部淤血肿痛,功能障碍,腰肌扭伤;慢性软组织扭挫伤引起的肢体酸痛,肿胀乏力;常见病有肩关节周围炎、网球肘、腱鞘炎、椎间盘突出症、慢性腰肌扭伤等。骨折引起的局部淤血肿痛,使用本品可散淤消肿止痛,促进骨折愈合。

用法用量:口服。用开水或黄酒送服,每次3克,每日2次。外用,用黄酒或醋调成糊状敷于患处。使用注意事项:皮肤破溃之处不宜外敷,孕妇慎用。

活血止痛散:本品活血散淤可促进损伤局部的血液循环,消肿止痛可减少损伤带来的局部症状和功能障碍。临床可用于急性软组织挫伤,急性损伤所致的局部肿痛,亦可用于慢性软组织损伤。

用法用量:口服。每次1.5克,温开水或黄酒送下,每日2次。使用注意事项:孕妇禁用。对胃有一定刺激性,饭后服用为宜,有消化道疾病者不宜使用本品。用药时间不宜过长。

跌打丸:本品活血散淤,消肿止痛,可用于跌打损伤引起的皮肤淤血,肌肉、韧带挫拉伤。骨关节损伤所致的局部红肿疼痛,活动受限以及用力过猛、不当引起的腰肌损伤出现的腰部疼痛等其他由损伤引起的急、慢性软组织扭挫伤。

用法用量:口服。每次1丸,每日2次。

跌打损伤丸:本品行气活血,舒筋止痛。临床可用于急、慢性软组织损伤引起的皮肤、肌肉、韧带、骨骼、关节的淤血,红肿,疼痛,肢体活动不利等症。

用法用量:口服。每次6克~9克,每日2次。使用注意事项:孕妇禁用,经期停服。

克伤痛搽剂:本品活血化淤,消肿止痛,可用于急性软组织扭挫伤引起的皮肤及皮下组织、肌肉、韧带拉伤关节等症。早期应用可有效消除或缓解局部的红肿热痛,可促进淤血吸收,减轻局部损伤,并抑制局部炎症反应。

用法用量:外用。涂擦患处,并按摩至局部发热,每日2次~3次。使用注意事项:外用药,严禁口服,皮肤破损禁用。

养血荣筋丸:本品养血筋,祛风通络,对慢性软组织扭伤所引起的多种疾病有效。肩关节周围炎,滑囊炎,狭窄性腱鞘炎,腱鞘囊肿,网球肘,慢性肌肉、关节、韧带、骨骼损伤性疾病出现肢体关节伸屈不利，肌肉酸痛，肢体麻木等症状时可选用本品。

用法用量是口服：每次1丸~2丸，每日2次。使用注意事项：孕妇忌用。

三七片：本品临床用于淤滞筋伤，出血诸症。用于急慢性软组织扭伤所致的皮肤、皮下组织、肌肉局部的淤血，红、肿、痛，功能障碍等症状。活血化淤，敛血止痛，可促进止血和血肿吸收，可用于衄血、上消化道出血、产后出血过多引起的头晕、淤血腹痛等症。

用法用量：口服。每次5片~8片，每日1次~2次。使用注意事项：孕妇忌用，虚无淤者慎用。

治疗粉刺选什么中成药？

颜面、胸、背等处生丘疹如刺，可挤出白色碎米样粉汁，故名粉刺。家庭用于粉刺的非处方药有当归苦参丸、清热暗疮丸等。

当归苦参丸：

用法用量：口服。蜜丸，每次1丸，每日2次。使用注意事项：忌食烟酒，辛辣食物。

清热暗疮丸：用于生粉刺疙瘩，痤疮，疖痛，脓疱。

用法用量：口服。每次2丸~4丸，每日3次，14天为一疗程。使用注意事项：①孕妇慎用。②少食油腻及辛辣食物，多食水果蔬菜。③阴虚及脾胃虚寒体质勿用。

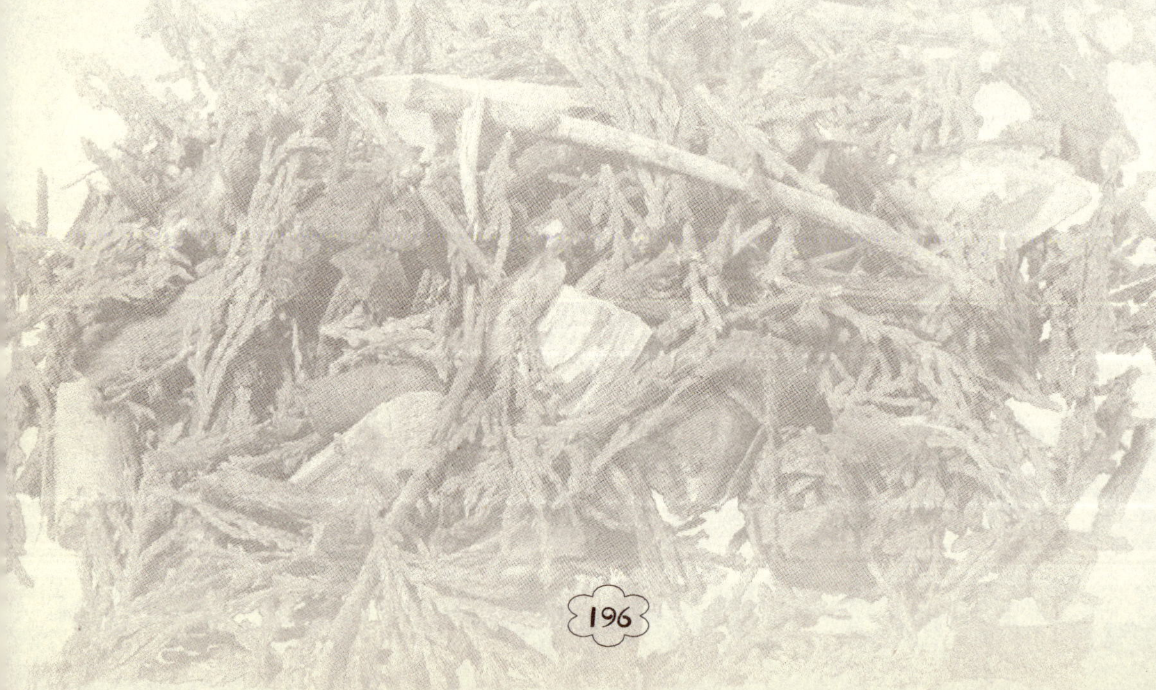

第八部分

药物作用和药物反应

药物是"天使",药物也是"魔鬼"。

什么是药物之间的"协同作用"和"拮抗作用"?

当两种或两种以上的药物同时使用或序贯使用时,由于它们之间或它们与机体之间的相互作用,改变了药物原有的理化性质、体内过程和组织对药物的敏感性,从而使药物的疗效发生了改变或产生新的不良反应。各种药物的相互作用,按其药效的增强或减弱,可以分为协同作用和拮抗作用。

"协同作用"可表现为疗效的提高,如青霉素和丙磺舒合用,可使青霉素的抗菌作用增强;也可以表现为毒性加大,如氨基糖苷类抗生素和高效利尿药(速尿、利尿酸),均可引起耳毒性,两类药物合用则可使耳毒性加强。

"拮抗作用"可表现为毒性减轻,如局部麻醉药普鲁卡因可使局部血管扩张造成药物易吸收进入血液循环,导致局麻作用减弱并引起全身毒性,若合用肾上腺素则可收缩血管而减慢普罗卡因的吸收,使其毒性减轻,也可表现为疗效降低,如青霉素类药物与红霉素等药物合用,可能使前者杀菌作用减弱。

药物的过敏反应是怎么回事?

药物性过敏反应是比较常见的一种不良反应,包括皮疹、荨麻疹、皮炎、发热、血管神经性水肿、哮喘、过敏性休克等,其中以过敏性休克最为严重,可导致死亡。青霉素过敏是最为常见的过敏反应,占各种药物过敏之首位,占用药人数的0.7%~10%,而其所致的过敏性休克的发生率也最高,占用药人数的0.004%~10%。可引起过敏反应的药物很多,如链霉素、庆大霉素、卡那霉素、四环素、博来霉素、两性霉素B、磺胺类、吡哌酸、苯巴比妥、甲丙氨酸、氯丙嗪、安乃近、复方阿司匹林、复方氨基比林、水杨酸钠、保泰松、辛可芬、吗啡、哌替啶、樟脑黄酸钠、尼可刹米、普鲁卡因、丁卡因、阿托品、氨茶碱、咳必清、复方氢氧化铝片、胃复康、凝血质、安络血、止血敏、右旋糖酐、对氨基水杨酸钠、喹宁、酒石酸锑钾、呋喃丙胺、可的松、促皮质激素、黄体酮、缩宫素、胰岛素、链激酶、糜蛋白酶、透明质酸酶、辅酶A、三磷酸腺苷、细胞色素C、水解蛋白、维生素B、维生素B_2、维生素B_{12}、维生素C、维生素K、维丁胶性钙注射液、肝素、抗毒血清、类毒素、疫苗、硫代硫酸钠、硫酸钡、碘造影剂、磺酒、小檗碱等,可引起过敏反应,甚至引起过敏性休克而导致死亡。

中药引起过敏反应者也不少见,已有报道的就有鸦胆子、旋复花、牡蛎、金银花、黄芪、柴胡、白芍、紫草、鱼腥草、菖根、地龙干、板蓝根、大青叶、丹参、红花、大黄、穿

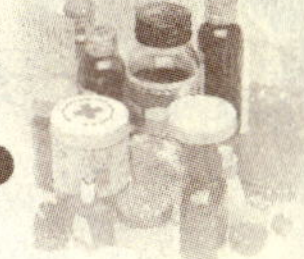

心莲、川贝、胖大海、三七、乳香、乌贼骨、人参、熟地、蟾蜍等数十种药饮片；还有许多中成药，如六神丸、牛黄解毒片和丸、云南白药、三七片、藿香正气丸、鼻炎宁、银翘解毒片、七粒散、前列康、小活络丹、大黄苏打片、复方桔梗片、复方柴胡注射液、鱼腥草注射液、复方当归注射液、穿心莲注射液、复方地龙片、红升丹、三宝丹、阳和膏等。有的还可引起严重的全身反应，如牛黄解毒片、板蓝根注射液、复方丹参注射液等。

另外，还有一种过敏反应称“药物交叉过敏反应，是指机体对含有同一基本结构或同一母体的一类药物发生的过敏反应。药物交叉过敏反应最常发生于应用抗感染药物时，典型的例子就是青霉素类药物。它们之间的基本化学结构相同，如果一个人对天然青霉素（以青霉素G为代表）过敏，则对半合成青霉素（如新青霉素Ⅱ）通常也会过敏。一般认为头孢菌素具有与青霉素共同的β-内酰胺羰基，在体内能直接与蛋白质结合，成为致敏原，故两者可能存在交叉过敏。

哪些药物合用会带来危害？

随着人们医疗经济价值观念的进步，越来越多的人自购药品自我保健，就更有必要在了解合理联合用药的同时，知道哪些药物合用会带来有害作用，不利于治疗者，及时避免身体损害和经济上的损失。

按照药物不良作用的分类，对患者来说，合用药物如在体外产生相互作用，其结果均不利于治疗者，而体内药物相互作用则有利有弊，有利则可联合用药，有弊则应该及时避免或调节。具体来说，以下一些药物相互作用应该避免：

（1）酸性与碱性药物混合配伍以及四环素与钙盐、亚铁盐、铝剂、镁盐等金属离子配伍。

（2）油溶液与水溶液药物混合注射。

（3）易水解或不稳定药物与他种药物配伍。

（4）高浓度的甘露醇、糖类以及静脉注射用脂肪油乳剂、中草药注射液与其他药物的配伍。

（5）华法林、保泰松、甲苯磺丁脲、洋地黄毒苷、青霉素、磺胺类等血浆蛋白结合率较高药物同时应用。

（6）有显著酶抑或酶促作用药物与相应可引起代谢变化的药物配伍。

（7）有相似毒性反应和副作用的药物合用。

（8）药理作用相对抗药物的合用。

因为药物的相互作用情况相当复杂，特别是中药、中西合并用药、两种以上药物合并使用时更是如此。另外，用药必须针对患者的具体病情，做到个体化给药，所以，临床上联合用药引发的不良反应并不少见，常见药物配伍使用时可能出现的问题如：①磺胺药与酵母片：为细菌提供了养料，降低及抵消了磺胺药的药性。②抗结核药利福平与对氨基水杨酸钠(PAS)：影响胃肠道对利福平的吸收，降低利福平的药效。③抗结核药异烟肼、利福平与安眠药，可引起严重毒性反应。④四环素类药物与补血药物：两类药合用，药物吸收显著降低。⑤碱性药物与四环素：碱性药物如碳酸钙、氧化镁、氢氧化铝及胃舒平、胃可舒、胃得乐、胃宁等，可影响四环素吸收，影响疗效。⑥碱性药物与乳酶生、多酶片、酵母片：可降低乳酶生、多酶片、酵母片的活性和疗效。⑦碱性药物与呋喃妥因：使用呋喃妥因杀菌力减弱30倍~100倍。⑧红霉素与维生素E、阿司匹林：减低红霉素抗菌力。⑨磺胺药与维生素C：易析出结晶，形成尿结石，不易排出，损害肾脏。⑩乳酶生与抗生素：可使乳酶生失效。⑪苯妥英钠与氯霉素、异烟肼：抑制肝细胞的药物代谢酶，易引起中毒。⑫利血平、胍乙啶与呋喃唑酮(痢特灵)：使降压作用迅速减弱，或使血压升高。⑬麻黄素与呋喃唑酮：可能产生脑血管意外而导致死亡。⑭胃复安与胃疡平、普鲁本辛、阿托品：药理作用对抗，降低疗效。⑮阿司匹林与消炎痛：加重对胃肠道刺激的副作用。⑯降糖药甲苯磺丁脲与氢氯噻嗪：氢氯噻嗪可使血糖升高，故不能合用。⑰氯霉素与优降糖、甲糖宁等：易引起低血糖症。⑱磺胺药与D860(甲糖宁)：导致低血糖症。⑲安体舒通与氯化钾：会发生钾中毒。⑳四环素类药与苯妥英钠、氯丙嗪(冬眠灵)：降低四环素疗效，增加对肝脏的副作用。

镇静催眠药安定(地西泮)与哪些药物相互作用?

安定(地西泮)为常用的镇静催眠药，可与多种药物发生相互作用。

(1)与西咪替丁、异烟肼联用，可使地西泮的代谢减慢，半衰期延长，血药浓度升高，不良反应增加。

(2)与利福平联用，可使地西泮的代谢加快，血药浓度降低，作用减弱。

(3)与苯妥英钠联用，可使苯妥英钠的代谢减慢，血药浓度升高。

(4)与抗酸药合用，可延迟地西泮的吸收。

(5)与左旋多巴联用，可拮抗左旋多巴的治疗作用。

(6)与降压药联用，可增强降压药的作用，导致血压下降。

(7)与麻醉药联用，可增加麻醉药品的成瘾性。

(8)与全麻药、乙醇、镇痛药、单胺氧化酶抑制剂以及三环类抗抑郁药联用时，可增强彼此药效和不良反应。

(9)地西泮极微溶于水，其注射液是混合溶媒，与其他溶液混合时会引起沉淀，故地西泮不易加入大输液中，也不宜与其他注射液混合注射。

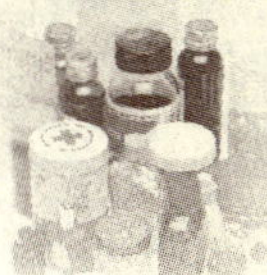

阿司匹林与哪些药物相互作用?

阿司匹林临床应用广泛,与许多药物可发生相互作用,使用时应引起注意。

糖皮质激素:可增加阿司匹林的肾清除率,二者联用可致阿司匹林的血药浓度降低。同时可诱发或加重消化道溃疡,甚至引起溃疡穿孔和出血。两者应尽量避免联用。

抗凝药(双香豆素、肝素等)、溶栓药(链激酶、尿激酶):与阿司匹林联用,可增加出血的危险。

其他解热镇痛药:与阿司匹林同用时疗效并不增强,而胃肠道不良反应(包括溃疡和出血)增加;此外,由于对血小板聚集的抑制作用加强,还可增加其他部位出血的危险。阿司匹林可减少吲哚美辛(消炎痛)的生物利用度,二者联用可使吲哚美辛的血药浓度下降。阿司匹林与布洛芬合用可使后者的血药浓度明显下降,应避免合用。

降血糖药:甲苯磺丁脲、氯磺丙脲等可被阿司匹林从血浆蛋白结合部位置换而致血糖下降,严重者可引起低血糖反应;胰岛素与阿司匹林联用,也可引起低血糖反应,应引起注意。

氨甲喋呤:阿司匹林可减少氨甲喋呤与蛋白的结合,减少其从肾脏的排泄,使血药浓度升高而毒性反应增加。

尿碱化药(碳酸氢钠)、抗酸药(长期大量使用):可增加阿司匹林自尿中排泄,使血药浓度下降。但当阿司匹林的血药浓度已达到稳定状态,停用碱性药物可使本品血药浓度升到毒性水平,应予注意。

尿酸化药:可减低阿司匹林的排泄,使其血药浓度升高。当阿司匹林血药浓度已达稳定状态的患者加用尿酸化药后,可导致本品血药浓度升高,毒性反应增加。

利尿药:阿司匹林可拮抗利尿药的作用,并增加肾脏的不良反应。

双嘧达莫(潘生丁):可提高阿司匹林的生物利用度,使血药浓度增加32%。

阿司匹林可增强苯妥英钠、泰尔登、吩噻嗪类(氯丙嗪等)、甲状素类、青霉素类、磺胺类药物的作用和毒性。可减弱降压药、别嘌醇、萘普生、酮基布洛芬和丙磺舒的作用。

解热镇痛药吲哚美辛(消炎痛)与哪些药物相互作用?

吲哚美辛(消炎痛)为临床常用的解热镇痛药,用于急性风湿性及类风湿性关节炎、强直性脊椎炎及发热等,与许多药物联用可发生相互作用。

(1)与对乙酰氨基酚长期合用可增加肾脏毒副反应。与非甾体类消炎药同用时,消化道溃疡的发病率增高。

(2)与阿司匹林或其他水杨酸盐同用并不能加强疗效，而胃肠道不良反应明显增多；由于抑制血小板聚集的作用加强，可增加出血倾向。

(3)服本品时饮酒或与促肾上腺皮质激素同用，可增加胃肠道溃疡或出血的危险。

(4)与洋地黄类药物同用，本品可使洋地黄的血药浓度升高(抑制从肾脏清除)而增加毒性，因而需调整洋地黄的剂量。

(5)与肝素、口服抗凝药、溶栓药物合用时，因本品与之竞争性蛋白结合，使抗凝作用加强；同时本品有抑制血小板聚集作用，因此，有增加出血倾向的潜在危险。

(6)本品与胰岛素或口服降糖药合用，可增加降糖效应，需调整降糖药的剂量。

(7)与呋塞米同用时，可减弱呋塞米排钠及抗高血压作用，可能是由于抑制肾脏内前列腺素的合成。

(8)有报道与氨苯喋啶合用时，可致肾功能损害(肌酐清除率下降、氮质血症)。

(9)与硝苯地平或维拉帕米同用时，可致它们血药浓度升高。

(10)丙磺舒可减少本品自肾及胆汁清除，增高血药浓度，使毒性增加，合用时需减量。

(11)与秋水仙碱、磺吡酮合用时，可增加胃溃疡及出血的危险。

(12)与锂盐同用时，可减少锂自尿排泄，使血药浓度增高，毒性加大。

(13)与磺胺类药物同用时，可使磺胺类药血药浓度升高。

(14)吲哚美辛可使氨甲喋呤血药浓度增高，并延长高血浓度时间，联用时应注意，以免增加其毒性。

(15)与抗病毒药齐多夫定同用时，可使后者清除率降低，毒性增大，同时吲哚美辛的毒性也增加，应避免合用。

口服避孕药与哪些药物相互作用?

口服避孕药是目前常用的避孕措施之一，由于其广泛和长期应用，与其他药物联用的情况也颇为多见，若联用不当可致避孕失败和增加不良反应。口服避孕药与下列药物有相互作用：

(1)与利福平、苯巴比妥、苯妥英钠、扑米酮、乙琥胺、保泰松、甲丙氨酯、利眠宁、乙醇等具有酶促作用的药物合用时，可加速口服避孕药的代谢，导致其作用减弱，可引起突破性出血或避孕失败。

(2)与广谱抗生素，如四环素类、氨苄青霉素、磺胺类、氯霉素等联用，因广谱抗生素能改变肠道菌群，因而降低了口服避孕药的肠肝循环及吸收，可导致避孕失败。

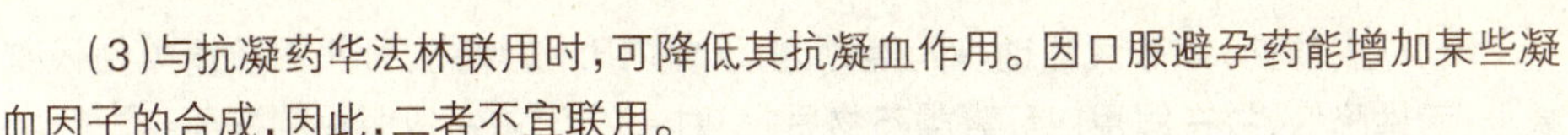

(3)与抗凝药华法林联用时，可降低其抗凝血作用。因口服避孕药能增加某些凝血因子的合成，因此，二者不宜联用。

(4)口服避孕药可致糖耐量降低，与胰岛素、甲苯磺丁脲及苯乙双胍联用时，可使其降血糖作用减弱，应避免联用。必须联用时，应适当增加降糖药的剂量。

(5)与铁剂联用，能增加铁与蛋白结合，影响铁的吸收而降低疗效。

(6)与西咪替丁、氯霉素、异烟肼、甲硝唑、别嘌呤醇、抗抑郁药、阿司匹林等强药酶抑制药联用时，可延缓口服避孕药的代谢，而增加其不良反应，如体液潴留、高血压、血栓形成等。

(7)口服避孕药有肝药酶抑制作用，可抑制阿米替林、米帕明、多塞平、糖皮质激素、哌替啶、咖啡因及氨茶碱的代谢，使这些药物的半衰期延长，联用时可致上述药物在体内蓄积。必须联用时，应减少这些药物的剂量。

青霉素类抗生素与哪些药物相互作用？

青霉素与另一种药物，同时或相继使用，会影响到青霉素的药效或增强，或减弱，或出现其他现象。

(1)氯霉素、红霉素、四环素、磺胺药等属于抑菌剂，它们可降低青霉素的杀菌活性，不宜与青霉素类合用。

(2)丙磺舒、阿司匹林、吲哚美辛、保泰松、磺胺药，可减少青霉素类在肾小管的排泄，因而使青霉素类在体内的血药浓度升高，而且在体内维持较久，增强了药效，但也要注意毒性的出现。

(3)青霉素钾或钠与含有铜、锌、汞等重金属的药物配伍时能够降低抗菌作用。一些中成药含有这样的成分要注意。

(4)青霉素静脉滴注输液中加入下列药物可使药物混浊：头孢噻吩、林可霉素、四环素、万古霉素、琥乙红霉素、两性霉素B、去甲肾上腺素、间羟胺、苯妥英钠、盐酸羟嗪、异丙嗪、维生素B族、维生素E等。

(5)青霉素可加强华法林的抗凝血作用。

(6)青霉素与氨基糖苷类抗生素联合使用可加强药效，若二者混合在一起给药可发生分解反应，务必分开给药。

四环素类抗生素与哪些药物相互作用？

四环素与许多药物联用时，可引起其疗效降低或毒性增加，应引起注意。

(1)与制酸药，如碳酸氢钠等同用时，由于胃内PH值增高，可使四环素类的吸收减少、活性降低，故在服用四环素类药物后1小时~3小时内不应服用制酸药。

(2)与葡萄糖酸钙、乳酸钙及含镁缓泻药等各种含钙、镁、铁离子的药物同用时，四环素类药物可与其中的金属离子形成不溶性络合物，使药物吸收减少。

(3)与全麻药甲氟烷同用时，可增强其肾毒性。

(4)与强利尿药如呋塞米等药物同用时，可加重肾功能损害。

(5)与其他肝毒性药物(如抗肿瘤化疗药物)同用时，可加重肝损害。

(6)四环素类为抑菌药，其抑菌作用可干扰青霉素类等杀菌药对细菌繁殖期的杀菌作用，最好避免合用。

诺氟沙星等氟喹诺酮类抗菌药物与哪些药物相互作用?

氟喹诺酮类是一类合成抗菌药物，主要品种有：诺氟沙星、依诺沙星、环丙沙星、氧氟沙星、培氟沙星、左氧氟沙星、洛美沙星等，使用十分广泛，与某些药物可产生相互作用，应引起注意：

(1)氟喹诺酮类药物于消化道中在酸性条件下吸收较多，与含铅、镁或钙的制酸药同服，可减少本类药物的吸收。与锌制剂、铁制剂、磷酸盐类合用也可减少本类药物的吸收。

(2)与抗胆碱药(如哌仑西平、东莨菪碱)、H_2-受体阻断药(如西咪替丁、雷尼替丁)、奥美拉唑合用，因后者降低了胃液酸度，从而减少了本类药物的吸收。

(3)与尿碱化药，如碳酸氢钠同服，可减少本类药在尿中的溶解度，导致结晶尿和肾毒性的增强。

(4)本类药物能抑制肝微粒体酶，与氨茶碱同用时，抑制氨茶碱的代谢，使氨茶碱的血药浓度升高，易出现中毒症状，甚至可引起死亡。其中以环丙沙星、培氟沙星、依诺沙星的作用较强，合用时应调整氨茶碱的剂量。氧氟沙星也有此作用，但程度较轻，联用时应注意观察。

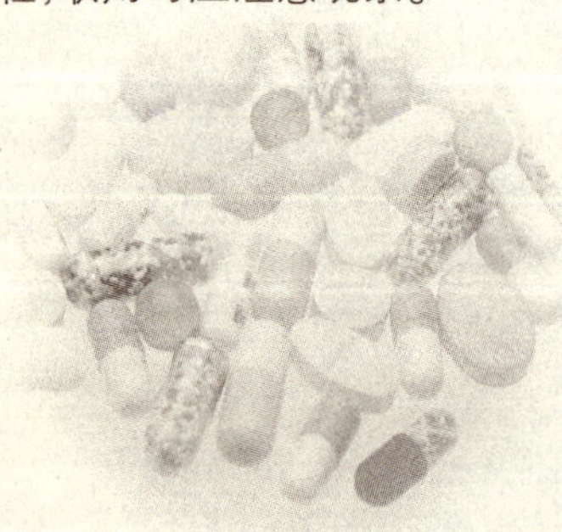

(5)与咖啡因同用，可抑制咖啡因的代谢，使其血药浓度升高。对于常饮用咖啡因的患者，在服用本类药物时，应适当减少咖啡因的饮量。

(6)丙磺舒可减少氟喹诺酮类药物自肾小管分泌约50%，同用时可使本类药物的血药浓度增高而产生毒性。

(7)利福平、氯霉素均可拮抗氟喹诺酮类药物的作用。

(8)与甲氧氯普胺合用,因后者可加快胃排空,能使环丙沙星的吸收加快。

(9)氧氟沙星、诺氟沙星与华法林等抗凝血药合用时,可使凝血酶原时间延长,依诺沙星无这种作用。

(10)非甾体抗炎药芬布芬与依诺沙星合用引起抽搐,但尚无充分证据证明二者不能合用。

氯霉素与哪些药物相互作用?

氯霉素可与多种药物发生相互作用,应引起注意。

抗癫痫药:氯霉素为肝药酶抑制剂,可使苯妥英钠、苯巴比妥的代谢减慢,并能取代其蛋白结合部位,联用时不致其血药浓度升高,作用和毒性增强。

口服降血糖药:氯霉素可取代甲苯磺丁脲、氯磺丙脲的蛋白结合部位,增加其降血糖作用,严重者可引起低血糖的反应。但氯霉素对双胍类降血糖药无增强作用。

骨髓抑制药:氯霉素与某些骨髓抑制药同用时,可增加毒性反应,抗肿瘤药物,秋水仙碱、羟基保泰松、保泰松、青霉胺等均属此类药物。

抗凝剂:氯霉素可增强口服抗凝剂的作用。

口服避孕药:氯霉素可减弱口服避孕药的作用。

其他抗生素:氯霉素与林可霉素、克林霉素、红霉素联用,可发生拮抗作用,不宜联合使用。氯霉素为抑菌剂,不宜与杀菌剂青霉素类、头孢菌素类联用。

维生素B_6、维生素B_{12}:氯霉素与它们有拮抗作用,不宜联用。

红霉素与哪些药物相互作用?

红霉素为大环内酯类抗生素,与某些药物联用时,可发生相互作用。

(1)可抑制卡马西平的代谢,导致后者的血药浓度增高而发生毒性反应。

(2)对氯霉素和林可霉素类有拮抗作用,不推荐同用。

(3)为抑菌剂,可干扰青霉素的杀菌效能,故当需要快速杀菌,如脑膜炎等治疗时,两者不宜同用。

(4)长期服用华法林的患者应用红霉素时,可导致凝血酶原时间延长,从而增加出血的危险性,老年患者尤应注意。两者必须同用时,华法林的剂量应适当调整,并严密观察凝血酶原时间。

(5)与氨茶碱同用,可使氨茶碱的肝清除减少,导致氨茶碱的血药浓度升高和毒性反应增加。这一现象在同用6天后较易发生,因此合用时,氨茶碱的剂量应予调整。

庆大霉素等氨基糖苷类抗生素与哪些药物相互作用?

氨基糖苷类抗生素为临床常用药物,主要品种有链霉素、庆大霉素、阿米卡星、西索米星、奈替米星等,该类药物有以下药物相互作用。

(1)本类药物之间联用时,可增加耳毒性、肾毒性以及神经肌肉阻滞作用的可能性。

(2)与神经肌肉阻滞剂,如氯化琥珀胆碱等联用,可加重神经肌肉阻滞作用,导致肌肉软弱、呼吸抑制或呼吸麻痹。

(3)与卷曲霉素、顺铂、利尿酸、呋塞米或万古霉素等合用,可能增加耳毒性或肾毒性。

(4)与头孢菌素类(特别是第一代头孢菌素)、多黏菌素类合用,可增加肾毒性。

抗真菌药酮康唑与哪些药物相互作用?

酮康唑为咪唑类抗真菌药,对深部和浅表真菌均有作用,临床使用广泛,但其能抑制肝细胞色素P_{450}酶,因此,与许多药物联用可发生相互作用。

(1)乙醇或肝毒性药物与酮康唑合用时,可使肝毒性发生机会增多。

(2)抗凝药香豆素或茚满二酮衍生物与酮康唑合用时,可增强前者的作用,造成出血,因此,合用时应调整此类药物的剂量。

(3)酮康唑可使环孢菌素的血药浓度升高,并可能使肾毒性发生的危险性增加,合用时应监测后者的血药浓度。

(4)H_2-受体拮抗药如西咪替丁可使胃肠道PH升高,如同时使用酮康唑,可使酮康唑的吸收减少,因此二者同用应间隔至少2小时。

(5)与异烟肼、利福平合用,可使酮康唑的血药浓度明显降低。

(6)与苯妥英钠同用,可引起此两种药物代谢的改变,并使酮康唑的达峰时间延迟,同用时应严密观察其不良反应。

抗厌氧菌药甲硝唑与哪些药物相互作用?

甲硝唑(灭滴灵)为临床常用的抗厌氧菌药物,用于治疗由厌氧菌所致的系统和局部感染,与某些药物联用时可发生药物相互作用。

(1)甲硝唑能加强华法林和其他口服抗凝药的作用,引起凝血酶原时间延长。

(2)与苯妥英钠、苯巴比妥等诱导肝微粒体酶活性的药物同用,可加速甲硝唑排泄,使血药浓度下降,而苯妥英钠的排泄减慢。

(3)与西咪替丁等抑制肝微粒体酶活性的药物合用可减缓甲硝唑消除,延长甲硝唑的半衰期,使血药浓度升高。

(4)甲硝唑抑制乙醛脱氢酶,加强乙醇作用,可导致双硫仑反应,用药期间及停药后一周内,禁用含乙醇药品和饮料。

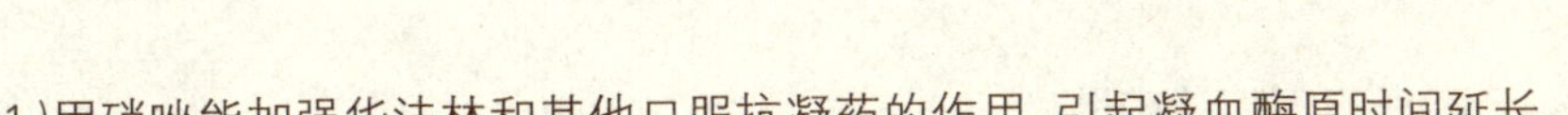

为什么有些抗生素不能和他汀类降脂药同服?

目前临床上应用最广泛的降脂药物是他汀类降脂药,包括罗伐他汀、辛伐他汀等。虽然他汀类药物都具有良好的耐受性和安全性,但是横纹肌溶解是他汀类药物最为严重的不良反应,虽然罕见,但来势凶猛,主要表现为急性、严重的肌肉组织破坏,伴有肌红蛋白尿,继而出现急性肾功能衰竭,死亡率高。

研究证实,服用他汀类药物的同时,盲目地服用其他类药物是诱发横纹肌溶解综合征的"罪魁祸首"之一。比如目前使用非常广泛的大环内酯类抗生素,如红霉素、克拉霉素、罗红霉素等与他汀类药物如辛伐他汀、阿托伐他汀等都是经过肝脏代谢的,当两者合用时,大环内酯类抗生素代谢会抑制他汀类药物在人体内的代谢,从而使他汀类药物的血药浓度升高,导致发生横纹肌溶解的危险性增加。

此外,抗真菌药物如伊曲康唑、酮康唑以及新霉素、环孢霉素与他汀类药物合用时,对体内的一种代谢酶有明显抑制作用,而他汀类药物需通过此酶代谢降解,这样也会导致横纹肌溶解的危险性增高。

因此,长期服用他汀类降脂药的患者,要慎重选用抗生素,尤其是红霉素和抗真菌药物,以免给自己带来损害。

为什么胰酶与小苏打同服效果好?

胰酶片内含有胰腺分泌胰蛋白酶、胰淀粉酶及胰脂肪酶,是从家畜牛、羊、猪的胰腺中提取制成的,可用来补充或代替胰腺的消化机能。胰蛋白酶能将蛋白质分解为蛋白胨,再分解为小分子的多肽和氨基酸。胰脂肪酶可以将脂肪分解为甘油和脂肪酸,胰淀粉酶可将淀粉分解为麦芽糖。这些酶在中性或弱碱性的环境中活性最强,作用也最强,遇酸性环境容易被破坏而失去作用,引起严重的消化不良。胰酶片口服主要用来治疗消化不良、食欲不振及肝和胰腺疾病引起的消化功能障碍。每次服0.3

克~0.6克，每日3次，饮前服。

小苏打为弱碱性抗酸药，口服后能迅速中和胃中过多的胃酸，常用来治疗胃酸过多及作为消化性溃疡的辅助用药。胃液中的胃酸可以破坏胰消化酶的活力，使消化酶失去作用，而小苏打正好可以中和胃酸，使胃液的酸度降低，使胰消化酶的活力保持在最佳状态，所以胰酶片与等量的小苏打同服可以增加胰酶的治疗效果。

酵母片不宜与哪些药物合用?

酵母片主要含有B族维生素，临床一般用做辅助药，用于治疗食欲不振，维生素B缺乏症，使用时应注意不能和以下药物合用。

胃舒平：胃舒平中含有氢氧化铝、三硅酸镁等，除能中和胃酸外，它们还具有吸附作用，能将酵母片中维生素B族吸附，使其失去活性。

磺胺类：磺胺类药物的抗菌作用机制是磺胺类药物的结构与合成叶酸的原料——对氨苯甲酸相似，但它不能合成叶酸，细菌将其误认为对氨苯甲酸后不能合成叶酸，从而抑制其生长、繁殖。而酵母片中含有大量的对氨苯甲酸，如果与磺胺药合用，显然拮抗了其作用，因此二药不能合用。

单胺氧化酶抑制剂(如利血平、异烟肼)：酵母片中含有大量酪胺，需通过单胺氧化酶才能分解，否则酪胺不能分解，在体内堆积，使体内去甲肾上腺分泌量增加，导致血压升高，引起头痛、心律失常，甚至颅内出血；而抑制单胺氧化酶的药物，可使单胺氧化酶的活性降低，如与酵母片合用，必然会导致人体内酪胺含量增多，发生不良反应。

新型胃肠动力药吗丁啉不能和哪些药物合用?

吗丁啉是一种外周多巴胺受体拮抗剂，能直接作用于胃肠道多巴胺受体，增加胃肠平滑肌紧张度，促进胃蠕动，是目前临床上应用较多的新型胃肠动力药，主要用于反流性食管炎、反流性胃炎及慢性胃炎的辅助治疗。但在使用吗丁啉时，应避免与下列药物配伍使用，否则会影响疗效甚至增加毒副作用。

抗酸剂：抗酸剂主要用于治疗溃疡病，需要在胃内停留较长时间，以利于分散在胃黏膜表面，保护胃黏膜。若与吗丁啉合用会增加胃肠蠕动，从而缩短抗酸剂在胃中的停留时间而使其疗效降低。

H_2-受体拮抗剂：H_2-受体拮抗剂抑制胃酸分泌的疗效与剂量及胃内持续时间密切相关。若与吗丁啉合用，必然减少其在胃内的停留时间，从而影响溃疡病的治疗效果。

硫糖铝：硫糖铝有抗胃蛋白酶、抑制胃酸分泌及保护胃黏膜作用，有利于改善溃疡

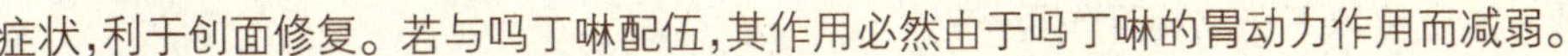

症状，利于创面修复。若与吗丁啉配伍，其作用必然由于吗丁啉的胃动力作用而减弱。

胃蛋白酶：胃蛋白酶主要作用是消化蛋白质，在酸性条件下作用最强，若与吗丁啉合用，由于后者增强胃蠕动，必然使胃蛋白酶迅速进入碱性环境的肠腔内而难于发挥疗效。

抗胆碱药：由于二者促进胃肠蠕动，后者抑制胃肠蠕动，二者作用正好相反，如果合用，二者疗效均减低。

胃复安：由于二者同属止吐药，均能增强胃肠蠕动，促进胃的排空，只是作用机制不同。若二者合用，会增加药物的不良反应。

口服降血糖药与哪些药物相互作用？

常用的口服降糖药有磺酰脲类和双胍类。磺酰脲类降血糖药有甲苯磺丁脲、氯磺丙脲、格列本脲、格列吡嗪、格列齐特及格列喹酮等。双胍类降血糖药有苯乙双胍、二甲双胍等。口服降血糖药可与多种药物发生相互作用，甚至影响糖尿病的治疗，应引起注意。

磺酰脲类降糖药：

(1)与乙醇同服时，可引起腹部绞痛、恶心、呕吐、头痛、面部潮红和低血糖。

(2)与β-受体阻滞剂同用，可增加低血糖的危险，而且可掩盖低血糖症状，如脉率加快、血压升高。小量用选择β-受体阻滞剂，如阿替洛尔和美托洛尔造成此种情况的可能性较小。

(3)氯霉素、胍乙啶、胰岛素、单胺氧化酶抑制剂、保泰松、羟基保泰松、丙磺舒、水杨酸盐、磺胺类与本类药同用时，可加强降血糖作用。

(4)肾上腺素、肾上腺皮质激素、苯妥英钠、噻嗪类利尿剂、甲状腺素可增加血糖水平，与本类药物同用时，需增加降糖药物的用量。

(5)香豆素类抗凝剂与本类药物同用，最初彼此血浆浓度皆升高，但以后彼此血药浓度皆减少，故需调整两者剂量。

双胍类降糖药：

(1)与利福平联用，能使双胍类血药浓度降低50%，疗效降低。

(2)与华法林联用，可增强华法林的抗凝作用，导致出血倾向。

(3)服用双胍类时，若饮酒可发生腹痛、酸血症及体温过低。

抗心绞痛药硝酸甘油与哪些药物相互作用？

硝酸甘油为硝酸酯类药物，用于治疗各型心绞痛发作，常作为首选药物使用。硝酸甘油主要以下药物相互作用：

(1)与普萘洛尔合用，有协同作用，并互相抵消各自缺点，但剂量不可过大。

(2)与拟交感药，如去甲肾上腺素、肾上腺素、麻黄碱、去氧肾上腺素合用时，可能降低抗心绞痛的效应。

(3)与三环类抗抑郁药合用时，可加剧抗抑郁药的低血压和抗胆碱效应。

(4)用药期间过量饮酒，可导致低血压。

高血压治疗药卡托普利与哪些药物相互作用？

卡托普利为较常用的血管紧张素转化酶抑制剂，用于治疗各种类型的高血压等。其在心血管病的治疗中，常与其他药物联用，若联用合理，可提高疗效，减少不良反应；否则相反。

(1)与其他降血压药同用，产生相加作用，如拟合用应从小剂量开始，以防血压过低。

(2)与地高辛联用，可使地高辛的血药浓度升高，但未发现地高辛中毒表现。除患者对地高辛有禁忌外，心衰患者以地高辛、利尿剂及本品三者联用，效果最佳。

(3)与呋塞米或噻嗪类利尿药同用，治疗顽固性高血压，可产生协同作用，但须当心发生低血压。

(4)卡托普利可使血钾升高，故不宜与螺内酯、氨苯喋啶等潴钾利尿药联用。

(5)与解热镇痛药，如吲哚美辛同用，将使本品的降压作用减弱。

(6)与硝苯地平联用，可增强降压作用，且卡托普利还能减轻或消除硝苯地平的心率加快反应和踝部水肿。

(7)与维拉帕米、地尔硫䓬联用，可增强降压效果，尤其适用重症高血压的治疗。

(8)治疗充血性心力衰竭时，与硝普钠、肼屈嗪、哌唑嗪合用可产生协同作用。

(9)与抗酸药合用，本药的生物利用度降低。

(10)丙磺舒可中度提高本药的血清浓度。

降压药硝苯地平与哪些药物相互作用？

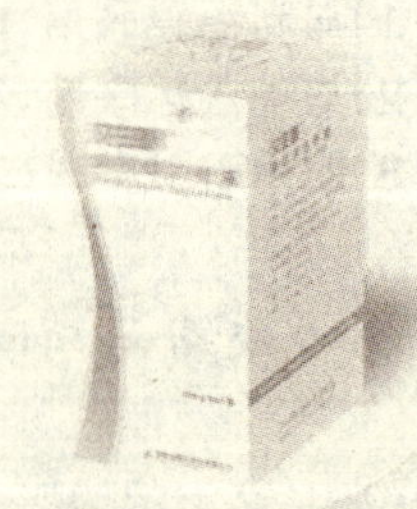

硝苯地平为常用钙通道阻滞剂，用于治疗心绞痛、高血压等。同以下药物相互作用：

(1)与其他降压药同用，可致极度低血压，如同用应调整剂量。

(2)与β-受体阻滞剂，如普萘洛尔同用，可导致血

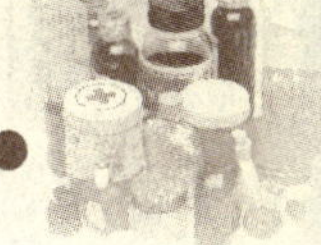

压过低，心功能抑制，心力衰竭发生机会增多。

(3)与硝酸酯类同用，抗心绞痛作用增强。

(4)与地高辛合用，可增加地高辛的血药浓度和毒性。

(5)与蛋白结合率高的药物，如双香豆素、洋地黄苷类、苯妥英钠、奎尼丁、奎宁、华法林等同用，这些药物的游离浓度常发生改变。

钙剂与哪些药物相互作用？

钙剂主要有氯化钙、葡萄糖酸钙、碳酸钙、乳酸钙等。钙剂多用于治疗和预防急、慢性钙缺乏所致的疾病，也用于过敏性疾病和抗酸剂。钙剂与很多药物联用时，可发生相互作用，应引起注意。

(1)与异烟肼、四环素类合用，二者与钙离子形成不溶性的络合物，因而影响其吸收。

(2)与苯妥英钠合用，二者结合成不被吸收的化合物，两药吸收均减少，故两药服用时间间隔最少2小时。

(3)与维生素D合用，后者能增加钙的吸收，所以补钙时，应加服维生素D。

(4)与铁剂合用，铁的吸收降低，因二者在胃肠道中形成难溶的复合物或沉淀。但在同服维生素C时，铁的吸收不受影响。

(5)与钙离子通道阻滞剂合用，血钙可明显升高到正常以上，而盐酸维拉帕米等的作用则降低。

(6)与其他含钙或含镁药合用，易发生高钙血症或高镁血症，尤其是肾功能不全时。

(7)与强心药联用，可增强后者的强心作用，传统认为属配伍禁忌。但现代医学认为，若在低血钙伴心衰时，二者联合用可增强强心苷的疗效。

(8)与噻嗪类利尿药合用易发生高钙血症。

(9)与含钾药物合用，应注意心律失常。

(10)服钙剂时，大量饮用含乙醇和含咖啡因饮食以及大量吸烟，可抑制钙的吸收。

(11)与降钙素合用，后者的降钙作用减弱，但在使用降钙素治疗骨质疏松症时，应常规服用钙剂，以免发生低钙血症。

(12)与避孕药和雌激素合用，可增加钙的吸收。

B族维生素与哪些药物相互作用？

B族维生素包括维生素B_1、维生素B_6、维生素B_{12}等，与以下药物相互作用：

维生素B_1：维生素B_1在碱性溶液中易分解，与碱性药物如碳酸氢钠、枸橼酸钠配伍，容易引起变质。

维生素B_2：饮酒（乙醇）影响肠道吸收核黄素；使用吩噻嗪类抗精神病药、三环类抗抑郁药等，核黄素的需要增加。

维生素B_6：①氯霉素、环丝氨酸、乙硫异烟胺、异烟肼、青霉胺、肼屈嗪、免疫抑制剂，如肾上腺皮质激素、环磷酰胺、环孢菌素等药物可拮抗维生素B_6或增加维生素B_6经肾排泄，可引起贫血和周围神经炎；②维生素B_6可降低左旋多巴的作用，但有脱羧酶抑制剂时，对左旋多巴无影响；③口服避孕药可以促进维生素B_6的排泄，应适当补充。

维生素B_{12}：①不宜与氯丙嗪、维生素C、维生素K_3等混合于同一溶液中给药，与葡萄糖有配伍禁忌；②应避免与氯霉素合用，否则可使维生素B_{12}的造血功能消失；③考来烯胺（消胆胺）可结合维生素B_{12}减少其吸收；④氨基糖苷类抗生素、对氨基水杨酸钠、抗惊厥药、抗癫痫药或秋水仙碱等，可以减少维生素B_{12}从肠道吸收。

维生素C与哪些药物相互作用？

维生素C临床使用十分广泛，其化学结构中含有烯醇型羟基，为强还原剂，可与多种药物产生相互作用。

维生素类：维生素C与维生素B_2或维生素K_3联用时，可发生氧化还原反应，导致各自的作用减弱或消失。维生素C对维生素B_{12}有破坏作用。维生素C与叶酸联用也发生氧化还原反应，导致二者作用减弱。

抗生素：青霉素G或氨苄西林与维生素C混合滴注时，维生素C的强还原性可使前二者分解破坏，从而导致其降效；两性霉素B或万古霉素与维生素C混合时可产生浑浊或沉淀；庆大霉素与大剂量维生素C联用，可使其抗菌活性降低；丝裂霉素与维生素C混合注射，也可发生氧化还原反应，而致药效降低。

磺胺药：常用量的维生素C（每日600毫克~900毫克），不能酸化尿液，不会增加磺胺药的肾毒性，可以联用。但大剂量维生素C（每日4克以上），可使尿液酸化，容易出现结晶尿，引起肾脏损害。

铁剂：维生素C可促进三价铁离子还原为二价铁离子，有利于铁的吸收。

抗凝药：大剂量维生素C可减弱华法林、肝素的抗凝血作用。

碳酸氢钠、氨茶碱、谷氨酸钠：与碳酸氢钠、氨茶碱、谷氨酸钠联用时，维生素C可被氧化破坏而失效。

维生素C不宜与水解蛋白、胰岛素、异烟肼、氯丙嗪、苯海拉明、普鲁卡因、阿托品在同一容器中混合注射。

水杨酸类：能增加维生素C的排泄。

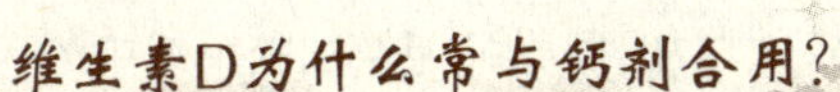

维生素D为什么常与钙剂合用?

维生素D进入人体后,必须经肝、肾细胞微粒中的羟化酶的催化之后,才能发挥生理功能,其作用机制是促进小肠黏膜细胞的细胞核内运钙蛋白的合成,运钙蛋白与钙结合成可溶性复合物,从而增加钙的转运、摄取和释放,并间接促进磷的吸收,同时它又增加肾小管对磷的重吸收,维持钙磷代谢和平衡,利于钙磷以骨盐形式沉积在骨组织内,促进骨组织钙化。因此服用维生素D之后机体内必须要有钙的存在,才能发挥其生理功能。换句话说,机体内的钙必须要在维生素D的参与下才能促进骨组织钙化。

如何合理使用复合维生素?

现在的药店里有各种各样的复合维生素药物出售,有的复合维生素药物中还含有各种矿物质。补充复合维生素时应该注意的是,不能同时服用两种以上的复合维生素药物,以免摄入过多脂溶性维生素(如维生素A、维生素D、维生素E、维生素K)而引起中毒。复合维生素还可能增加婴幼儿哮喘和食物过敏的危险,因此不宜给3岁以内的婴幼儿补充复合维生素。

维生素组合使用可以起到一些单独使用时所没有的效果,如维生素D和维生素C科学配方即成了抗氧化剂,可延缓衰老。有的复合配方,如维生素B族、维生素C、维生素E还有一定的抗病毒作用。但一般来说,饮食正常的人补充多种维生素并无必要,也不会取得明显效果。只有体内缺乏维生素,进行相应补充后才能取得显著效果。

哪些中西药不宜联合服用?

中药大多数来自天然动植物,经过不同方法的炮制,加之在中医理论的指导下通过适当的配伍,一般很少发生毒副反应。但是因此认为中药无毒副反应,这是完全错误的。中药也有毒副作用和不良反应,从轻的过敏反应至较严重的肝肾功能损伤,乃至致死,中药都会发生。如一向被认为很安全的甘草、菊花等,用之不当也会发生不良反应。因此,人们在中西药合用时应注意到药物的吸收、分布、代谢和排泄是否受到影响,以及可能产生的毒副反应。

(1)中西药合用影响药物的吸收。含皂苷成分的中药,如人参、三七、远志、桔梗等不宜与酸性较强的药物合用。因在酸性环境中,酶的作用下,皂苷极易水解失效。同时也不宜与含有金属的盐类药物如硫酸亚铁合用,可形成沉淀。

(2)合用影响药物分布。碱性中药硼砂与西药卡那霉素、链霉素、庆大霉素、新霉素等同服时,能使这些抗生素排泄减少、疗效增加,同时又能增加脑组织中的药物浓度,产生前庭紊乱的毒性反应,形成暂时性或永久性的耳聋及行动蹒跚,尤其对少年儿童危害更大。

(3)合用影响药物的代谢。含麻黄的中成药与西药痢特灵、异烟肼等单胺氧化酶抑制剂合用时,麻黄中的麻黄碱不被破坏、随血液循环至全身组织,促使单胺类神经递质大量释放,可引起恶心、呕吐、腹痛、头痛、呼吸困难、运动失调,严重时可出现高血压危象和脑出血。

(4)合用影响药物的排泄。碱性较强的中药与阿司匹林、胃蛋白酶合剂等酸性药物合用,发生中和反应,而使两种药物的排泄加快、疗效降低,甚至失去治疗的作用;酸性中药与碱性西药氢氧化铝、碳酸钙、氨茶碱等合用时,促进有效成分尽快排泄,使中西药物均失去一定疗效。

(5)合用产生拮抗作用。不但使药效降低,而且还可出现不良反应,诱发某些药源性疾病。例如:含钙离子的中药石膏、牡蛎、珍珠母等,对神经有抑制作用,与某些治疗心血管疾病的西药如洋地黄类强心甙、心可定、心痛定等合用时,可引起心律失常和传导阻滞。

(6)合用增加毒副作用。中西药合用可出现重复用药、剂量增加、毒副反应加重。如冰凉花、蟾酥、罗布麻、夹竹桃等中药含有强心甙或强心物质,若与洋地黄类强心药合用,则总剂量增加,可引起强心甙中毒,易出现心动过缓,甚至停搏等严重中毒症状。

中西药联合应用现象已越来越普遍。在常用药物中,下列中西药不宜联合服用:

牛黄解毒片与诺氟沙星同服:牛黄解毒片会降低诺氟沙星的生物利用度,从而降低疗效。牛黄解毒片由牛黄、大黄、黄柏、黄芩、连翘等配伍而成,内含硫酸钙,与诺氟沙星同服,钙离子与诺氟沙星可形成络合物,溶解度下降,肠道难以吸收,降低疗效。若必要时,可间隔2小时~3小时后服用。

牛黄解毒片与硫酸亚铁片同服:使牛黄解毒片清热解毒作用显著下降。因含雄黄的牛黄解毒片与亚铁盐类药物同用,可使雄黄生成硫代砷盐酸,疗效显著降低。其他含雄黄的中成药牛黄消炎丸、六神丸、小儿化毒散等也不能与亚铁盐类药同服。

穿心莲片与乳酸菌素片同服:使乳酸菌素片失去作用,因为穿心莲有抑菌作用。其他有抑菌、抗菌作用的清热解毒中成药,如清热解毒片也不能与乳酸菌素片同服。

含乙醇的中成药(如药酒)和扑尔敏合用:因易导致相互协同的中枢神经系统抑制,产生呼吸困难、心悸等,故不宜合用。

中药小活络丹、香连丸、川贝枇杷露与西药阿托品、咖啡因同用:会增强生物碱的毒性。

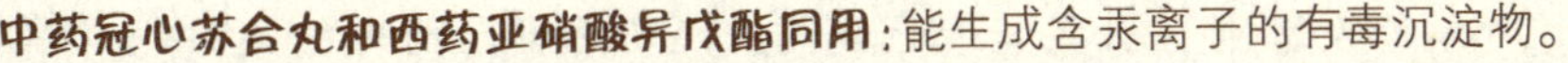

中药冠心苏合丸和西药亚硝酸异戊酯同用:能生成含汞离子的有毒沉淀物。

中药朱砂安神丸和西药三溴合剂、硫酸亚铁合用:能生成溴化汞、硫化汞等有毒物质。

中药山楂、乌梅、五味子等与西药磺胺类合用:易引起尿闭或血尿。

中药人参与西药鲁米那、水合氯醛等镇静止痉药合用:可加强对中枢神经系统的抑制作用。

中成药六神丸、益心丹中含有蟾酥与西药心律平、奎尼丁合用:引起心律紊乱等,会使心脏骤停。六神丸、地高辛等洋地黄类合用,会导致强心甙中毒。

中成药蛇胆川贝液与西药吗啡、杜冷丁、可待因合用:会导致呼吸衰竭,后果十分严重。

有些中西药联合应用虽不足以致命,但却会产生一些较为严重的副作用,故人们必须予以高度注意,谨防自己的身体健康遭受危害。如中药石膏,代赭石、龙骨等与西药四环素,中药黄连上清丸与西药维生素B_1,中药麻仁丸与西药胃舒平,中药元胡止痛片与西药咖啡因,中药五味子与西药呋喃坦啶等,均不宜合用。

酸性中成药、碱性中成药不能和哪些西药同时使用?

酸性中成药,如山楂丸(片)、乌梅安胃丸、保和丸、五味子丸等,不能与碱性西药如碳酸氢钠(小苏打片)、复方氢氧化铝(胃舒平)、氨茶碱、氢氧化铝等同服。因酸碱中和,两者均失去药性。

碱性中成药,如乌贝散、痧气散、行军散等,不能在酸性条件下完全溶解、吸收。不能和酸性强的四环素类抗生素同服,因酸碱中和使两者药效降低。

含乙醇(酒精)成分的中成药不可以和哪些西药同时使用?

含乙醇(酒精)成分的中成药,如风湿酒、国公酒、虎骨酒、骨刺消痛液、风湿活络液、十全大补酒等,不能与各类西药同服,因各类化学药物都会与酒精发生化学作用,引起化学变化,所以禁用含酒饮料和各种酒类送服西药。即使与酒类作用相似的西药阿司匹林、水杨酸钠等,也不能与药酒同服。同服后增加对消化道的刺激,可引起消化道出血。

含有麻黄碱的中成药不可以和哪些西药同时使用?

含有麻黄碱的中成药,如通宣理肺丸、小青龙合剂、麻杏止咳片、消咳宁片等,不能与西药洋地黄、地高辛、毒毛花苷K等强心药同用。麻黄碱是拟肾上腺素药,能使小动脉和小静脉收缩，血压升高；与降压药同用，会降低降压药的治疗作用。麻黄碱与洋地黄类同用，会加强地高辛对心脏的毒性，引起心律失常。

含有蟾酥的中成药不可以和哪些西药同时使用？

含有蟾酥的中成药，如活心丸、益心丸、六神丸、麝香保心丸等，不能与奎尼丁、普罗卡因胺等抗心律失常的西药同用。同用后会产生对抗作用，增加两药的毒性反应。蟾酥与奎尼丁同用，使奎尼丁的毒性增加，可引起心脏骤停，有猝死的危险。

含有汞的中成药不可以和哪些西药同时使用？

含有汞的中成药，如朱砂安神丸、人丹、七珍丹、七厘散、紫雪丹、冠心苏合丸、健脑丸等，不能与西药溴化钾、溴化钠、碘化钾、碘化钠同用。虽然两者都是镇静安神药，但同用后会在肠道里合成刺激性较强的溴化汞或碘化汞，引起毒痢样大便，导致药源性肠炎。

以苦杏仁、桃仁、枇杷叶为主要成分的中成药不可以和哪些西药同时使用？

以苦杏仁、桃仁、枇杷叶为主要成分的中成药，如橘红丸、再造丸、枇杷露、蛇胆川贝液、感冒清热冲剂等，不能与西药吗啡、哌替啶（杜冷丁）、磷酸可待因等麻醉、镇静、止咳药同用。因为上述中成药均含苦杏仁苷，有抑制呼吸器官活动的毒性作用，两者同用，会造成对呼吸的抑制，导致呼吸衰竭。

含碘成分的中成药不可以和哪些西药同时使用？

含碘成分的中成药，如昆布丸等，不能与抗结核西药异烟肼同用。因昆布（海带）含有丰富的碘，碘在胃内酸性条件下，与异烟肼发生氧化反应，生成异烟酸、卤化物和氮气，使异烟肼失去抗结核杆菌的功效。

含茵陈成分的中成药不可以和哪些西药同时使用？

含茵陈成分的中成药，如茵陈浸膏片等，不能与西药氯霉素同用，因茵陈对氯霉素的抗菌作用产生拮抗，可降低甚至抵消氯霉素的疗效。

以大黄为主要成分的中成药不可以和哪些西药同时使用?

以大黄为主要成分的中成药，如麻仁丸、解暑片、牛黄解毒片等，不能与西药胰酶、胃蛋白酶、多酶片等同服，因为大黄酚可通过吸附或结合的方式，抑制胃蛋白酶的消化作用。

含地榆、柯子、大黄、石榴皮、虎杖等的中成药不可以和哪些西药同时使用?

以地榆、柯子、大黄、石榴皮、虎杖等中药为主要成分的中成药，因含有大量鞣质，不能与西药麻黄碱、奎宁、洋地黄、硫酸亚铁、维生素B等同服，因鞣质可与上述西药中的生物碱、苷类、亚铁盐及胺酸结合产生沉淀，不利于吸收，不仅达不到治疗效果，反而会出现多发性神经炎、消化不良、食欲不振等症状。

含黄连成分的中成药不可以和哪些西药同时使用?

含黄连成分的中成药，如黄连上清丸等，不能与西药乳酶生、培菲康同用，因黄连素可明显抑制乳酶生中乳酸菌的活力和培菲康中益生菌的活力，使其失去助消化和润肠能力。

含丹参成分的中成药不可以和哪些西药同时使用?

含丹参的中成药，如丹参片，不能与西药复方氢氧化铝片(胃舒平)同服，因丹参片中主要有效成分为丹参酮、丹参酚，能和复方氢氧化铝片(胃舒平)中的氢氧化铝生成络合物，不易被胃肠道吸收，使疗效降低。丹参注射液不宜与维生素C针剂混合注射，因两药混合后可发生还原反应，导致两药作用减退或消失。

为什么搽伤口时碘酒、红药水不能混用?

有人以为伤口搽了碘酒，又搽红药水，可以双重消毒，其实这是不对的。

碘酒含碘，有较强的杀菌作用，可以破坏细菌的原浆蛋白和杀死细菌的芽孢。红药水(红汞)是汞和溴的有汞化合物,汞离子能沉淀细菌蛋白,具有抑菌杀菌作用。如果把这两种药混合使用,碘酒中的碘和红汞中的汞就会发生化学反应,变成一种毒性大、刺激性强的“碘化汞”,轻则破坏皮肤组织,发生红肿、水疱,重则引起皮肤中毒,导致伤口化脓。因此,二者不能混合使用。

怎样鉴别药物不良反应?

在用药过程中,如果出现了新的症状或体征,要想判定是否属于药物不良反应,并不是一件容易的事情。以下几点可作为鉴别药物不良反应的参考:

(1)出现了与药物治疗目的无关的反应,而且出现时间与服药的时间有“因果”关系。

(2)出现的反应与该药说明书(或医生交代说明)中的不良反应相符。当然若不相符也不能完全排除嫌疑,也许是该药所致的新的、未被发现的不良反应。

(3)用药的反应不能用原有疾病或其他影响因素来解释。

(4)停用药物或减少用药剂量后,反应消失或减轻。

(5)再次服用同类药物后,出现同样的反应。一般来说,对已怀疑会出现不良反应的药物,不主张再次使用。但无意中再次用药可给判断提供重要依据。

(6)药物不良反应的症状,往往不同于原有疾病的症状。如药物引起的过敏性休克、药物性皮疹等,其表现与原发疾病的表现可完全不同。当然,也有一些药物所致的不良反应与原有疾病症状相同,但在药物使用过程中原发疾病症状常有缓解现象,如普萘洛尔(心得安)治疗高血压,一般多在症状控制后停药而发生反跳性高血压等等,这些现象都有助于对药物不良反应的判断。

(7)药物不良反应的发生有快有慢。①有的用药后即刻发生不良反应。最常见的是过敏性休克,用药后几秒钟内便发生,如注射青霉素后发生的过敏性休克等;固定性药疹、荨麻疹、血管神经性水肿等,多发生在用药后数分钟至12小时内。②有的用药后0.5小时~2小时内发生不良反应,如胃肠道不良反应,表现为呕吐、恶心、胃部不适等。③有的在用药后1周~2周发生不良反应,如剥脱性皮型药疹在用药后10天开始发病,多形性红斑常在用药后2天~7天左右发生,洋地黄所致的不良反应也多在用药过程中的1周~2周出现。④停药后短期内发生不良反应。倘长期使用心得安、可乐定等降压,停药后常可出现反跳性高血压;连续使用抗凝药后突然停药,可出现反跳性高凝状态伴血栓形成等。⑤停药后较长时间发生不良反应,如保泰松、氯霉素

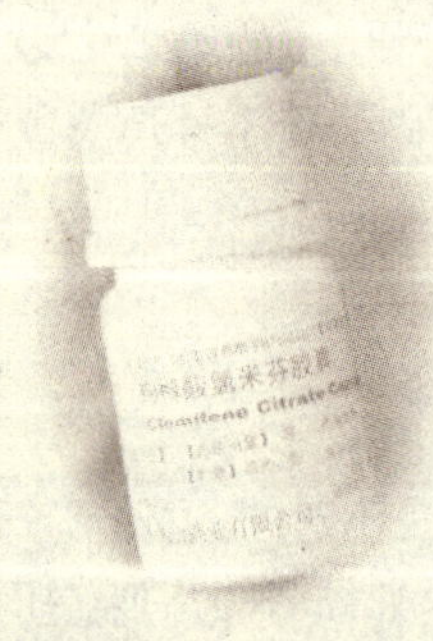

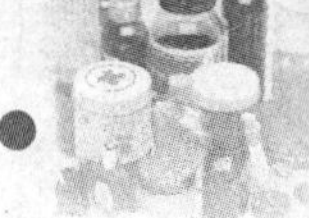

等所致的再生障碍性贫血，可在停药后较长一段时间才发生；药物的致畸、致癌作用，发生的时间会更迟。

发生药物不良反应后怎么办？

发生药物不良反应后，患者应在医生指导下采取相应的措施治疗。

（1）出现严重的不良反应，如尿量明显减少、黄疸、乏力等，可能是药物引起肝肾功能损害、血细胞减少等，患者应立即停药，并及时就医，医生会给予必要的保肝、升高血细胞治疗。对危及生命的不良反应，如急性肾功能衰竭、暴发性肝炎等，医生会采取有力的措施积极抢救。

（2）对药物产生过敏反应，或者由于遗传因素造成的特异性反应：过敏性休克、过敏性药疹、磺胺药引起的溶血性黄疸等，一经发现，立即停药。因为这一类不良反应与用药的剂量无关，而且反应的严重度难以预料。

（3）不良反应的产生与服药剂量有关，而且反应较重，难以耐受需减量或改用其他药物。例如，一种抗高血压药物服用剂量较大时，可以出现明显不良反应。若改成联合用药控制血压，则每一种药物剂量都不大，可使不良反应降到最低程度。

（4）药物不良反应较轻，按病情不允许停药：可继续用药，同时作对症处理。例如，为了避免药物的胃肠道反应，可改在饭后服药；服用容易在尿中形成结晶的药物（如磺胺类药物等）时，应多饮水以增加尿量，可以减少药物对肾脏的损害。

如何预防药物的不良反应？

（1）到药房自行购买非处方用药，应针对自己的症状选择有效药物，避免盲目用药。

（2）服药前要仔细阅读药物说明书，了解不良反应和禁忌症。使用对肝、肾功能、造血系统、神经系统、血糖产生不良反应的药物，要向医生咨询或定期做化验检查，进行监测。

（3）不可随意增加或减少药物剂量，也不能随意延长疗程或突然停药。因药物的疗效与剂量并不完全成比例，不是用药越多，疗效越好，到一定剂量之后再增加剂量，副反应的增加要比疗效增加大得多；剂量过小不仅不能取得疗效，还有不少弊端。

（4）在请医生开处方时，应向医生如实叙述疾病起因、时间、症状，以前用药过程和病情演变，以求正确诊断，这是合理用药的依据。患者不应隐瞒病情，也不要急于求成。

（5）牢记自己药物过敏经历，绝不能再用已经发生过过敏的药物。

（6）对自身疾病要心中有数，如糖尿病、肝肾功能不全、溶血反应，红斑狼疮等，牢记自己不能使用的药物，就诊时要告诉医生。

(7)医生在开处方时，要有的放矢，不能盲目用药，尽量减少用药的种类和剂量。

(8)发生不良反应要及时给予适当的治疗。

解热镇痛药有哪些不良反应？

解热镇痛药，又称非甾体抗炎药(NSAID)，临床应用广泛，但其不良反应发生率较高，尤其是长期大剂量应用时，发生率就更高。

胃肠道损伤：这是最常见的不良反应。主要表现为胃肠黏膜损伤、胃十二指肠溃疡、出血甚至穿孔。其中吡罗昔康对胃肠损害最严重，其消化性溃疡并发症危险性是不用这类药物患者的4.8倍~19.1倍，吲哚美辛(消炎痛)为1.3倍~13.9倍，萘普生为2.8倍~9.9倍。

肾损害：表现为急性肾功能衰竭、肾病综合征、肾乳头坏死、水肿、高血钾和(或)低血钠等。吲哚美辛可致急性肾功能衰竭和水肿，苯氧布洛芬、布洛芬及萘普生可致肾病综合征，酮洛芬偶可致膜性肾病。

肝损害：几乎所有解热镇痛药均可致肝损害，从轻度的肝酶升高到严重的肝细胞损害致死。对乙酰氨基酚大剂量长期使用可致严重肝毒性，尤以肝坏死最常见。国内含对乙酰氨基酚的复方抗感冒药多达几十种，使用广泛，已引起注意，纷纷采取措施。苏林酸和双氯芬酸也可致肝损害。

对血液系统的影响：抑制血小板聚集，使出血时间延长。但除阿司匹林外，其他解热镇痛药对血小板的影响是可逆的。解热镇痛药可致再生障碍性贫血及粒细胞减少。如保泰松、消炎痛及双氯芬酸等。

变态反应：可表现为皮疹、荨麻疹、瘙痒及过敏等。也有中毒性表皮坏死松解及多型红斑。托美丁、舒林酸、萘普生、甲氯芬那酸及吡罗昔康等皆可致变态反应。

中枢系统反应：表现为头痛、头晕、耳鸣、耳聋、视神经炎和球后神经炎等。

阿司匹林有哪些不良反应？

阿司匹林为常用解热镇痛药，常用量很少引起不良反应，但长期大量用药(如治疗风湿热)时较易出现毒副作用。

(1)较常见的有恶心、呕吐、上腹不适或疼痛等胃肠道反应，发生率为3%~9%。

(2)较少见的不良反应(3%)有：①胃肠道出血或溃疡，表现为血性或柏油样便，胃部剧痛或呕吐血性样物，多见于大剂量服药患者。据报道，每天服用4克~6克阿司

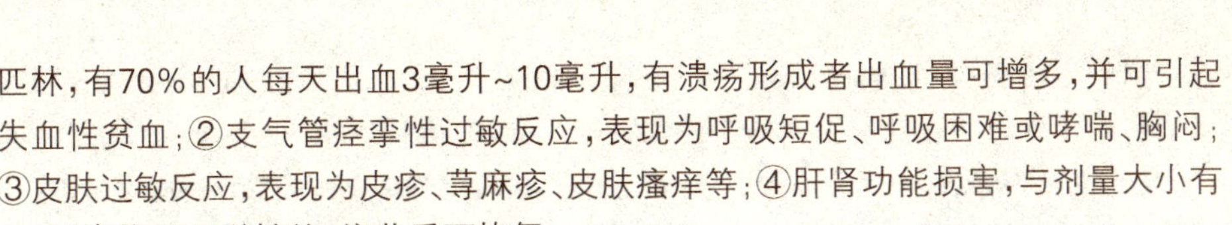

匹林，有70%的人每天出血3毫升~10毫升，有溃疡形成者出血量可增多，并可引起失血性贫血；②支气管痉挛性过敏反应，表现为呼吸短促、呼吸困难或哮喘、胸闷；③皮肤过敏反应，表现为皮疹、荨麻疹、皮肤瘙痒等；④肝肾功能损害，与剂量大小有关，损害均是可逆性的，停药后可恢复。

（3）逾量的中毒表现：①轻度。即水杨酸反应，多见于风湿病长期用本品治疗者，表现为头痛、头晕、耳鸣、耳聋、恶心、呕吐、腹泻、嗜睡、精神紊乱、视力减退等。②重度。可出现血尿、抽搐、幻觉、重症精神紊乱、呼吸困难、无名热等。实验室检查可有脑电图异常、酸碱平衡改变、低血糖或高血糖、低钠血症、低钾血症及蛋白尿等。

治疗消化性溃疡药西咪替丁有哪些不良反应？

西咪替丁为H_2-受体阻滞剂，主要的不良反应有：

神经系统反应：表现为眩晕、头痛、烦躁、幻觉、语言不清、癫痫发作、精神异常。多见于老年患者或肝病、肾病患者，西咪替丁进入脑脊液的浓度增加，而出现神经系统毒性反应。

心血管系统反应：可引起心动过缓、心动过速或心律失常。大多数发生在伴有心血管及其他严重内科病患者身上，大剂量静脉注射时也可发生。

内分泌系统反应：西咪替丁有抗雄激素作用，长期大量使用可引起溢乳、男性乳房发育、精子减少及性功能减退。

血液系统反应：可引起可逆性中等程度的白细胞或粒细胞减少，偶见发生再生障碍性贫血，用药期间应查血象。

肾损害：少数患者出现蛋白尿。偶见急性间质性肾炎，导致肾功能衰竭。

肝损害：偶见中毒性肝炎、血清转氨酶升高，停药后可恢复。

其他：有腹泻、便秘、皮疹、脱发等。国外近年来报道，可诱发胃溃疡和胃癌。

治疗消化性溃疡药洛赛克（奥美拉唑）有哪些不良反应？

奥美拉唑又名洛赛克，可选择性抑制胃壁细胞中氢离子等，产生强烈抑制胃酸分泌的质子泵抑制剂，抗酸作用强，疗效优于H_2-受体阻滞剂。但随临床广泛使用，其不良反应也相继出现。

消化系统反应：主要可引起恶心、呕吐、腹胀、腹泻、上腹痛及消化不良等症状，还可引起胃息肉病。对肝脏有一定的毒性，可引起血清转氨酶一过性升高。

内分泌系统反应：可引起阳痿和男子乳房增大，其中阳痿在服药数日内即发生。

过敏反应：可引起皮肤过敏性水肿、红斑、疱疹、苔藓样改变、荨麻疹等。

神经系统反应：可引起头痛、头晕、耳鸣、嗜睡、失眠、焦虑、抑郁等。偶可引起外周神经炎和血管神经性水肿。

其他：有报道可致视力障碍、肾功能衰竭、血红蛋白浓度及红细胞数减少、嗜铬细胞增生和类癌形成，心动过缓等。

抗心律失常药胺碘酮有哪些严重不良反应？

胺碘酮为广谱抗心律失常药，使用广泛，其不良反应也日趋增多，主要有：

心血管系统反应：①可引起窦性心动过缓（40次/分以下），一过性窦性停搏或窦房阻滞，且阿托品不能对抗此反应；②房室传导阻滞；③偶有多形性室性心动过速，伴以Q-T间期延长；④静脉滴注时产生低血压甚至休克。发生上述情况均应停药。老年人由于心肌和心脏传导系统有退行性改变，其发生率较多。由于胺碘酮半衰期长，故对不良反应的处理和治疗需持续5天~10天。

甲状腺功能紊乱：①甲状腺功能亢进，常发生于停药后，除突眼症以外，可出现典型的甲状腺功能亢进征象，发病率约为1%~5%，停药数周至数月可完全消失，少数需用抗甲状腺药等治疗；②甲状腺功能低下，老年人较多见，停药数月可消退。但黏液性水肿遗留不退，可用甲状腺素治疗。

肺损害：多发生在长期大量服用者（每日0.8克~1.2克）身上，个别可于服药1个月后发生，主要引起间质性肺炎和肺泡纤维化。其发生机制可能是对本品过敏所致，也可能是本品对肺部的直接损害。临床表现为：进行性呼吸困难、干咳、乏力、厌食、低热、胸痛、血红细胞沉降率增快及血细胞增多，严重者可致死亡。需停药并用肾上腺皮质激素治疗。

肝损害：肝炎或脂肪浸润，转氨酶增高，与疗程与剂量有关。

神经系统反应：可引起头痛、震颤、共济失调、锥体外系症状及周围神经损害症状。

眼部损害：服药3个月以上者在角膜基底层下有黄棕色微小色素沉淀，与剂量和疗程有关，发生率100%，但停药后可逐渐消失。

皮肤反应：服药后出现过敏性皮炎，皮肤石板蓝样色素沉着，停药后较长时间（1年~2年）才渐退。其他还有过敏性皮疹等。

抗心律失常药心律平(普罗帕酮)有哪些不良反应?

心律平(普罗帕酮)是一种新型、高效抗心律失常药,是治疗室性早搏、室上性或室性心动过速等心律失常的首选药物。但不良反应较多,其中以神经系统和消化系统的症状较为多见,而心脏系统不良反应较为严重,甚至常可危及生命安全。

心血管系统反应:可产生心动过缓、心脏停搏及传导阻滞,44%产生低血压,原有窦房结或房室结功能障碍者更应注意,尤其对于心功能不全者,也可加重或诱发心衰,故对原有心力衰竭者应合用强心药及利尿药。出现上述反应者应停药并静脉用阿托品或异丙肾上腺素。

消化系统反应:食欲减退、恶心、呕吐、口干、唇麻木、味觉改变及便秘,减量或停药可消失。

神经系统反应:头痛、眩晕。减量或停药后可消失。

其他:肝脏转氨酶升高,停药后2周~4周恢复正常。

心得安(普萘洛尔)有哪些严重不良反应?

心得安(普萘洛尔)在临床上使用广泛,其严重的不良反应有:

诱发心衰:本品能阻断心脏β_1-受体,抑制心肌收缩力、降低心输出量,故可诱发或加重心力衰竭,所以对左心功能不全者,须先用洋地黄及利尿剂以减轻呼吸困难,否则,禁用本品。

诱发心律失常:大剂量或长期使用可引起房室传导阻滞、室性甲搏、窦性心动过缓等。

诱发和加重哮喘:本品阻断支气管平滑肌β_2-受体,使支气管平滑肌收缩,有时可诱发哮喘。对有哮喘的患者能加重哮喘甚至有致命的危险。

诱发高血压:本品用量过大或增量过快,能引起反射性高血压。

停药危象:长期或大量应用本品,无论有无冠心病和高血压,骤然停药均可发生停药危害,严重者可致猝死。

过敏反应:偶见剥脱性皮炎和中毒性表皮坏死松解症。

中枢神经系统反应:本品易透过血脑屏障,有中枢抑制作用,可引起头晕,嗜睡,视觉和触觉功能障碍,精神抑郁,反应迟钝等。

其他β-受体阻滞剂如美托洛尔、阿替洛尔等与普萘洛尔的不良反应基本相同,临床使用时应引起注意。

强心药地高辛有哪些不良反应?

地高辛的不良反应较多,而且比较严重,主要有:

胃肠道反应:如厌食、恶心、呕吐、腹泻、腹痛。

神经系统反应:如头痛、疲乏、眩晕、噩梦、谵妄,偶见惊厥,还有黄视、绿视及视力模糊等视觉障碍。

心脏毒性反应:也是最严重的反应,常见室上性或室性心律失常及房室传导障碍。其中以室性早搏为多见且发生早,约占心脏反应的33%,依次为房室传导阻滞18%,房室结性心动过速17%,房性过速兼房室阻滞10%,室性过速8%,窦性早搏2%。

脑血管病药西比灵(氟硅嗪)有哪些特殊的不良反应?

西比灵(氟桂嗪)是一种选择性钙离子通道阻滞剂,临床使用广泛。常见的不良反应有乏力、嗜睡、疲惫、口干、胃肠道反应等。近年来,人们发现西比灵出现一些特殊的不良反应。

中枢神经系统反应:抑郁症、谵妄、冷漠、锥体外系反应等。

消化系统反应:腹痛、腹泻,肝功能异常可出现丙氨酸转氨酶(ALT)、天冬氨酸转氨酶(AST)、乳酸脱氢酶(LDH)值升高。

内分泌系统反应:女性月经紊乱,男子乳房增生泌乳。

过敏反应:药疹、皮疹、哮喘等。

眼科反应:复视、过敏性角膜炎、双眼睑血管性水肿。

其他反应:尿潴留、下肢剧痛、牙龈出血、体重增加等。

降压药卡托普利有哪些不良反应?

卡托普利为血管紧张素转换酶抑制剂(ACEI),主要用于治疗高血压,临床不良反应发生率较低,主要有:

低血压:多因开始剂量过大,所以开始应小剂量使用。

咳嗽:多为刺激性干咳,可能与肺血管床内的激肽及前列腺素等物质的积聚有关,常在用药1周至6个月内出现,有时需停药,一旦停药通常在4天内消失。

皮疹:可能伴有瘙痒和发热,常发生于治疗4周内。

高血钾:可见于伴有肾功能不全或服用保钾利尿药、β-受体阻断药及补钾的患者。

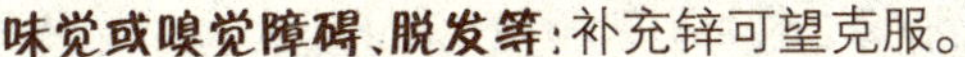

味觉或嗅觉障碍、脱发等：补充锌可望克服。

心悸、心动迅速、心律不齐、胸痛。

对胎儿的影响：孕妇长期持续使用可引起羊水减少，胎儿颅盖骨发育不全，肺发育不全，生长迟缓，甚至胎儿死亡。

其他：有血管神经性水肿、肾功能受损、蛋白尿等。偶有白细胞、粒细胞减少、尿糖、肝毒性等。

钙通道阻滞剂类降压药有哪些不良反应？

普遍认为钙通道阻滞剂是一类安全有效的药物，并广泛应用于心血管疾病的治疗。目前认为，该类药物的安全性与制剂有关，短效制剂的心血管事件发生率明显高于长效制剂。钙通道阻滞药选择性较低，作用广泛，在长期大剂量使用时，对严重的心血管反应仍应引起重视。

一般反应：比较常见，但不严重，一般能耐受，包括：①颜面潮红，与毛细血管扩张有关；②头痛，与脑动脉急剧扩张有关，硝苯地平类最为明显，有人因不能耐受而停药；③眩晕、恶心，可能与血压降低过快，脑组织供血不足有关；④便秘，常见于使用维拉帕米时；⑤心动过缓，与窦房结及房室结受抑制有关，使用维拉帕米和地尔硫䓬时常见；⑥踝部水肿，与外周血管扩张，毛细血管通透性增加有关，大剂量使用硝苯地平类药物时多见。

严重的心血管反应：①促心肌缺血作用，可导致严重的心绞痛或急性心肌梗死，使用硝苯地平时多见，与强烈的血管扩张，血压过度下降及反射性交感神经系统兴奋有关。若与β-受体阻滞剂合用可减少心肌缺血的各种危险性。②负性肌力作用，可导致或加重心功能不全，使用地尔硫䓬、维拉帕米时多见。③引起心律失常，可导致室性心动过速而猝死，与交感活性增强、儿茶酚胺和醛固酮分泌增多有关。④诱发血压骤降，可导致冠心病和中风发作，使用硝苯地平类多见，舌下含服或夜间使用更危险。目前倡导长期降压，不用降效、速效制剂，而要用缓效、长效制剂。

降压药依那普利有哪些不良反应？

依那普利为新型血管紧张素转换酶抑制药，用于各种类型的高血压，临床不良反应主要有：

较常见的有：眩晕、头痛、疲乏、咳嗽，均轻微、短暂。

较少见的有：肌肉痉挛、恶心呕吐、乏力、阳痿、腹泻。

少见的有：昏厥、直立性低血压、心悸、心动过速；呕吐、消化不良、口干、便秘、失眠、神经过敏、感觉异常；皮疹、瘙痒。

罕见的有：神经血管性水肿，如发生在喉部则可以致命，应立即停药，并迅速抢救处理。

他汀类调血脂药有什么严重不良反应？

他汀类药物为新型的调血脂药物，得到了广泛的使用，其不良反应轻微，耐受性好。常见的有腹泻、胀气、恶心、呕吐、眩晕、头痛、失眠、皮疹、丙氨酸转氨酶升高等。但也可出现严重的不良反应，如横纹肌溶解症。表现为肌肉疼痛、肌无力、发热、急性严重的肌肉组织破坏，伴有肌红蛋白尿，横纹肌溶解可导致肾功能衰竭，甚至死亡。

双胍类降糖药有哪些不良反应？

双胍类降糖药物包括苯乙双胍（降糖灵）和二甲双胍两种药物，其中二甲双胍应用广泛；临床上主要用于Ⅰ型糖尿病患者，特别适用于肥胖型或伴有高血脂症糖尿病患者，其不良反应主要有：

消化系统反应：恶心、呕吐、腹泻、腹部不适、口中有金属味。小剂量开始，反应较轻；可在进餐或餐后服用，亦可同服胃舒平等制酸药以减轻消化道反应。

乳酸酸中毒：是双胍类最严重的不良反应，服用降糖灵较易发生，特别是老年人或肝、心、肺、肾功能不良者更易引起，二甲双胍较少引起。

维生素缺乏：可减少肠道维生素B_{12}的吸收，引起维生素B_{12}缺乏，易产生巨细胞贫血。

有时有乏力、疲倦、体重减轻、头晕、皮疹等。

头孢菌素类抗生素有哪些不良反应？

头孢菌素类抗生素由于具有高效、低毒的特点，临床使用越来越广泛，但如大剂量或长期使用，也可引起严重的不良反应。

消化道反应与菌群失调：多数头孢菌素可致恶心、呕吐、食欲不振等反应，并抑制肠道正常菌群，导致维生素B和维生素K的缺乏，甚至引起二重感染，如假膜性肠炎、白色念珠菌或其他不敏感菌的感染。

肾毒性：多数头孢菌素由肾排泄，可致血尿素氮和血肌酐值升高、少尿、蛋白尿

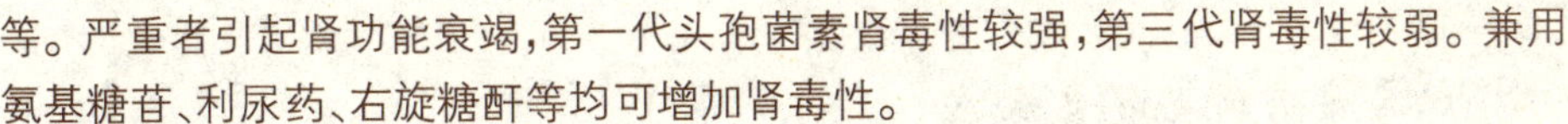

等。严重者引起肾功能衰竭，第一代头孢菌素肾毒性较强，第三代肾毒性较弱。兼用氨基糖苷、利尿药、右旋糖酐等均可增加肾毒性。

肝毒性：可导致丙氨酸转氨酶、天冬氨酸转氨酶、碱性磷酸酯酶、血胆红素值等升高，但一般不严重。

造血系统反应：可致红细胞、白细胞减少、血小板减少、血红蛋白减少以及嗜酸细胞增多等。

凝血功能障碍：所有的头孢菌素都能抑制正常菌群，减少维生素K的产生。具有甲硫四氮唑基因的头孢菌素可与维生素K竞争，而致凝血障碍。还有一些头孢菌素具有抗血小板聚集的作用，以致此类不良反应增多。

过敏反应：常见为皮疹及药物热。尚可致哮喘、血清病样反应、血管神经性水肿以及过敏性休克等。

庆大霉素等氨基糖苷类抗生素有哪些不良反应？

庆大霉素等氨基糖苷类抗生素引起的不良反应，主要与用药剂量过大或用药时间太长有关，但个别敏感患者小剂量也可发生。该类药物引起的不良反应较严重，临床上应引起高度注意。

耳毒性：由于本类药物能在内耳外淋巴液中蓄积，半衰期又长，故可引起前庭功能与耳蜗神经的损害。前庭功能损害表现为眩晕、恶心、呕吐、眼球震颤和平衡障碍。其发生率依次为新霉素 > 卡那霉素 > 链霉素 > 庆大霉素 > 妥布霉素。对耳蜗神经的损害主要表现为听力减退或耳聋，其发生率依次为新霉素 > 卡那霉素 > 庆大霉素 > 妥布霉素 > 链霉素。

肾毒性：是由于本类药物主要经肾排泄和在肾皮质内蓄积的原因，可出现蛋白尿、管型尿、尿量减少或增多，严重者可发生氮质血症、肾功能减退。肾毒性的大小依次为卡那霉素 > 庆大霉素 > 妥布霉素 > 链霉素，头孢霉素、右旋糖酐可增加本类药物的肾毒性。

神经肌肉接头的阻滞：这种作用可致神经肌肉麻痹，与剂量及给药途径有关，如静脉滴注速度过快或同时使用肌肉松弛剂、全身麻醉药时易发生，重症肌无力患者尤易发生，可致呼吸停止。这是由于药物能与突触前膜钙结合部位结合，阻止钙离子参与乙酰胆碱的释放所致。这种毒性虽少见，但具有危险性。如发生可采用新斯的明静脉注射解救。

过敏反应：有皮疹、药物热、荨麻疹、粒细胞减少、溶血性贫血、过敏性休克等。

红霉素有哪些不良反应?

红霉素为大环内酯类抗生素,其不良反应主要有:

(1)口服大剂量可出现胃肠道反应,如恶心、呕吐、腹痛和腹泻。

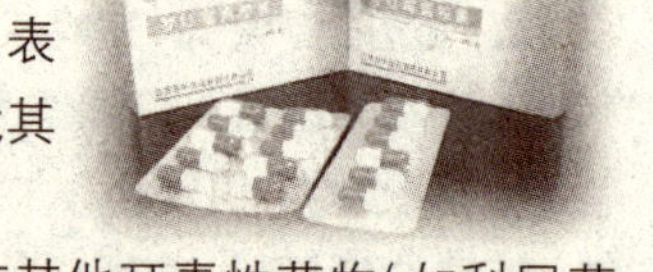

(2)有潜在的肝毒性。大剂量或长时间服用可发生,表现为丙氨酸转氨酶升高,肝肿大及胆汁郁积性黄疸等。尤其是酯化红霉素(如无味红霉素、琥乙红霉素)较易引起。

(3)可致耳鸣及听觉减退,注射给药时较易引起,与其他耳毒性药物(如利尿药、氨基糖类)联用,可加重耳毒性。

(4)本品注射剂有较强的局部刺激性,可致局部疼痛、静脉炎等。

氯霉素有哪些严重不良反应?

氯霉素有多种严重的不良反应,应引起高度重视,切忌盲目滥用。

造血系统:对造血系统的不良反应是氯霉素最严重的不良反应。有两种形式:①与剂量有关的可逆性骨髓抑制,临床表现为贫血,并可伴白细胞和血小板减少。②与用药剂量及疗程无关的不可逆性再生障碍性贫血,发生率低,但病死率高,少数存活者可发展为粒细胞性白血病。

灰婴综合征:新生儿由于肝脏功能尚未发育成熟,肾排泄功能差,使用本品易导致灰婴综合征。表现为腹胀、呕吐、进行性苍白、发绀、微循环障碍、呼吸不规则、体温低。较大儿童及成人使用大量药物时也有类似表现。

溶血性贫血:在某些先天性葡萄糖-6-磷酸脱氢酶不足的患者可发生。

过敏反应:可导致各种皮疹、日光性皮炎、血管神经性水肿。一般较轻,停药后可迅速好转。

周围神经炎和视神经炎:可在长疗程时发生,及早停药尚且可逆。

菌群失调而致维生素缺乏、二重感染。

黄疸等肝脏损害。

四环素类药物有哪些不良反应?

四环素类药物现已少用,但不良反应较多,仍应引起注意:

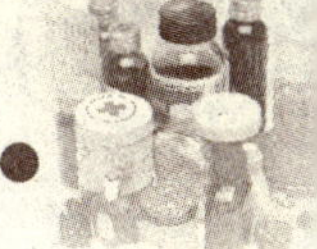

消化道反应：恶心、呕吐、腹痛、腹泻等，尚可引起食道溃疡。这是由于卧位服药，药片潴留食管中或因反流而引起。

肝损害：恶心、呕吐、黄疸、丙氨酸转氨酶升高，严重者可致昏迷而死亡，多见于超剂量用药。

肾损害：导致血尿素氮、肌酐值升高，多见于原有肾功能不良者。

影响牙和骨骼发育：四环素类可沉积于牙和骨胳中，造成儿童牙齿黄染和影响骨骼发育。因此，8岁以下儿童禁用。由于本类药物可透过胎盘影响胎儿，故孕妇禁用；还可进入乳汁，对乳儿有影响，故哺乳妇女应慎用。

过敏反应：主要是皮疹、荨麻疹、药物热、哮喘、光感性皮炎等。

菌群失调：由于本类药有广谱抗菌性质，易导致菌群失调。引起维生素缺乏、白色念珠菌或其他耐药菌的二重感染，偶可发生难辨梭状芽胞杆菌引起的假膜性肠炎。

林可霉素类药物有哪些不良反应？

林可霉素类药物主要有林可霉素和克林霉素两个品种，对革兰阳性菌具有较强的抗菌作用，所以临床使用越来越广泛。主要的不良反应有：

胃肠道反应：可致恶心、呕吐、舌炎、肛门瘙痒。偶可致假膜性肠炎，其先驱症状为腹泻、腹痛或胃绞痛，严重者可出现水样或血样腹泻，甚至死亡。应立即停药，除对症治疗外，还需口服万古霉素或甲硝唑。

神经系统反应：可导致耳鸣、眩晕等。

对肝脏有影响，可致丙氨酸转氨酶升高、黄疸等。

大剂量静脉注射可引起血压下降、心电图变化等。

可致过敏反应，如皮疹、荨麻疹、血清病等。

偶见白细胞、血小板减少。

环丙沙星等氟喹诺酮类药物有哪些不良反应？

氟喹诺酮类是新一代合成的广谱抗菌药，目前临床常用的品种有：环丙沙星、诺氟沙星、依诺沙星、培氟沙星、氧氟沙星、左氧氟沙星、氟罗沙星、洛美沙星等。氟喹诺酮类药物的主要不良反应有：

过敏反应：常见的症状为皮疹、瘙痒、紫癜、静脉炎、皮肤水疱、过敏性哮喘、血管神经性水肿等。

消化系统反应：是最常见的不良反应，以环丙沙星发生率最高。临床表现为恶心、呕吐、上腹部隐痛、食欲减退等，严重者可导致消化道出血。

神经系统反应：本类药物具有脂溶性，能透过血脑屏障，进入脑组织，对中枢神经系统易产生毒性。临床表现为失眠、头痛、头晕、周围神经炎、肢体麻木、震颤、运动障碍等。严重者可致精神症状和诱发癫痫。

循环系统反应：发生率较低，主要表现为心慌、胸闷、心动过速和心房纤颤等。

泌尿系统反应：这类药物易产生结晶尿，尤其在碱性尿液中易发生，因此肾功能不全者应慎用。

肝脏毒性：大剂量或长期使用时，可引起肝损害。

其他反应：有报道称口服氧氟沙星可引起急性骨髓抑制、急性再生障碍性贫血，应引起注意。诺氟沙星还可以引起关节损害、关节酸痛、睾丸萎缩、白内障等。

磺胺类抗感染药有哪些不良反应?

磺胺类抗感染药是最早用于防治全身性感染的合成药。当今由于各种高效低毒的抗生素陆续出现，磺胺类药物的使用已渐趋减少，但由于在治疗某些感染，如流行性脑脊髓膜炎、呼吸道感染等方面具有较好疗效，且使用方便，性质稳定，故仍在使用。磺胺类药物的各种不良反应有：

泌尿系统反应：引起结晶尿、血尿、管型尿、间质性肾炎、肾功能衰竭等，服用时应多饮水或加服等量的碳酸氢钠。

过敏反应：如皮疹、药物热、光过敏。偶见剥脱性皮炎和多形性红斑等。尚可引起口、眼部黏膜溃疡和渗出性红斑。

造血系统反应：偶见粒细胞减少、再生障碍性贫血、血小板减少、白细胞减少等。对葡萄糖-6-磷酸脱氢酶缺乏者可致溶血性贫血。

消化系统反应：恶心、呕吐、腹痛、口舌炎、腹泻、厌食等。

中枢神经系统反应：无菌性脑炎、抽搐、周围神经炎、共济失调、头痛、眩晕等。

肝损害：药物性肝炎、胆汁郁滞性黄疸、血清转氨酶升高等。

抗厌氧菌药甲硝唑有哪些不良反应?

甲硝唑为抗阿米巴及抗滴虫药，现广泛地用于术后厌氧菌感染的预防及各种厌氧菌所致的败血症、下呼吸道感染、腹腔内感染、妇科、皮肤软组织感染等。其不良反应主要有：

胃肠道反应：常见恶心、呕吐、腹部不适、腹泻、口腔金属味。

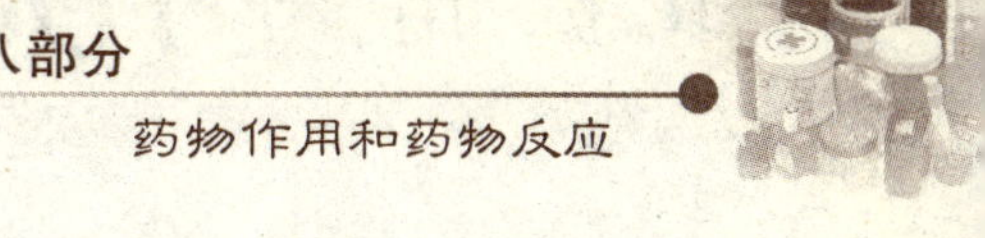

神经系统反应:头痛、眩晕、晕厥、共济失调、精神错乱、癫痫、周围神经病变。静脉给药时较易发生。

泌尿系统反应:排尿困难、膀胱炎、多尿、尿失禁、塞尿。

过敏反应:皮疹、瘙痒、荨麻疹、血管神经性水肿。

双硫仑样反应:该药干扰乙醛的代谢,如服药期间饮酒,可致乙醛中毒,出现面红、头痛、恶心、呕吐、嗜睡、血压下降,甚至休克等反应。

致畸、致癌:可使动物致畸、致癌,故孕妇、哺乳期妇女禁用。

其他反应:能引起可逆性粒细胞、红细胞减少,心电图T波平坦等。

酮康唑类抗真菌药有哪些不良反应?

酮康唑为咪唑类抗真菌药,对深部真菌和浅表真菌均有作用,临床上使用广泛,其不良反应主要有:

肝毒性:可引起血清转氨酶升高,属可逆性。偶有发生严重者,表现为黄疸,尿色深,大便色白、乏力、厌油、腹部不适等,发生率为0.01%。及时停药常可恢复,但也有死亡病例报告。同类药物氟康唑和伊曲康唑的肝毒性较轻。

胃肠道反应:如恶心、呕吐及纳差等较为常见。

男性乳房发育:与本品抑制睾丸素和肾上腺皮质激素的合成有关。

其他反应:尚可发生皮疹、头晕、嗜睡、畏光等反应。

抗结核药异烟肼有哪些不良反应?

异烟肼为常用抗结核药,其不良反应主要有:

神经系统反应:可致周围神经炎,常发生于慢乙酰化者。尚可致癫痫发作、中毒性脑病、视神经炎、记忆丧失及中毒性精神病等。

消化系统反应:恶心、呕吐、上腹部不适等。

肝损害:可致丙氨酸转氨酶升高,胆红素血症、胆红素尿症、黄疸等,严重者可致命。

血液学改变:粒细胞缺乏、血小板减少、嗜酸细胞增多,尚可致溶血性或再生障碍性贫血。

内分泌系统反应:可致维生素B_6缺乏、糙皮病、高血糖、代谢性酸血症、男性乳房发育等。

过敏反应:皮肤瘙痒、斑丘疹、剥脱性皮炎、药物热、淋巴结肿大、脉管炎等。

尚有风湿综合征及红斑狼疮样综合征等:为了预防严重反应的发生,应定期检查视力、肝功能、血象等。

抗结核药利福平有哪些不良反应?

利福平为常用抗结核药,临床使用广泛,主要不良反应有:

消化系统反应:胃部烧灼感、上腹部不适、厌食、恶心、呕吐、腹泻,也偶见假膜性肠炎、咽喉痛、舌痛等。

神经系统反应:头痛、眩晕、乏力、共济失调、头昏、神志不集中、精神错乱、视力障碍、全身麻木等。

肝损害:肝肿大、黄疸、肝功能异常,出现血清胆红素、碱性磷酸酯酶及丙氨酸转氨酶升高。

血液系统反应:血小板减少,嗜酸细胞增多,一过性白细胞减少,血红蛋白减少,溶血性贫血等。

脏损害:血尿素氮(BUN)和血清尿酸值升高。偶见血尿、肾功能减退乃至肾功能衰竭。

过敏反应:皮疹、皮炎、哮喘、过敏性休克。

本品可加速内分泌代谢,可致月经失调:尚可致流感样综合征,表现为发热、寒战、头痛、肌肉酸痛、乏力等。

平喘药氨茶碱中毒有哪些表现?

平喘药氨茶碱使用安全范围窄,个体差异大,容易发生毒性反应,其中毒的临床表现为:

心血管系统反应:可强烈兴奋心脏,引起心悸、窦性心动过速,室性心动过速、血压剧降、休克、室颤及心跳停搏。

神经系统反应:可兴奋中枢神经系统,引起精神兴奋、烦躁不安、头痛、头晕、失眠、反射亢进、震颤、惊厥及昏迷等。

呼吸系统反应:可刺激呼吸中枢,使呼吸加深,加快,哮喘持续发作。

代谢紊乱:可出现高血糖、酸中毒、低钾、低钙及低镁血症。

消化系统反应:本品是碱性较强的药物,口服大剂量对胃肠道有直接刺激作用,可引起恶心、呕吐、腹痛、腹泻和呕血等。

一旦出现中毒症状,应立即停药,并找医生处

利尿药有哪些不良反应?

长期使用利尿剂会引起很多不良反应,如:

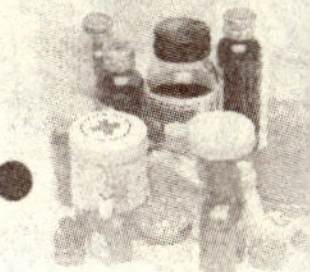

水与电解质紊乱:呋塞米、依他尼酸及噻嗪类利尿药可引发低血容量、低血钠、低血钾、低血镁、低氯性碱血症。低血钾易诱发强心苷中毒、肝昏迷、心律失常等,而螺内脂、氨苯喋啶则可引起高血钾症。

高血脂:长期使用呋噻米和噻嗪类利尿药可引起血清三酰甘油、总胆固醇、低密度脂蛋白和极低密度脂蛋白升高,高密度脂蛋白降低,故可诱发和加重动脉硬化和冠心病。

高血糖:噻嗪米、呋塞米等排钾利尿药能降低人体糖耐受量、升高血糖。多见于大剂量使用的患者,可诱发和加重糖尿病。

耳毒性:呋塞米和依他尼酸可损害耳蜗毛细血管,大剂量快速静脉注射或长期使用,可引起眩晕、耳鸣、听力减退或暂时性耳聋,肾功能不全者尤易发生。应避免与氨基苷类抗生素等具有耳毒性的药物合用。

高尿酸血症:长期使用呋塞米、依他尼酸、噻嗪类等利尿药,可使血容量降低,使尿酸经近曲小管的重吸收增加,同时呋塞米等经近曲小管分泌排泄时,可竞争性地抑制尿酸的排泄,导致高尿酸血症,故痛风患者慎用。

胃肠反应:恶心、呕吐、腹痛、腹泻,甚至胃出血等。

其他反应:偶致高血钙、皮疹、光过敏性皮炎、粒细胞减少、血小板减少、间质性肾炎等。

甲硫氧嘧啶等抗甲状腺药物有哪些不良反应?

抗甲状腺药物主要为硫脲类的甲硫氧嘧啶、丙硫氧嘧啶、甲巯咪唑及卡比马唑等。本类药物的不良反应较多,而且大多发生在用药的首两个月。

(1)较常见的为皮疹、皮肤瘙痒,此时应根据情况停药或减量,并加用抗过敏药物。

(2)严重的不良反应为血液系统异常,轻度白细胞减少多见,严重的粒细胞缺乏症较少见,后者可无先兆症状而突然发生,有时可出现发热、咽痛;也可发生再生障碍性贫血。因此,应定期检查血象。

(3)其他不良反应包括味觉减退、恶心、呕吐、上腹部不适、关节痛、头晕、头痛、脉管炎、红斑狼疮样综合征等。

(4)罕见的有肝炎、间质性肺炎(多见于丙硫氧嘧啶)、肾炎和累及肾脏的血管炎(较多见于丙硫氧嘧啶);其他少见的血液并发症有血小板减少、凝血酶原减少等。

地塞米松等糖皮质激素有哪些不良反应?

强的松、地塞米松等糖皮质激素已成为临床治疗多种疾病的常用药物,但因使用不当常有不良反应发生。其不良反应对机体的损害有时甚至超过原发疾病，因此，应引起高度重视。

药源性类皮质醇增生症：表现为向心性肥胖、满月脸、多毛症、痤疮、水肿、低血钾、高血压、糖尿病等。因此，高血压，动脉硬化，心、肾性水肿及糖尿病等患者慎用，必要时应给予排钠利尿剂并补钾。

肌萎缩和骨质疏松：由于皮质激素可促进蛋白质分解、抑制蛋白合成，长期大量应用可致负氮平衡，使肌肉萎缩，还能减少钙从肠道吸收，并增加钙磷的排泄，增加骨质的吸收，从而引起骨质疏松。因此，在长期使用皮质激素治疗时，除应用高蛋白饮食外，可适当补充钙剂和维生素D，必要时可给予同化激素。

诱发和加重感染：由于糖皮质激素可抑制免疫反应，使机体的防御功能降低，从而可能使潜在的感染病灶扩散，加重或出现新的感染，且不易被发现。因此，本类药物在一般感染时不宜使用，在急性感染中毒时，应与足量有针对性的抗菌药物合用。对潜伏性结核病患者慎用，对活动性结核病患者应与足量的抗结核药并用。真菌和病毒感染一般不宜用皮质激素。

诱发和加重溃疡：糖皮质激素能增加胃酸、胃蛋白酶的分泌，抑制胃黏液分泌，降低胃肠黏膜抵抗力，所以可诱发或加剧胃、十二指肠溃疡，甚至造成消化道出血或穿孔。因此，溃疡病患者慎用。

诱发精神症状：长期大量使用糖皮质激素，可引起欣快感、激动、失眠、幻觉、精神紊乱，甚至诱发精神病。儿童大剂量使用时可引起惊厥；癫痫患者服用后可诱发癫痫发作。因此，精神病患者应慎用或不用。

对眼的影响：全身和局部使用糖皮质激素可致眼内压升高，严重的可引起青光眼，长期应用可导致白内障，并可引起真菌性角膜炎。因此，角膜溃疡患者禁用。单纯疱疹病毒角膜炎患者慎用。

对胎儿的影响：妊娠早期使用皮质激素可能引起胎儿腭裂畸形，妊娠后期大量使用，可使胎儿下丘脑一垂体受抑制而引起肾上腺皮质萎缩，出生后产生先天性肾上腺皮质功能不全。因此，妊娠期应忌用。

停药反应：长期应用糖皮质激素突然停药可引起急性肾上腺皮质功能不全，表现为发热、肌肉痛、关节痛、全身无力、恶心、呕吐，甚至休克、昏迷。因此，使用皮质激素应逐渐减量至停药。另外，突然停药还可发生反跳现象（原病的复发和加重），这时需大剂量治疗。

镇静催眠药安定有哪些不良反应？

地西泮（安定）主要用于镇静催眠及抗惊厥，它的不良反应有：

(1)常见的为嗜睡、头昏、乏力等。大剂量使用可出现共济失调、震颤。

(2)皮疹、白细胞减少属罕见。

(3)个别患者发生兴奋、多语、睡眠障碍甚至幻觉,停药后症状很快消失。

(4)长期服用后可产生耐受性和依赖性,突然停药可产生戒断症状,表现为激动或忧郁、病情恶化,甚至惊厥。

(5)静注过快可引起心血管和呼吸抑制。

(6)可通过胎盘屏障,有致畸性,妊娠初期3个月内的妇女禁用。

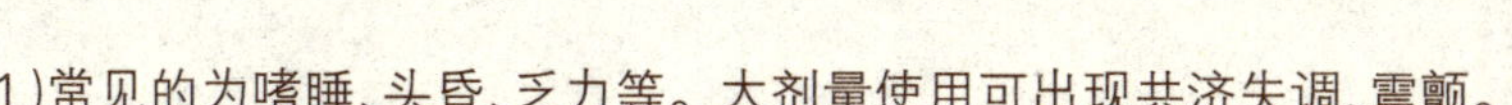

抗癫痫药有哪些不良反应?

主要有以下几个方面:

中枢神经系统反应:苯巴比妥、地西泮、硝西泮、扑米酮等会引起头晕、嗜睡、精神不振等。苯妥英钠偶见眩晕、失眠、头痛。当用药过量时,可出现小脑综合征(共济失调、眼球震颤、手颤、复视等),严重者可致精神错乱,但多可恢复。苯巴比妥、硝西泮、乙琥胺等过量时也可引起。抗癫痫药对儿童,有时还能产生过度兴奋、易激动、注意力不集中等症状。

消化系统和呼吸道反应:大多数抗癫痫药可引起恶心、呕吐、食欲不振等消化系统反应。苯妥英钠还可引起牙龈增生,发生率约20%,多见于青少年。注意口腔卫生,经常按摩牙龈,可防止或减轻,一般停药3个月~6个月可恢复。地西泮则可引起呼吸道分泌增多。

过敏反应:抗癫痫药可引起皮疹。苯妥英钠还可引起淋巴结肿大或多形红斑等过敏反应。

血液系统反应:苯妥英钠、乙琥胺对造血系统有抑制作用,可见粒细胞减少、血小板减少,严重者可引起再生障碍性贫血,故用药期间应定期检查血象。

内分泌系统反应:苯妥英钠可引起淋巴结肿大或淋巴瘤,还可抑制垂体肾上腺皮质系统功能,使促肾上腺皮质激素分泌减少。此外,尚可引起男性乳腺过度发育或女性多毛症。

对骨骼的影响:苯妥英钠可引起小儿软骨病,原因是增加了肝脏中氧化酶的活性,加速了维生素D的代谢。因此,小儿患者服用苯妥英钠应加服维生素D。

肝损害:苯妥英钠可使肝脏肿大。丙戊酸钠可引起天门冬氨酸氨基转移酶升高,少数有肝炎发生,个别可因肝功能衰竭而死亡。

耐受性:因苯妥英钠、苯巴比妥有酶促作用,可使肝酶增加而加速其本身代谢,因而需要增加剂量才能获得原有效果。

抗精神病药有哪些不良反应?

抗精神病药物多需长期使用，因而易致各种严重不良反应：

一般反应：有口干、上腹不适、乏力、头昏嗜睡、鼻塞、便秘、视力模糊、心动过速、低血压等。

锥体外系反应：是长期应用本类药物最常见的不良反应，其发生率与药物剂量、疗效和个体因素有关。表现为肌张力增高、动作迟缓、肌肉震颤、流涎、张口、斜颈、静坐不能等。

过敏反应：常见有皮疹、接触性皮炎、剥脱性皮炎，而且抗精神病药之间有交叉过敏。

内分泌系统反应：偶见乳汁分泌、乳房肿大，闭经及性功能障碍等。

其他：少数患者出现白细胞减少、血小板减少、急性粒细胞缺乏及肝细胞内微胆管阻塞性黄疸等。

抗肿瘤药有哪些不良反应?

大多数抗肿瘤药物的治疗指数较小。选择性较差，无治疗剂量即易引起不良反应，主要有：

骨髓毒性：最常见的骨髓毒性是使白细胞、血小板减少。可见于大多数抗肿瘤药。长春新碱骨髓毒性较小。博来霉素、门冬酰胺酶及甾醇类激素无骨髓毒性。

胃肠道反应：几乎所有的抗肿瘤药都可引起胃肠道反应，表现为：食欲缺乏、恶心、呕吐、胃炎、胃肠溃疡、腹痛、腹泻、便血等。

毛囊毒性：大多数抗肿瘤药都损伤毛囊上皮细胞，特别是环磷酰胺、氟脲嘧啶、长春新碱、阿霉素、丝裂霉素等，脱发常出现于给药后1周~2周，1个月~2个月后脱发最明显，停药后毛发可再生。

肾毒性及膀胱反应：顺铂和大剂量氨甲喋呤可直接损伤胃小管上皮细胞，表现为急性或慢性的血尿素氮升高，血清肌酐及肌酐酸升高；环磷酰胺可引起急性出血性膀胱炎。

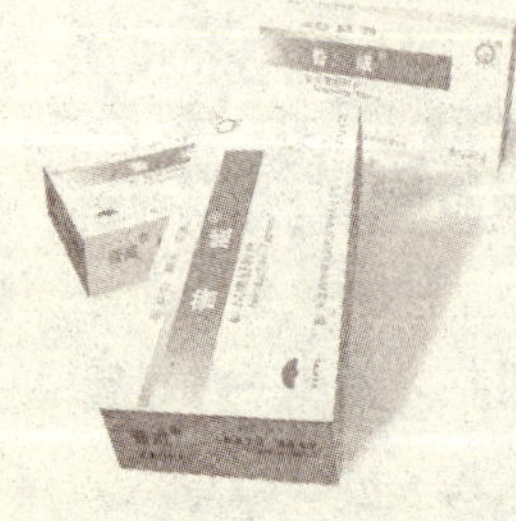

肺毒性：博来霉素、氨甲喋呤和亚硝基脲类等可引起肺纤维素，表现为干咳、呼吸困难、严重者可致死。

心肌毒性：阿霉素、丝裂霉素、顺铂类及环磷酰胺有心肌毒性，表现为心肌损伤、心肌炎、心肌缺血、心电图改变或充血性心功能不全等，与累积剂量、患者年龄及心脏疾病有关。

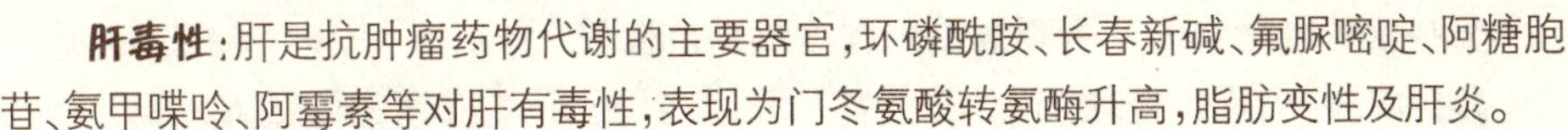

肝毒性：肝是抗肿瘤药物代谢的主要器官，环磷酰胺、长春新碱、氟脲嘧啶、阿糖胞苷、氨甲喋呤、阿霉素等对肝有毒性，表现为门冬氨酸转氨酶升高，脂肪变性及肝炎。

神经毒性及耳毒性：长春新碱、紫杉醇及顺铂有周围神经毒性，可引起手足麻木、腱反射消失及末梢神经障碍等；长春新碱有自主神经毒性，可引起便秘，体位性低血压等；氨甲喋呤鞘内注射可引起头痛及延迟性脑膜炎；顺铂有耳毒性，可致耳聋。

免疫抑制：抗肿瘤药对机体的免疫功能都有不同程度的抑制，这也是患者易于感染的重要原因。

致突变、致畸及致癌：多数抗肿瘤药可损伤DNA，干扰DNA复制，导致基因突变，发生于胚胎生长细胞可致畸，以抗代谢药物最强；发生于一般组织细胞可致癌，以烷化剂最显著。

干扰素有哪些不良反应?

干扰素是有关细胞在病毒感染或其他诱生剂刺激下，产生的糖蛋白物质。临床上主要用于治疗慢性乙型肝炎，血源性恶性肿瘤及某些自身免疫性疾病，其不良反应有：

流感综合征：应用早期出现发热、寒战、出汗、头痛、肌痛、关节痛、全身倦怠等症状，并且有剂量依赖性，减量及停药后症状消失。

血液系统反应：可出现白细胞减少，血小板减少，轻度贫血，凝血障碍等。

心血管反应：可出现心悸、高血压、低血压、心律失常、心肌梗死等。

胃肠道反应：呕吐、恶心、腹泻。

神经症状：可出现嗜睡、感觉障碍、运动障碍、语言障碍、精神错乱、抑郁、幻觉等。

间质性肺炎：表现为干咳、劳累性呼吸困难。

肾损伤：尿蛋白增加，严重时发生肾功能不全。

其他：可出现脱发、皮疹、黏膜炎、肝损伤等。

口服避孕药有哪些不良反应?

口服避孕药通常是以孕激素为主、雌激素为辅的复方制剂，其不良反应有：

类早孕反应：表现为恶心、呕吐、困倦、头晕、食欲减退。

突破性出血：大多发生于漏服时，闭经（少数停药后仍继续闭经）。

精神压抑、头痛、疲乏。

患肝良性腺瘤危险性增高。

年龄大于35岁的吸烟妇女，患缺血性心脏疾患危险性增加。

高剂量雌激素复方片有增加血栓栓塞病的危险性。

其他反应：出现体重增加，面部色素沉着，高血压，肝功能损害等症状。

维生素A、维生素B_1、维生素B_6、维生素C、维生素D、维生素E有哪些不良反应？

维生素是维持机体正常代谢和健康的必需物质，如饮食适当，机体吸收功能正常，一般可由食物满足需要，无需补充。如果把维生素当做补品，盲目滥用，不但无益，反而会使某些维生素蓄积中毒，对身体造成损害，现简要来谈一谈常用维生素的不良反应。

维生素C：长期大量服用维生素C可引起高铁红细胞性贫血、草酸盐结石、高尿酸血症、高钙血症和低钠血症，肠蠕动亢进、腹痛和腹泻溃疡症状加剧，甚至消化道出血等；大剂量静脉注射可致血栓形成和突然死亡。大剂量使用维生素C还可致溶血，重者可致命，还可降低白细胞的吞噬能力。

维生素B_1：长期大量使用可引起头痛、疲倦、烦躁、食欲减退、腹泻。肌内注射偶见过敏反应和药物热、皮炎、荨麻疹等。

维生素B_6：长期大剂量使用可致消化道溃疡、癫痫、头痛、疲倦、腹部胀气、周围神经炎、抑郁症等。孕妇大剂量使用可致畸胎。

维生素A：长期大量服用可致中毒，严重者导致死亡。慢性中毒症状是食欲不振、疲倦乏力、低热、多汗、恶心、呕吐、头痛、颅内压增高、眼球震颤、复视、皮肤干燥、皮肤瘙痒、毛发脱落、皮疹、毛囊角化、色素沉着，骨质增生、关节疼痛、关节周围组织钙化、肝脾肿大、中性粒细胞减少及淋巴结肿大等。

维生素D：长期大量服用可引起中毒症状，出现易疲劳，乏力，萎靡，烦躁，失眠，发热，幻视，视力下降，抑郁状态，行动困难，肌张力减低，食欲不振，恶心，呕吐，持续性腹泻，阵发性腹痛，肝，脾肿大；高钾血症，心肌及动脉硬化、肾曲小管钙化纤维化，肾浓缩功能减低，出现多饮、多尿、蛋白尿、脱水；孕妇可致胎儿血钙增高及出生后智力障碍；肾、肺小动脉狭窄和高血压等。

维生素E：长期大剂量使用可引起头痛、眩晕、恶心、腹泻、抑郁、视力模糊、内分泌代谢和性功能紊乱、血栓性静脉炎、凝血酶原降低、肺栓塞、高血压和心绞痛加重以及胆固醇浓度升高等。

第九部分

药源性疾病

我国药源性疾病已占常见病的10%。目前在国际上已经把药源性疾病提高到“社会公害”的高度来认识。

可能会引起猝死的药物有哪些?

“猝死”即猝然而死,也就是突然死亡。因用药不当而导致突然死亡,医学上称为“药物性猝死”。能引起猝死的药物主要有以下几种:

青霉素:大多与过敏反应有关,往往在注射青霉素前做皮内试验时猝然而死。

奎尼丁:心房颤动病人用本品治疗时,可诱发心房内血栓脱落,造成脑血管及冠状动脉栓塞而突然死亡。

异丙肾上腺素气雾剂:因其能使动脉血气张力下降或引起心动过速,故反复长期使用本品时,可导致患者猝死。

氯喹:过去一般认为本品比较安全,实际上其安全范围比较狭窄。现已发现即使只用治疗剂量,也可引起心脏停搏而发生突然死亡。

氯丙嗪类:包括氯丙嗪、奋乃静等强安定药物。这类药物引起的猝死原因主要有:①药物用量过大或配伍不当:与抗震颤麻痹药物及阿托品类联合使用,可发生麻痹性肠梗阻而间接引起病人猝死;②窒息性猝死:有慢性精神病史者服用本品,可使咽喉肌肉共济失调、吞咽困难,以致食物阻塞呼吸道而死;③低血压性猝死:氯丙嗪有引起严重的体位性低血压的副作用,可使病人突然丧失意识,发生无法抢救的休克而猝死。④血管阻塞性猝死:部分病人服用本类药物后,产生血栓或栓塞性疾病,其中肺栓塞极易引起猝死。

上述引起猝死的药物尽管为数不多,但对病人的生命威胁大,必须警惕。特别是患有低血压、对某些药物有严重不良反应、心肝肾功能不全、脑病及有脑病史者,更应谨慎从事,以防发生不幸。

为什么抗心律失常药可导致心律失常?

几乎所有抗心律失常药均可致心律失常,即引起心律失常加重或出现新的心律失常。抗心律失常药作用愈强,其致心律失常作用愈大;心律失常危险性愈大的病人,应用抗心律失常药后所致心律失常发生率愈高、愈严重。故临床用药时对此应引起高度重视,以免发生意外。使用抗心律失常药时,应特别注意以下问题:

(1)应了解和熟悉各类抗心律失常药物的作用特点、适应证及禁忌症。并非所有心律失常均需抗心律失常药物治疗。一般除器质性心脏病所致心律失常外,对其他

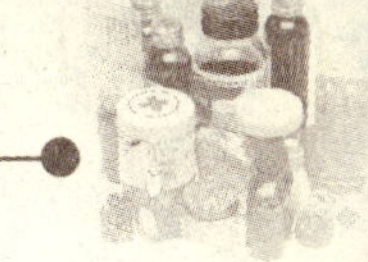

原因所致心律失常，通过消除诱发因素和病因治疗即可控制。对非器质性室性早搏，如无明显症状，一般也无需用抗心律失常药治疗。当然对严重的心律失常，不管其原因如何，若引起有害的血流动力学改变则可危及生命，必须迅速积极纠正。

（2）抗心律失常药所致心律失常的发生率各不相同，其中以奎尼丁、普鲁卡因胺、丙吡胺、美心律、胺碘酮、氟卡尼、莫雷西嗪和普罗帕酮发生率最高。应慎用或密切观察用药后的病情变化，一旦出现致心律失常作用应立即停药，并采取有效措施，防止恶化。

（3）剂量应视人个体化。

（4）注意药物相互作用。

（5）其他引起心律失常的药物还有洋地黄、地高辛、西地兰、硝苯地平、青霉素、头孢拉丁、氧氟沙星、红霉素、甲硝唑、氯丙嗪、西咪替丁、泼尼松、阿托品、消炎痛、左施多巴等。

可引起心绞痛的药物有哪些?

有些药物（包括治疗心绞痛的药物），由于其自身的药理和不良作用以及应用不当（剂量过大），可引起心绞痛。这些药物主要有：

硝酸甘油：本品用量过大时，可使血压及冠脉灌注压过度降低，交感神经兴奋、心率加快、心肌收缩力增强而增加心肌耗氧量，故可加剧心绞痛。长期或大量使用后，如果突然停用，可致心绞痛反跳性加剧。

硝苯地平：本品在治疗心绞痛的过程中，或长期应用而突然停药时，均可诱发或加重心绞痛。

阿司匹林：大剂量使用（每日服用4克）能诱发和加重变异性心绞痛。其机制是本品可使环氧化酶灭活而抑制前列腺素 I_2的合成（前列腺素 I_2有抗冠状动脉收缩作用），引起冠状动脉痉挛。故对有冠状动脉痉挛危险的病人，使用阿司匹林应以小剂量为宜（每日不超过0.6克）。尤其对变异性心绞痛病人更应慎用。

普萘洛尔：长期使用，突然停药时，可引起冠状动脉痉挛，而致心绞痛加剧或引起急性心肌梗死。故停药时，应逐渐减量。

肼屈嗪（肼苯达嗪）：本品可使心搏出量和心率均增加，因而可致心肌耗氧量亦增加，故可诱发或加重心绞痛，甚至发生心肌梗死。如与普萘洛尔合用可减少上述不良反应。

多巴胺：本品可兴奋冠状动脉的α-受体，可引起血管收缩、心率加快和心肌耗氧量增加，应用剂量过大可诱发和加重心绞痛。

双嘧达莫(潘生丁):为冠状动脉扩张剂,但仅能扩张非缺血区冠状动脉的小阻力血管,对缺血区血管不仅不能扩张,反而使缺血区的血液流向非缺血区,即所谓"冠状动脉窃血"现象,使缺血区血供更加减少。

洋地黄类:可增加心肌收缩力,还可通过兴奋迷走神经而致冠状动脉收缩而诱发心绞痛。

吲哚美辛:长期或大剂量应用可降低冠状动脉血流量而引起心绞痛。

麦角新碱:可引起冠状动脉痉挛而引起心绞痛。

胰岛素:应用过量可引起低血糖而致心肌损害而诱发心绞痛。

肾上腺素:可使心率加快,心肌收缩力加强、心肌耗氧量增加而诱发心绞痛。

哪些药物会导致血压升高?哪些药物会引起血压降低?

有些药物由于其自身的药理或毒性作用,或联合用药不当的相互作用,或用药方法不当均可诱发或加重高血压。临床用药时应引起注意,尤其是高血压病人更应重视,以免发生意外。

增加体内水钠潴留而致高血压的药物:如盐皮质激素、糖皮质激素、性激素和同化激素、非甾体抗炎药(吲哚美辛、保泰松)、口服避孕药、甘草及其衍生物。

降压药的矛盾反应:可乐定、胍乙啶、利血平和甲基多巴用于肾上腺嗜铬细胞瘤引起的高血压, 可引起血压剧烈升高。β-阻滞剂在下列情况下可引起血压异常升高:①低肾素型原发性高血压。②胰岛素依赖性糖尿病病人。③肾功能不全病人。④嗜铬细胞瘤病人。

联合用药不当所致高血压的药物:如利血平、胍乙啶与单胺氧化酶抑制剂如优降宁、呋喃唑酮、苯乙肼、丙米嗪联用时,可使蓄积在囊泡中的去甲肾上腺素大量渗到泡浆中,引起受体区去甲肾上腺素浓度急剧增加而导致血压升高。单胺氧化酶抑制剂能使内源性去甲肾上腺素蓄积,单胺氧化酶抑制剂与三环类抗抑郁药、左旋多巴、哌替啶、多巴胺、甲氧胺及麻黄碱联用时也可使血压增高。三环类抗抑郁药可使可乐定、甲基多巴、胍乙啶的降压效果减弱。吲哚美辛、吡罗昔康、萘普生等均有拮抗β-阻滞剂、利尿剂、血管紧张素转化酶抑制剂(卡托普利等)的降压作用,使接受降压药治疗的病人血压升高。普萘洛尔与可乐定或甲基多巴联用时也可致血压升高。

突然停药可致血压反跳性升高的药物: 长期应用β-受体阻滞剂或可乐定治疗高血压,突然停药或减量,可导致血压反跳性升高,严重者引起猝死。

其他可致血压升高的药物:氯胺酮、r-羟基丁酸钠、氨酰胆碱、琥珀胆碱、甲状腺素、甲氧氯普胺、雷尼替丁、喷他佐辛(镇痛新)、苯丙胺、庆大霉素、链霉素等。

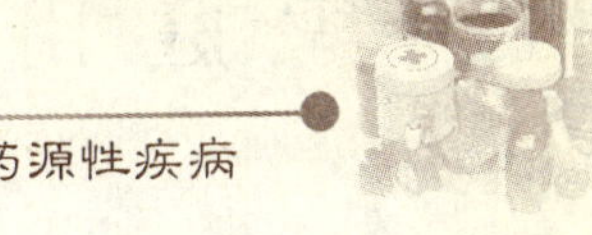

药物引起血压降低的原因很多，主要有外周血管阻力降低、静脉扩张、心肌收缩力减弱及心输出量减少。常见引起低血压的药物有：

抗高血压药、亚硝酸异戊酯、硝酸甘油、阿托品、去氧肾上腺素、溴苄胺、盐酸哌唑嗪、丙米嗪、阿米替丁、多塞平等三环类抗抑郁药，氯丙嗪、三氟拉嗪等吩噻嗪抗精神病药，左旋多巴、万古霉素、溴隐亭、西咪替丁等。

药源性肝病是怎么回事？

肝脏在药物代谢中起着重要作用，大多数药物在肝内经过生物转化作用后被机体清除，有些药物本身或其代谢产物可对肝脏造成损害。据国内外资料记载，约有600余种常用药物，一旦用量过大或用药时间过长，即可对肝脏产生毒性损害。随着新药的不断出现，药源性肝损害的发生率也相应增加，其发生率仅次于皮肤黏膜损害和药物热。另外，如果病人属于过敏体质，不能耐受药物时，即使在正常用量范围内，也会引起肝脏损害，甚至酿成疾病。

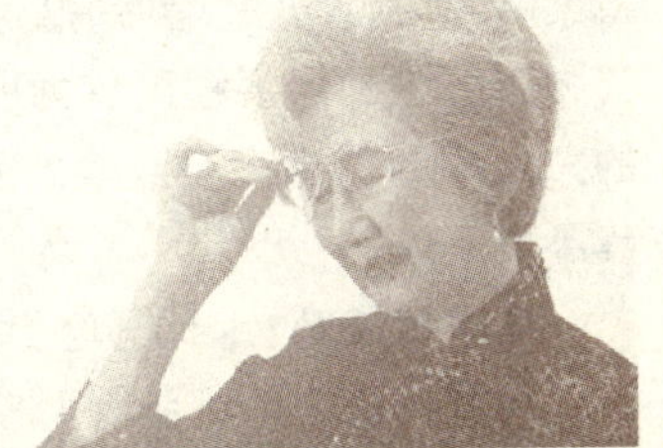

药源性肝病临床表现差别很大，有的无任何自觉症状，仅化验有轻度肝功能异常；有的可出现发热、黄疸、皮肤瘙痒及皮疹等临床症状；也有的突然因肝功能衰竭而死亡，因此必须引起高度重视。

可以诱发肝脏损害的药物有：

抗菌药物：该类药物在治疗过程中的肝毒性有逐渐上升的趋势。如氟氯西林引起的肝毒性正愈来愈被人们认识。头孢菌素类药在临床上引起肝毒性似乎很少，但转氨酶一过性升高相当常见。磺胺类药物与许多肝损害有关，虽然大多数病例是轻微的，但病死率高达10%~20%。红霉素用药两周以上病人明显发病的危险性高达2%；氨苄西林、阿莫西林（羟氨苄青霉素）、羟苄西林、克林霉素可引起肝细胞型损害。氯霉素、硝酸呋喃类、对氨基水杨酸钠类、灰黄霉素可引起肝细胞一毛细胆管型或肝细胞型损害。红霉素、依托红霉素和竹桃霉素可引起肝细胞一毛细胆管型损害。两性霉素B可引起变态反应性肝炎体肝脂肪变性。

抗结核药物：利福平、异烟肼等引起的肝损害类似肝炎，多见黄疸，并可出现严重的并发症，病理变化以肝细胞坏死居多，大多数发生在最初2个月内，70%~90%的病人在3个月内肝功能可恢复正常。

解热镇痛药：水杨酸类、布洛芬、吲哚美辛（消炎痛）、保泰松等均可引起转氨酶升高。对乙酰氨基酚（扑热息痛）每日用量不能超过2克，若正常人一次服用6克~10克，即可引起大范围肝组织坏死，甚至肝功能衰竭。

全身麻醉药：如氟烷、二乙烯醚等可损害肝细胞。

口服降糖药：醋磺已脲、甲苯磺丁脲等磺脲素药物可引起肝细胞型损害；曲格列酮（因可引起严重肝损害，先后在美国和欧洲停用）和阿卡波糖也有报道可引起肝功能障碍。

心血管药：阿义马林（缓脉灵）、氯噻酮（利尿药）、噻嗪类利尿药、甲基多巴、速尿、普鲁卡因胺、奎尼丁、氯贝丁酯（安妥明）、吡卡酯（安吉宁）等可引起肝功能异常。

抗癫痫药：三甲双酮、丙戊酸钠、卡马西平、苯妥英钠、苯巴比妥可引起肝细胞—毛细胆管型或混合型损害。

抗癌药：门冬酰胺酶、甲苄肼、博来霉素（争光霉素）、氨甲蝶呤、丝裂霉素、普卡霉素（光辉霉素）、巯嘌呤、瘤可宁、环磷酰胺、白消安等均可引起肝损害。大多数抗癌药物对肝脏的损害程度仅为肝生化的改变，减药或停药后便可恢复。但小剂量长期的免疫抑制剂治疗可致较严重的肝损害，因此这类药物应小剂量间歇使用，以避免其不良反应。

抗甲状腺药：卡比马唑（甲亢平）、甲巯咪唑（他巴唑）、甲硫氧嘧啶、硫脲嘧啶等可引起肝细胞—毛细胆管型损害，丙硫氧嘧啶可致肝细胞损害。

另外，中药引起的药物性肝炎近年来不断出现。如服用泽泻、注射四季青会引起胆红素代谢障碍而发生黄疸；川楝子、苍耳子、黄药子、雷公藤、草乌等可引起中毒性肝炎；千里光可造成肝内血管闭塞；桑寄生、姜半夏、蒲黄、天花粉、山慈姑，可引起肝功能损害；农吉利提取物、野百合碱等会引起急性肝炎；复方青黛丸、壮骨关节丸、华佗再造丸、大活络丹、小柴胡汤等均可导致肝损害。

药源性肝病的处理：对药源性肝损害的处理原则是立即停药，尽快使用有特效的药物。另外，应熟悉所用药物的性能及毒性，尽量少用对肝有毒性的药物，用药量不宜过大，用药时间不宜过长。盲目过多使用保肝药物反而会增加肝脏负担，不利于肝功能的恢复，故原有肝病的病人更不能滥用药物。

药源性肺部疾病有哪些?

药物性肺炎：一般以过敏性肺炎最为常见，如用青霉素、磺胺药、氯丙嗪、安宁、呋喃坦啶及对氨基水杨酸钠等，主要有低热、头痛、咳嗽、气急、胸闷、痰多等症状，大多在停药后才能消失。抗癌药氨甲喋呤可引起过敏性肉芽肿性肺炎，从开始用药到发病一般为12天~200天，也有在治疗5年后才发病的，其先兆症状有疲乏、头痛、干咳、青紫、呼吸困难、皮疹等。当出现这些症状时，应立即停药。有的病人可引起坏死

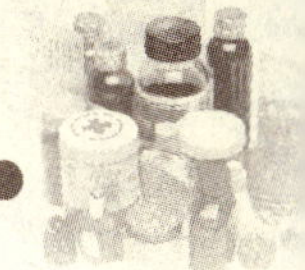

性肺炎，病情急剧。有的病人应用四环素、链霉素、磺胺药等，患者在当天或次日即出现胸闷、气喘、寒战、血沉快、白细胞总数及中性粒细胞增高，这时应立即停药。链霉素还可导致出血性肺炎，有高热、寒战、出汗、咯痰及呕血、便血、尿血等症状。

药物性哮喘：如治疗尿崩症的鼻吸入剂尿崩停，在病人吸入后4小时~6小时，可引起发冷发热、头痛、咳嗽、胸痛以及咽喉发紧、呼吸困难，以致诱发支气管哮喘。又如阿司匹林可引起过敏性哮喘，多发于30岁以上的中年人，尤以妇女或有鼻息肉、神经性鼻炎及增生性鼻窦炎的患者最多。一些解热镇痛药，如消炎痛、甲灭酸、镇痛新、保泰松、扑热息痛等，都可诱发哮喘。主要是由于这些药物可能抑制体内前列腺素合成。前列腺对支气管具有明显舒张作用，有平喘作用。一旦前列腺素来源受阻，即会罹患疾病。

药物性肺水肿：如用利眠宁、美散痛等会引起肺水肿疾患，主要表现为突然气急、咳嗽、出现青紫、低血压、心动过速等症状。用氯丙嗪、可待因、镇痛新、保泰松、心得安、双氢氯噻嗪以及呋喃妥英及丝裂霉素C等也能破坏毛细血管膜而致病，严重者若抢救不及时，多导致死亡。所以在用药期间，应当经常进行检查，以便早期发现，采取措施。

药物性肺纤维化：如用于治疗肾盂肾炎的呋喃坦啶（呋喃妥因），是当前引起急性药源性肺损害最常见的药物之一。它起病急剧，大多发生至用药后2小时至2周，表现发热、畏寒、干咳、胸痛、呼吸困难及哮喘等症状，但在停药后24小时~48小时消失。马利兰（白消安）使用2年~3年后可引起肺纤维化，抗癌药争光霉素使用6个月，即可发生肺纤维化。其他如降压药美加明、六甲溴胺等多在使用数月或一年后引起肺纤维化和肺炎。

可引起肾脏损害的药物有哪些？

肾脏是重要的排泄器官，药物及其代谢产物绝大多数经肾脏排出体外，因而肾脏是最易受到药物损害的器官。到目前为止，已知至少有140多种药物可直接或间接致肾功能损害，大约有25%的肾功能衰竭为药理性。药物引起肾损害的临床表现，主要为蛋白尿、管型尿、结晶尿、血尿、血清肌酐及尿素氮升高，严重者可致肾功能衰竭。引起肾损害的药物有：

抗菌药物：①氨基糖苷类抗生素：肾毒性是本类药物的主要不良反应，肾毒性的大小顺序是：新霉素 > 卡那霉素 > 庆大霉素 > 阿米卡星 > 链霉素等。②头孢菌素类：其肾毒性因品种而异，第一代最强，主要有头孢噻吩、头孢氨苄；第二代次之，主要有头孢孟多、头孢呋辛、头孢克洛；第三代肾毒性最低，几乎无肾毒性。③青霉素类：虽然肾毒性很低，但其过敏反应可引起急性间质性肾炎和过敏性肾病。④四环素类：肾损害与药剂量和患者的肾功能有关。剂量过大和肾功能不全者可致严重肾损害。⑤磺胺类：本类药物在酸性尿中溶解度降低，可形成尿结晶、血尿及肾小球坏死。此反应以磺胺噻唑多见，磺胺嘧啶和磺胺二甲嘧啶次之，磺胺异噁唑最小。⑥氟喹诺酮类：大剂量用药可引起肾损害，主要有诺氟沙星、依诺沙星、氧氟沙星、环丙沙星。⑦其他抗菌药：多粘菌素B和两性霉素B对肾有较强毒性。万古霉素、利福平、对氨基水杨酸钠等对肾脏也有一定毒性。

抗肿瘤药：对肾脏均有不同程度的毒性，其中以氨甲喋呤、顺铂、卡铂、氮芥、阿霉素、长春新碱的肾毒性较大。

解热镇痛药：长期应用均可致肾损害，主要药物有：安乃近、扑热息痛、吲哚美辛（消炎痛）、吡罗昔康、布洛芬、保泰松、阿司匹林、萘普生等。

环孢霉素A：为新型免疫抑制剂，约1/3用药者有肾毒性，出现血清肌酐、尿素氮增高及肾小球滤过率降低等。

磺造影剂：毒性仅次于氨基糖苷类抗生素，如磺化钠、碘化油、泛影葡胺等。

其他：碳酸锂、奥美拉唑、甲硝唑、西咪替丁、甘露醇、奎宁、维生素D、丙磺舒、白介素-2等，均可引起肾功能损害。

药物所至肾功能损害，早期易误诊或漏诊，故使用上述药物时应注意观察和尿检。

哪些药物容易引起药物性水肿？

水肿是一种临床上的常见症状，多为疾病所致，但有效药物也可引起水肿，医学上称为药物性水肿。药物性水肿常被人们所忽视。引起药物性水肿的常见药物如下：

呋塞米：是一种治疗水肿的常见利尿剂，但有些特发性水肿的妇女较长时间应用之后反而会使水肿加重。这是因为这种病人有肾素—血管紧张—醛固酮系统反应性增强，人在站立时易出现水肿，而呋塞米可加重这种作用。

胰岛素：应用胰岛素出现药物性水肿多在开始用药的阶段，水肿轻者仅局限于下肢，重者可波及全身。这种水肿多在数天内消退。

吲哚美辛（消炎痛）：是一种常用于关节痛、神经痛、肌肉痛的抗炎药。这种药可抑制前列腺素生成，引起水钠潴留，对部分病人可产生水肿。

氯丙嗪类药物：这类药物会使体内排钠减少，导致水肿。

糖皮质激素类药物：如泼尼松、地塞米松等，可直接引起水钠潴留，长期使用可出现上半身水肿性肥胖。

此外，还有硝酸异山梨酯、硝苯地平、甲睾酮、苯丙酸诺龙、雌二醇、黄体酮等药物，都可引起不同程度的水肿。药物引起的水肿，只要停用有关药物，水肿多可消退，不会造成严重后果，但一定要引起重视。

能引起尿潴留或尿失禁的药物有哪些？

有些药物在临床使用中常可引起尿潴留，老年患者特别是前列腺疾病患者应引起注意。引起尿潴留的药物有：

抗胆碱药：阿托品、苯海索、东莨菪碱、颠茄生物碱衍生物等，由于这些药物抗胆碱作用，降低了膀胱张力，而引起尿潴留。

三环类抗抑郁药：米帕明、氯米帕明、阿米替林、吩噻嗪类抗精神病药，氯丙嗪、奋乃静、三氟拉嗪等，抗组胺药如苯海拉明、异丙嗪、氯苯那敏等，均有一定的抗胆碱作用，而引起尿潴留。

β-肾上腺素能受体激动剂：麻黄碱、沙丁胺醇、特布他林也可引起尿潴留。

有些药物可引起尿失禁，如抗精神病药氯丙嗪、氟哌啶醇、奋乃静等，以及抗高血压药物甲基多巴、哌唑嗪和特拉唑嗪等可干扰尿道近端α-肾上腺素能神经的正常调节功能而引起尿失禁。

药源性血液病有哪些主要表现？

药源性血液系统疾病是常见的药源性疾病之一，主要表现在以下方面：

再生障碍性贫血：氯霉素是导致再生障碍性贫血代表药物，还有保泰松、消炎痛、苯巴比妥、羟基保泰松、安乃近、巯嘌呤、沙可来新、长春新碱、白消安、秋水仙碱、卡比马唑、氯磺丙脲、三甲双酮等。中药狼毒也可以引起“再障”。

粒细胞减少症：一是直接导致粒细胞的核碎裂、溶解，从而造成造血干细胞的损伤。氮芥类药物，巯嘌呤、阿糖胞苷、大剂量的氯霉素、氯丙嗪、丙米嗪、丙硫氧嘧啶、地巴唑、卡比马唑、磺胺类药物等均可引起。二是与机体的免疫反应有关。典型药物是氨基比林，此外左旋咪唑、半合成青霉素也可引起。

血小板减少症：抗肿瘤药物、磺胺类药物、链霉素、异烟肼、雌激素、苯妥英钠、甲基多巴、氢氯噻嗪、阿司匹林、利福平、保泰松、肝素、奎尼丁等都可引起。常常发生于用药后几小时或几天内，绝经后的女性发生率较高。

溶血性贫血：其一为葡萄糖-6-磷酸脱氢酶缺陷所致的溶血性贫血，能够诱发此病的药物较多。如抗疟药有伯氨喹、奎宁、氯喹；抗菌药有磺胺类药物、氯霉素及呋喃类；解热镇痛药有阿司匹林、非那西丁、乙酰苯胺、安替比林；其他药物如维生素K、丙磺舒、肼屈嗪（肼苯哒嗪）、奎尼丁等。其中伯氨喹导致溶血的作用最强。其二为免疫性溶血性贫血，又可分为3型。自身免疫型：溶血发病在服药3个月至4年后，有卡比多巴、左旋多巴、苯妥英钠、非那西丁、氯丙嗪、吲哚美辛等；青霉素型：青霉素G、氨苄西林、羧苄西林、链霉素及头孢菌素类药物等均可引起；奎宁型：由于少量药物即可导致大量红细胞的破坏，所以此型溶血的发生较突然，病情进展快而且严重，出现肾功能衰竭者常可见到。奎宁、奎尼丁、保泰松、磺胺二甲嘧啶、异烟肼、对氨基水杨酸钠、氯磺丙脲等药物可以导致此型溶血。

> **专家提醒：**
>
> 一向以安全著称的中成药及中药也会引起药疹。如六神丸、云南白药、牛黄解毒片、银翘解毒片与穿心莲注射液、板蓝根注射液、复方地龙注射液，以及一些单味药，如贝母、葛根、丹参、红花、紫草、槐花、大青叶、千里光等。

巨幼红细胞性贫血：新霉素、对氨基水杨酸钠可导致维生素B_{12}缺乏；苯妥英钠、氨甲喋呤、乙胺嘧啶、甲氧苄啶及氨苯喋啶等可引起叶酸缺乏；巯嘌呤、氟脲嘧啶、阿糖胞苷等能够干扰核酸的合成，这些药物都可导致巨幼红细胞性贫血。

白血病：药物导致白血病以急性非淋巴细胞白血病为主。常见药物有：氯霉素、乙双吗啉、环磷酰胺、塞替哌、白消安、磺胺药、西咪替丁、保泰松、消炎痛等。

在应用上述药物时，要经常定期验血，一旦出现异常应及时停药，作相应治疗。

易引起药源性腹痛的药物有哪些？

药源性腹痛约占用药毒副作用的20%。一般情况下，药源性腹痛不一定造成严重的后果，但对某些疾病的患者往往可使病情恶化或出现新的合并症，如胰腺炎、伪膜性肠炎、药物性胃炎、溃疡及出血等。凡是能刺激胃肠道，致胃肠功能失常的药物，或引起腹膜炎和腹腔脏器损害的药物，一旦用药不当，都可引起不同程度的腹痛和其他合并症。

促使肠蠕动加快的药物：抗胆碱酯酶药物如新斯的明、毒扁豆碱、安贝氯铵等，抗高血压药物中的肾上腺素能神经阻滞剂如酚妥拉明、妥拉唑啉等，脑神经垂体后叶素及吗啡类药物等，都具有不同程度使胃肠道蠕动加快，甚至引起平滑肌痉挛的作用，引起腹痛、胆绞痛等急性腹痛症状。

引起肠蠕动减弱的药物：抗高血压药物中的神经节阻滞剂如美卡拉明、六羟季胺，抗胆碱药如阿托品、氯丙嗪、三环抗抑郁剂、苯海拉明等。如果长期或过量用药，都能引起肠道平滑肌松弛，蠕动变慢，导致腹胀、腹痛、便秘，甚至引起麻痹性肠梗

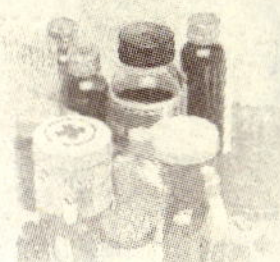

阻。

中毒性肝炎:引起肝损害的药物很多,如四环素、土霉素、克林霉素、异烟肼、利福平及解热镇痛药等。由于长期应用,其毒性作用可使肝区不适或疼痛。

胰腺炎:长期过量应用利尿剂如呋塞米、氢氯噻嗪、氯噻嗪和抗高血压药中的甲基多巴以及皮质激素等,可于用药数周后引起急性胰腺炎发生,表现为剧烈腹痛、恶心、呕吐、上腹部压痛,但肌紧张不明显,重者可出现休克。因而,用上述药物期间,遇有急性腹痛应想到药源性胰腺炎。

胃肠炎损伤、出血:长期或过量服用解热镇痛药,如吲哚美辛、阿司匹林、保泰松及氯化钾等,有可能引起胃肠平滑肌痉挛、黏膜出血、糜烂、出血等而致腹痛、呕血或便血。因此,使用这些药物时剂量宜小,时间不宜过长,并注意于饭后服药。必要时,配合抗酸药同服,以减少胃肠道严重不良反应。

血管痉挛:某些药物如麦角胺、二甲麦角新碱等,大剂量应用可收缩血管,累及肠系膜等动脉而使血管痉挛,致肠管缺血而发生腹痛、腹胀,重者发生休克甚至死亡。对这些药物应慎重应用,注意剂量宜小,间隔时间宜长。

腹膜炎:有报告,长期大剂量服用普拉洛尔,可能出现腹痛、呕吐、消化不良、肠梗阻等症状。

哪些药物对胃肠道有刺激作用?

对胃肠道有一定刺激性的药物有:

解热镇痛药、消炎镇痛药:保泰松、阿司匹林、羟基保泰松、炎痛喜康、消炎痛、布洛芬、萘普生、氟灭酸、氯灭酸。

抗恶性肿瘤药:5-氟脲嘧啶、长春碱及长春新碱、环磷酰胺、秋水仙碱、更生霉素。

抗生素类:四环素类、两性霉性B、多粘菌素。

肾上腺素阻滞剂:酚妥拉明、妥拉苏麻。

抗高血压药:利血平。

利尿药:利尿酸、呋喃苯胺酸。

钾盐:氯化钾。

铁盐:硫酸亚铁、富马酸亚铁。

激素类:肾上腺皮质激素。

降血糖药:甲磺丁脲。

抗结核药:对氨基水杨酸钠。

会引起便秘的药物有哪些?

药物引起便秘的原因主要是:

抑制肠道运动:有的药物作用于支配胃肠道运动神经将其抑制,或作用于胃肠道肌肉收缩机构的不同环节,造成肠道运动障碍,促进肠内容物中的水分的吸收,粪便干结,对肠道的刺激减弱。

肠道正常菌群平衡遭破坏:一些药物,尤其是抗生素类药物,可破坏肠道内有益菌群与有害菌之间平衡,使有益菌受抑制,也可导致便秘。

除抗生素类药物外,还有一些常用药可能引起便秘:

抗抑郁药:阿米替林。

抗帕金森病药:苄托品。

抗精神病药:氟哌啶醇。

胃肠解痉药:优托品、阿托品;东莨菪碱、普罗本辛。

消炎镇痛药:布洛芬、萘普生、卡洛芬。

制酸剂:氢氧化铝、硫糖铝。

平喘药:博利康尼、麻黄素。

降压药:可乐定。

抗癫痫药:苯妥英钠。

抗过敏药:苯海拉明。

阿片制剂:吗啡可待因。

抗肿瘤药:长春新碱。

其他:硫酸钡(胃肠道X线造影剂)、钙剂等。

长期使用泻剂,肠道运动形成对“外援”的依赖,自主运动能力减弱,一旦中断“外援”,肠道难以在短期内恢复自主动力,就会发生便秘。泻剂的应用以“临时、间断、交替”为好。

为什么中老年人更容易发生药源性腹泻?

药源性腹泻是由于反复使用某些特殊药物,打乱机体正常的生理过程,干扰胃肠道免疫或非免疫功能,使某些药物还会严重损伤肠黏膜,形成肠内壁渗出,肠道菌群改变等,这些都可导致分泌性或高渗性腹泻。

人到中老年容易发生药源性腹泻。这是因为中老年人的许多生理功能相对减退

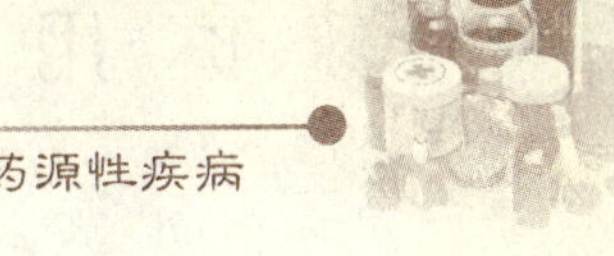

所致。如胃肠道萎缩、蠕动减弱，会使药在胃肠道停留时间过长，给胃肠道造成持续性刺激，并使机体吸收药物过多，体液总量减少，导致血药浓度较高；肝脏功能减退，致使药效时间延长；肾脏功能老年性改变，使药物的排泄迟缓等。种种机制协同作用，即可导致药源性腹泻的发生。

一些常用药都可造成中老年人药源性腹泻。如洋地黄、甲基多巴、奎尼丁、普萘洛尔（心得安）等心血管系统药物；泻药、抗酸类药、消胆胺等消化系统药物；左旋多巴、甲丙氨酯（安宁）及抗乙酰胆碱类中枢神经系统药物；克林霉素、氨苄西林等抗生素类药物；另外苯乙双胍、氟脲嘧啶、氨甲喋呤等药物也可引起腹泻反应。

由于中老年人群有疾患多、用药多的特点，故当出现腹泻症状时，首先应考虑是否为某些药物所致。

引起神经系统不良反应的抗菌药物有哪些？

下列抗菌药物长期或大剂量使用可引起神经系统不良反应：

青霉素类：除过敏外，最严重的不良反应是对神经系统的损伤。较高浓度的青霉素（单剂量大于1000万单位以上，特别是对于肾功能不全或老年患者）可致嗜睡、精神错乱、幻觉、昏迷、惊厥、癫痫等，尤其直接静脉推注时，鞘内给药可发生蛛网膜炎和致死性脑病。

头孢菌素类：本类药物有一定的神经毒性，在大剂量应用、鞘内给药或肾功能不全者使用时可出现幻觉、眼震及癫痫。其毒性作用第一代最强，第二、三代较弱。

氨基糖苷类：目前常用的有庆大霉素、阿米卡星等。本类药物毒性较大，常见头痛、嗜睡、感觉异常、震颤、末梢神经炎、视觉改变及惊厥等，偶可致神经肌肉接头阻滞，导致神经肌肉麻痹，甚至可致呼吸停止，常在加速、大剂量用药后发生。另一严重不良反应为耳毒性反应，可导致失聪。

大环内酯类：目前常用的品种有红霉素、依托红霉素、琥乙红霉素、罗红霉素等。可引起一过性耳聋，停药后可恢复正常。少数人出现眩晕、倦怠。红霉素对儿童和癫痫患者可诱发癫痫发作。

喹诺酮类：其神经毒性自强而弱依次为依诺沙星、诺氟沙星、环丙沙星、培氟沙星、氧氟沙星、左氧氟沙星等。临床上可见头晕、头痛、失眠、耳鸣、焦虑、烦躁、幻觉、视力障碍、惊厥等。

四环素类：常于用药后2天~3天出现头晕、头痛、耳鸣等。

磺胺类:可引起头痛、头晕、耳鸣、精神抑郁、末梢神经炎、共济失调、幻视、幻听、幻觉等。

其他:甲硝唑可引起共济失调、脑病、癫痫、肢体感觉异常,有时需停药半年以上方可消失;异烟肼可引起末梢神经炎;乙胺丁醇可引起球后视神经炎。

可引起中枢神经损害的药物有哪些?

药物引起的中枢神经损害,主要与长期应用引起慢性中毒,或一次大剂量使用引起的急性中毒有关。常见的药物有:

巴比妥类药物、麻醉性镇痛药:苯巴比妥、吗啡、哌替啶、可替因、美沙酮等。

苯二氮䓬类:地西泮、奥沙西泮、氯氮䓬(利眠宁)等。

青霉素类:大剂量持续静脉滴注,肾功能不佳或老年患者易引起中毒性脑病。

吸入性全身麻醉药:乙醚。

吩噻嗪类:氯丙嗪、奋乃静、二氟拉嗪等。

氟喹诺酮类:环丙沙星、氧氟沙星、诺氟沙星。

抗胆碱药:阿托品、颠茄、东莨菪碱。

中枢兴奋药:苯丙胺、士的宁、麻黄碱。

其他:异烟肼、碳酸锂、苯妥英钠、糖皮质激素、氨茶碱、头孢菌素类、甲硝唑、铋剂、环孢霉素、顺铂、磺胺类、奎尼丁等。

可引起周围神经损害的药物有哪些?

药物引起的周围神经损害,除与药物本身的毒性有关外,一般大多与用量过大或用药时间过长有关。

呋喃类药物:呋喃妥因、呋喃唑酮,用药后5天~14天可引起多发性神经炎病变,其发病机制是中毒性的。

抗结核药:异烟肼每日用量300毫克时,多发性神经炎的发生率可达17%。

抗肿瘤药:长春新碱、丙卡巴肼、顺铂、六甲密胺等均可引起周围神经病变。

肼屈嗪:约15%的患者在用药后发生感觉异常、麻木和刺痛感。

抗癫痫病:长期使用苯妥英钠、扑米酮、苯巴比妥类药物者可致多发性神经炎。

甲硝唑:在大剂量使用时可发生多发性末梢神经炎。

抗菌药:链霉素、多粘菌素B、两性霉素B、磺胺类等,均可引起周围神经炎。

其他:氯喹、氨苯砜,也可引起周围神经炎。

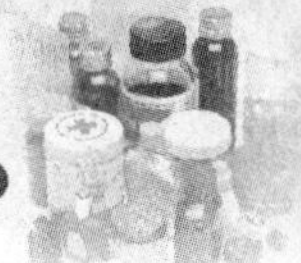

可引起癫痫样发作的药物有哪些?

药物引起癫痫的发生率是很低的,容易透过血脑屏障进入中枢神经系统的药物较容易引起癫痫,尤其是鞘内给药。下列药物可引起癫痫发作:

青霉素类:青霉素G、苯唑西林、羧苄西林在剂量过量,或患者有肾衰或鞘内给药时,可发生癫痫。

抗精神病药:氯丙嗪、三氟拉嗪、丙氯拉嗪、奋乃静、氯普噻吨(泰尔登)等能引起癫痫发作。在低剂量或中等剂量给药时发生率低于0.5%;但在大剂量给药时,发生率有时高达10%。

抗抑郁药:尤其是米帕明(丙米嗪)、阿米替林,可引起癫痫发作。马普替林有强烈的致癫痫作用。

局麻药:可卡因、利多卡因、普罗卡因等局麻药过量时,可引起癫痫发作;利多卡因静注时更易引起癫痫。

抗肿瘤药:阿霉素、长春新碱、氨甲喋呤等可引起全身性或局限性癫痫发作。

巴氯芬、苯二氮䓬类:巴比妥类等戒断可引起癫痫。

其他:催产素静滴、口服避孕药、戊四氮唑、回苏灵、灭虫宁、氯化喹啉、阿的平、乙胺嘧啶、异烟肼、洋地黄、吲哚美辛、甲芬那酸、保泰松、氯喹、左旋多巴、金刚烷胺、青霉胺等亦有引起癫痫发作的报道,过量使用大脑兴奋剂,如呼吸兴奋剂多沙普仑也会产生癫痫发作。

能引起药物性头痛的有哪些药物?

血管扩张药:是引起药物性头痛的主要原因,亚硝酸异戊酯、硝酸甘油、硝苯地平、哌克昔林、苯碱等,可引起脑血管扩张而致头痛。可伴恶心、呕吐,停药后即可缓解。

血管收缩药:麦角类、咖啡因等在戒断时可引起头痛,可能是戒断引起的反跳性血管扩张而致头痛发作,因此停药时应逐渐减量。

非甾体抗炎药:布洛芬、萘普生、舒林酸、托美丁等通过颅内血管内外体液容量的变化引起头痛,也可能产生典型的非感染性脑膜炎而致头痛。此类型头痛除停药外,可给予皮质激素治疗。

哪些药物可以引起药源性失眠?

能导致失眠的药物有:

利尿药:一是利尿药可引起夜间排尿次数增多,从而影响睡眠;二是服用利尿药后,体内缺钾同样可导致心血管节律性障碍,从而引起失眠。

抗心律失常药:如丙吡胺和普鲁卡因胺,可以引起睡眠不安。

抗高血压药:如可乐定、甲基多巴、萝芙木甲素等,既可引起失眠,又能产生抑郁综合征而造成严重失眠;此外,抗高血压药用量若不当,可造成夜间低血压,亦可导致失眠的发生。

安定类药:安定类药带有安定的作用,但药量不当时,偶有导致老年病人睡眠倒置之弊,即白天镇静,夜间烦躁不安和精神错乱,难以入寐。

抗抑郁药:如去甲替丁、普罗替林及丙米嗪、氯丙嗪等抗抑郁药,均可引起失眠。

β-受体阻滞药:有降低血压的作用,还可引起低血糖并诱发抑郁综合征,这些副作用均可引起失眠。

抗胆碱能药:特别是治疗帕金森病和震颤的药物可致失眠;另外,还有三环类抗抑郁药,如阿米替林、多塞平等,可引起夜间烦躁不安和精神错乱。

金刚烷胺:下午傍晚时分服用此药,可引起失眠。

左旋多巴:也可出现失眠及抑郁综合征。

吡拉西坦(脑复康):在晚上切莫服用,否则可导致烦躁而进入兴奋状态。茶碱、西咪替丁、甲状腺制剂过量和吲哚美辛(消炎痛)也可引起失眠。

综上所述,在服用药物期间,尤其是服用上述药物时出现失眠或失眠加重者,需要首先考虑到药源性失眠,特别是老年病人更应加以注意。

可引起高血脂的药物有哪些?

常见的可引起高血脂的药物有:

利血平:可使血清总胆固醇升高。

利尿药:双氢克尿噻、氯噻酮可使血清总胆固醇、甘油三酯和低密度脂蛋白升高,因为利尿药可使病人机体对胰岛素产生抵抗作用,可使胰岛素对脂肪分解的抑制作用减弱,导致脂肪分解加强,血中游离脂肪酸增加,肝脏合成低密度脂蛋白加速,从而引起高脂血症。

α-受体阻断剂:哌唑嗪通过阻断α-受体,增强了脂蛋白酯酶和卵磷脂胆固

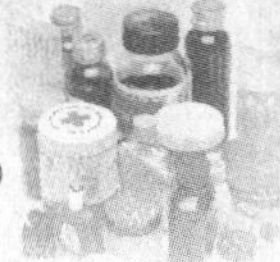

醇移换酶的活性，同时加速低密度脂蛋白降解，从而使血清高密度脂蛋白升高。

β-受体阻断剂：心得安、氨酰心安能使甘油三酯和低密度脂蛋白升高。可能是β-受体阻断剂解除了肾上腺对肝脏合成血清总胆固醇和甘油三酯的抑制作用，使肝内脂质合成增加，由肝进入血液中的低密度脂蛋白增加，从而使血脂升高。

为什么要警惕药源性低血糖？

糖尿病患者在使用降糖药物控制血糖时，常因用药不当而发生低血糖。这种低血糖的发生，还可能与进餐时间、进餐量、活动量、呕吐、腹泻以及肝、肾、胰等脏器的功能状态有关，而且老年性糖尿病患者更易发生。最近研究发现，一些糖尿病患者在使用与降糖药无关的药物时也发生了低血糖反应。因此，应引起老年糖尿病患者的注意。

常见的药源性低血糖药物有：

阿司匹林类：阿司匹林可抑制前列腺E_1、E_2，而前列腺素具有抑制胰岛素分泌的作用。前列腺素被抑制，胰岛素分泌必然增加，从而有可能引起低血糖反应。

组胺H_2-受体阻断剂类：西咪替丁等组胺H_2-受体阻断剂抑制口服降糖药在肝脏内的代谢，延长其半衰期，并使口服降糖药排泄缓慢，从而导致低血糖。

巯基化合物类：甲巯咪唑、巯丙酰甘胺酸、谷胱甘肽、卡托普利、6-巯基嘌呤以及巯基乙酸钠等含巯基药物，可增强机体对胰岛素的敏感性，并通过体内免疫系统作用导致低血糖，尤其是甲巯咪唑。

磺胺类：口服降糖药可使血中胰岛素增加，磺胺类药物也有相似作用。同时，磺胺药还能抑制口服降糖药在肝脏的代谢，推迟排泄，延长半衰期。因此，同时使用有可能引起低血糖。有肾功能障碍的糖尿病患者，应用复方磺胺甲噁唑治疗感染，也可诱发严重低血糖。

除上述药物外，丙吡胺、生长激素、利福平、氯霉素、奎宁、保泰松、三环类抗抑郁药都可能诱发低血糖。因此，正在进行治疗的糖尿病病人使用上述药物时要注意观察，以免引起低血糖反应。

能引起药源性高血糖的药物有哪些？

有些药物长期应用，可使病人糖代谢发生障碍，引起血糖增高。

糖皮质激素：糖皮质激素药物，如强的松、氢化可的松等，可通过3条途径影响糖代谢：①增强糖原分解；②使糖异生途径活跃；③减少外周组织对葡萄糖的利用，而使血糖升高。

甲状腺制剂:甲状腺激素(碘塞罗宁、甲状腺素、甲状球蛋白),可以促进葡萄糖的吸收,加速糖原分解及糖异生,使血糖增高。

肾上腺素:肾上腺素可动员肝及肌肉的糖原分解,使血糖升高。一般来说,肾上腺素及拟肾上腺素制剂很少长时间应用,所以对血糖的影响不大。

利尿药:噻嗪类利尿药长时间应用,可使病人的糖耐量降低而升高血糖,这一作用可能是抑制胰岛素分泌或使糖原分解加强的缘故。噻嗪类利尿药导致高血糖大多出现在用药2个月~3个月后,停药能自行恢复。

避孕药:包括雌激素与黄体酮样衍生物,这些药物均具有降低糖耐量和升高血糖的作用。因此,患有糖尿病的育龄妇女,不能服用这些避孕药。

异烟肼:异烟肼是抗结核病的一些药物,治疗结核病时用药期至少在半年以上。长期用异烟肼可影响糖代谢,使糖耐量降低。当糖尿病合并肺结核时,异烟肼忌与磺脲类降糖药合用,否则可能产生不可逆糖尿病。

其他:如烟酸及其衍生物、吩噻嗪类药物、生长素、促肾上腺皮质激素、双香豆素、去甲基麻黄碱等药物,均有增高血糖的作用。

因此,在使用上述药物治疗疾病时,须密切监测血糖,以免引起高血糖或加重原有的糖尿病病情。

哪些药物容易发生药物性皮炎?

因治病用药引起皮肤或黏膜的不良反应,称为药物性皮炎,简称药疹。药物期皮炎发病率占用药人数的2%左右。药疹的发病机理十分复杂,多数学者认为,药疹和其他“变态反应”性疾患基本一样。凡容易发生过敏者,一旦使用了某种药物(即抗原),在体内就会产生一种相应物质名叫IgE的抗体。它平时结合在血管周围的肥大细胞表面,这时机体便处于致敏状态,当再次遇到相应抗原后,IgE便被激活,促使肥大细胞释放出许多活性物质,如组织胺、5-羟色胺、迟缓激肽等,致使毛细血管扩张,管壁渗透性增加,血清蛋白与水分渗出,并大量进入皮内组织而出现症状。

目前已发现引起药疹的西药,主要有抗生素类、磺胺类、解热镇痛药、镇静催眠药。呈现的药疹各种各样,形形色色,常见的有:

荨麻疹:俗称风团、风疹块。有些人即使应用常规药物剂量,也会发生风疹块,除瘙痒外,尚有刺痛或触痛之感。有时还伴有腹痛或恶心、呕吐等症状。致病药物有青霉素、链霉素、四环素、氯霉素、头孢菌素与利血平、心得安、氯丙嗪、麻黄素、阿司匹林、苯巴比妥、普鲁卡因、肾上腺素,以及痢特灵、异烟肼、优降宁、闷可乐、苯乙肼、磺胺类等。其发生规律是,病人首次用药时,有一个潜伏期,约4天~20天,才出现风疹

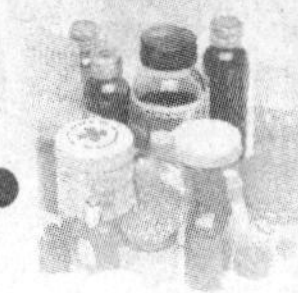

块，以后再用同样的药物，仅隔几小时或几分钟即可发病。

固定性红斑：因每次发病都在同一部位而得名，为最常见的一种药疹。紫红色斑，呈圆形或椭圆形，其中央常有水疱，还有发热等症状。致病药物有安宁、鲁米那、阿米妥、速可眠、氯丙嗪、保泰松、奎尼丁与水合氯醛、阿司匹林、肼苯哒嗪、氨甲喋呤，以及青霉素、链霉素、四环素族、磺胺类等。

结节性红斑：诱发该病的药物有利眠宁、氯丙嗪、青霉素、链霉素与水合氯醛、阿司匹林、肼苯哒嗪、氯磺丙脲、磺胺类等。

多形红斑：诱发该病的药物有利眠宁、氯丙嗪、青霉素、链霉素与水合氯醛、阿司匹林、肼苯哒嗪、氯磺丙脲、磺胺类等。

痤疮型药疹：这是一种特殊类型的药疹，主要由于药物作用于毛囊皮脂腺部分，使皮脂腺的机能增强和肥大，或使毛囊阻塞。它的潜伏期较长，约1个月~2个月以上。引起此类反应的药物有异烟肼、胰岛素、苯巴比妥、水合氯醛、东莨菪碱与四环素类、激素类、溴碘类制剂等。

苔藓样药疹：诱发本病的药物有氯喹、利眠宁、奎尼丁、甲基多巴、对氨基水杨酸钠等。

光过敏性药疹：少数人使用某种药物后，受日光照射的部位（如面、颈、上胸及四肢等）发生异常反应。如出现红斑、水肿、丘疹、小疱等急性皮炎。具体可分为光毒性反应和光过敏性反应。一般发生在使用药物后的数小时内。致病药物有安宁、利眠宁、脑复新、利血平、四环素、氯喹与速尿、双氢克尿塞、甲磺丁脲、氯磺丙脲、氨甲喋呤、长春新碱，以及氯丙嗪、奋乃静、三氟拉嗪、磺酰脲、磺胺类约50余种。

红斑性狼疮样反应：药物过敏反应能诱发或加重红斑性狼疮，典型症状为中央呈紫色凹陷，边缘红色隆起成椭圆形。致病的药物有青霉素、四环素、异烟肼、保泰松、氯丙嗪与甲基多巴，肼苯哒嗪和普鲁卡因酰胺是最容易引起本病的药物。

全身剥脱性皮炎：是一种比较严重的药疹，易引起死亡。一般首次用药后潜伏期约在10天以上，体温多为39℃~41℃，开始像湿疹、麻疹、猩红热型药疹，继而出现一个较长时期的剥脱阶段，即脱下大量的片状鳞屑，层层叠叠。病情严重者，连毛发、指甲也会全部脱落。这样持续一个月左右，以后逐渐好转。全身症状严重者，可危及生命。致病的药物有青霉素、链霉素、土霉素、安乃近、保泰松、异烟肼、氯喹与普鲁本辛、苯巴比妥、苯妥英钠、复方阿司匹林、鹿茸精等。

大疱性表皮松解型药疹：这是所有药疹中最为严重的一种，发病率虽然较低，但症状却很严重，死亡率很高。它以发病急剧、病情险恶、病程短暂为特点。初为鲜红或紫红色的水疱，以后变成棕黑色，1日~4日内即遍布全身，并有很多呈皱纹的松弛性大疱，不仅侵犯皮肤，也会波及眼、鼻、口腔、食道、胃肠等黏膜。皮肤极易擦破，黏膜

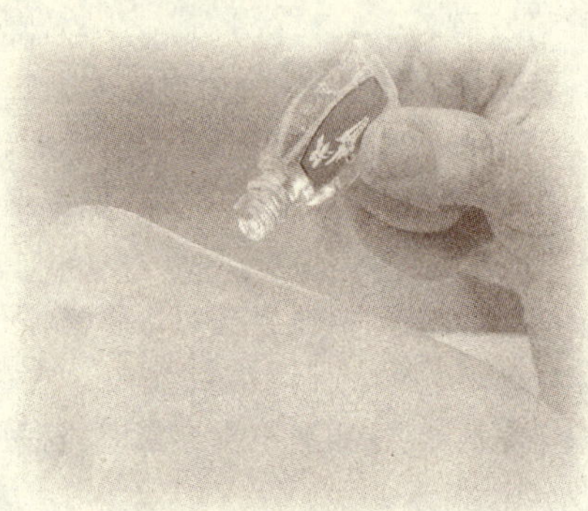

极易脱落，体温常达40℃左右。发疹前可有呕吐、腹泻、腰痛、咽炎、喉炎等症状。引起此病的药物有青霉素、四环素、保泰松、阿托品、非那根、苯巴比妥、复方心舒宁及磺胺类、解热止痛药等。其致病机理尚未明了。

为了避免药疹发生，如系过敏者应主动告诉医生。用药后若发现有不良反应，如皮肤瘙痒、红斑、发热等，为发生药疹的先兆表现，应立即停药就医。

什么是药物的阳光毒性反应?

许多药物在阳光的紫外线作用下，渗入人体皮肤蛋白质中的这些药物便会发生化学反应，从而引发皮肤过敏症，在医学上称为“阳光毒性反应”。临床上主要表现为光照皮肤处出现红肿、发热、瘙痒、疱疹等症状。服用药物量越大，在阳光下暴晒时间越长，过敏反应则越严重，皮肤瘙痒持续24小时~48小时，甚至更长时间。可引起阳光毒性反应的药物有沙星类抗生素、布洛芬、格列本脲、格列吡嗪、四环素类、米诺环素、磺胺类、氢氯噻嗪、氯丙嗪等。

这种光敏反应发生的频率和严重程度因人而异，一部分患者在短暂接触光线后就可能出现水疱，但大多数人仅有轻微的甚至可能是很难察觉的反应。有人即使口服一次也可发生。即使在多云天气条件下，这些药物也会使一些患者的皮肤产生不同程度的过敏反应，与普通人相比，光毒性反应更容易发生在皮肤娇嫩者，正在使用抗生素治疗的少儿、老人、女性，以及人体免疫缺陷病、红斑狼疮、免疫功能受损的患者身上，这些人使用上述药物时，必须慎重。注意以下几点：

(1)使用上述药物期间及停药后5日内，应避免接触强烈的阳光，外出注意皮肤防护。如出现光毒性反应或皮肤损伤，应立即停用药物，去医院就诊。

(2)已发生光毒性反应的患者，在症状未消失及消失后5日内，仍应避免光照。

哪些药物会引起药源性毛发改变?

一些药物能引起毛发变化，主要表现为脱发、脱毛、多毛和毛发变白等，使病人无端增加了心理负担。常见可以引起毛发变化的药物有：

引起脱毛的药物：抗癌药环磷酰胺、氨嘌呤钠(白血宁)、氨甲喋呤、长春新碱、阿

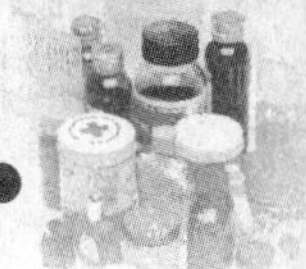

糖胞苷、多柔比星(阿霉素)、更生霉素、正定霉素等均可引起不同程度的脱毛;抗甲状腺制剂硫脲嘧啶、卡比唑(甲亢平)等,抗凝剂双香豆素、肝素等;降胆固醇制剂安妥明、别嘌醇等,以及维生素A过量使用,均可导致头发、眉毛和全身毛发的脱落。其他类制剂如吲哚美辛(消炎痛)、阿司匹林、乙胺丁醇、碘苷(疱疹净)、甲基多巴、左旋多巴、呋喃妥因和某些含有重金属铋、金、锂元素的制剂也可引起脱毛。

引起多毛的药物:雄性激素有甲睾酮、丙酸睾酮、苯乙酸睾酮;复方甾体避孕药有18-去甲睾丸酮衍生物;皮质激素类有可的松、泼尼松、促肾上腺皮质激素;降压药长压定、利尿药乙酰唑胺等均可引起多毛,一般在用药半年至一年后才开始出现。当病人出现多毛后,不必忧虑,多数人停药2个月~3个月后便逐渐消失,但有少数药物可在短时间内引起多毛,也有些会持久存在。

引起毛发变白的药物:氯喹有时可引起头发、眉毛、睫毛和阴毛变白的现象。

药物对健美有什么影响?

随着对药物副作用的深入研究,药物对人体健美的影响,也越来越受到人们的重视。

影响皮肤颜色的药物:许多药物能导致病人皮肤色素沉着或出现斑点。如氯喹、磺胺类、促皮质激素及利眠宁等药物,可引起皮肤出现暂时性或永久性的黄色、棕褐色、青灰色等色素沉着。另有相当一部分药物可以引起皮肤过敏或药物性皮炎,如磺胺类、安眠药及解热镇痛类药物等。而青霉素、苯巴比妥、磺胺类、四环素等药物还会引起“药物的红斑狼疮”,导致病人面部出现十分难看的“蝴蝶斑皮疹”。

影响形体的药物:如果长期服用肾上腺皮质激素,会使大量的脂肪堆积在面、颈、背部,形成“满月脸”、“水牛背”,即“向心性肥胖”;而四肢肌肉则出现萎缩,使整个体形极不匀称。女性病人若长期服用螺内酯(安体舒通)等药物会影响乳腺,造成乳房松弛。相反,若长期使用绒毛膜促性腺素、雌激素、异烟肼、氯丙嗪、利舍平、西咪替丁等药物则可使乳腺过度发育,尤其影响男子的形体美。

影响牙组织的药物:四环素类药物极容易引起乳牙的色素沉着和釉质发育不全,而造成儿童永久性黄牙,严重者还可致牙齿的实质性缺损。此外,含汞、铝、钾的药物会使牙龈发炎变黑。

什么是耳毒性抗生素?

有些药物如果使用不当,就会损害听觉神经与肾脏功能,严重的还会引起耳聋。其中以庆大霉素、链霉素、卡那霉素、新霉素等最为突出,医药学家为了引起人们的重视，特地称它们为“耳毒性抗生素”。

庆大霉素：如果用量过大，疗程太长，会通过血液循环进入内耳，干扰其正常的生理功能，影响微循环或伤害听神经末梢。据研究，首当其冲的受损部位是耳前庭，主要表现为头痛、眩晕、恶心、呕吐、走路摇摆；若毒性涉及耳蜗，则会发生耳鸣、耳聋等症。此药主要靠肾脏排泄，若肾功能不好，药物难以排出而积蓄中毒，使肾脏进一步遭受损害，更易导致耳聋。

年龄越小，耳中毒的程度越重，而且与用药的总量、给药途径和疗程长短密切相关。静脉滴注引起的毒性反应比肌肉注射要高得多。另外，妇女孕期及临产前如果使用庆大霉素不当，有可能酿成胎儿的肾脏损害和永久性耳聋。成人应用庆大霉素发生耳中毒反应者也不少见。应用庆大霉素时，需服用复方维生素B或维生素B，可促使感觉细胞利用多种营养物质进行新陈代谢，以起到保护内耳、预防药物中毒的作用。

链霉素：对听神经、肾功能损害的情况与庆大霉素相仿。如果发现眩晕与耳鸣应立即停药，且用维生素A、复方维生素B、维生素C及硫酸软骨素（康得灵）、强的松等治疗，有一定的效果。

卡那霉素：对耳蜗神经与肾功能的损害最为明显。其持续性耳鸣往往是听力下降或耳聋的先兆，一旦出现，应立即停药。若有的病人耳鸣与耳聋的先兆一旦出现，应立即停药。但在有的病人耳鸣与耳聋会同时发生，甚至没有耳鸣，也会直接出现耳聋；若有肾功能损害，则起着推波助澜的作用。故患有肾病者忌用，50岁以上的病人慎用。

新霉素：对耳蜗神经与肾功能损害的程度比与卡那霉素要大。病人耳部先有闷胀感，继而出现耳鸣和耳聋。过去认为新霉素口服制剂毒性较小，实际并不然，即使局部应用，也有中毒的危险。

耳毒性抗生素的特点是，引起的听力损害，首先发生在内耳高频率区，使高音听力下降，不易被人察觉，使用药数周、数月或停药半年、一年后，毒性扩展至低频区，病人听话发生困难，也不会意识到这与过去用药有关。这在医学上称为“迟发性耳毒反应”。

有关资料表明，儿童由于应用这类药物招致聋哑者，竟占整个聋哑儿童人数的一半以上，故必须引以为戒，尤其新生儿一般不主动用庆大霉素。

因此，耳毒性抗生素应用时要注意：肝肾功能不全者，应减少剂量或延长间隔时间。对幼儿、老人及孕妇应忌用或慎用。用药量不宜过大、用药时间不宜过久。成人一般为7天~14天。一旦出现眩晕、耳鸣，立即停用。若需较长时间用药者，应定期做听力及肾功能检查。

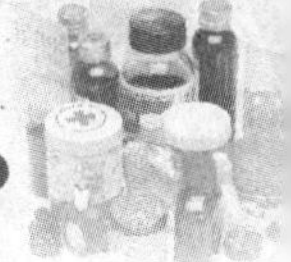

哪些药物可引起眼部损害?

引起上眼皮下垂:有的药物对交感神经有阻断作用,如巴比妥类,副醛与氯喹、胍乙啶、溴苄铵、苯妥英钠等。还有的药物像长春新碱可致眼外肌麻痹;有的药物如青霉胺会招致重症肌无力。因而都能引起上眼皮下垂。

引起近视与远视:毛果芸香碱、毒扁豆碱、新斯的明能使睫状肌收缩、悬韧带放松、晶状体变凸,形成调节痉挛和近视。而阿托品、后马托品与苯海拉明、非那根、扑尔敏、敏克静及丙咪嗪、阿密替林等,能使睫状肌松弛,悬韧带紧张、晶状体变扁,形成调节麻痹和远视。另外链霉素、氯霉素能引起过敏性视神经炎,使眼睛的近视和远视力都减退,若不及时控制炎症,对视力的损害很大。

引起复视:即看到周围的物体都是成双的。如长期大量应用安定、苯巴比妥、苯妥英钠、扑痫酮、卡马西平与阿托品、丙咪嗪、消炎痛、呋喃坦啶、长春新碱等都可发生复视现象,但停药后复视现象即可消失。

引起结膜炎:有些药物对结膜有刺激作用。如眼科用的磺胺醋酰钠、可卡因、硼酸等,以及全身用的利血平、洋地黄等都可导致刺激性结膜炎。也有些药物可产生结膜过敏现象,如含有氯霉素、金霉素、新霉素、庆大霉素、肾上腺素等眼科用药,还有全身用的抗生素、磺胺类、巴比妥类及水合氯醛、保泰松等,可诱发过敏性结膜炎。需要指出的是,有的患者注射青霉素后,短为1天~2天,长为一周以上,会出现结膜充血,有白色分泌物,不能睁眼,且有刺痒和异物感,需要及时治疗。

引起角膜炎与角膜混浊:角膜是指黑眼珠前面的一层透明的薄膜。将可卡因、丁卡因等局麻药反复滴入眼内或久用疱疹净,可招致过敏性或中毒性角膜炎。长期大量应用氯喹、氯丙嗪、消炎痛、乙胺碘呋酮及维生素D等都可产生促使角膜混浊等副作用。

引起青光眼:不论全身或局部使用皮质激素,都可促使眼压升高,引起青光眼,甚至失明,这与遗传有关系。另外,用阿米替林也可引起急性青光眼。

引起晶状体混浊及白内障:氯丙嗪、三氟拉嗪、白消安、卡马西平、甲硫哒嗪等可致晶状体混浊。长期或大量应用肾上腺皮质激素,可引起晶状体混浊及白内障。甚至连治疗青光眼的毛果芸香碱及毒扁豆碱滴眼液,也可促使晶状体混浊,形成白内障。

引起视神经萎缩:长期大量应用氯霉素,可致视神经萎缩，使视野变小，视力减弱，若同时给予维生素B_6、维生素B_{12}，即可防止这些症状发生。异烟肼每日200毫克~900毫克，应用10天~60天，也可发生视神经萎缩，需给予维生素B_6预防。

引起眼球震颤：是指眼球左右不停地摆动，或上下跳动。大剂量使用安定、利眠宁、巴比妥类与链霉素、多粘菌素及苯妥英钠、卡马西平等都可以引起这种病；除苯巴比妥可致眼球垂直性跳动外，其他均呈水平性摆动。停药后眼球震颤可消失。

引起动眼危象：指两眼突然不可控制向上提，伴肩部颤动。如止吐药灭吐灵与抗精神病药奋乃静、三氟拉嗪都会引起这种反应。

视觉与色觉障碍：久用氯喹，眼前会出现雾蒙蒙的一片，此称“雾视”。但看灯光时，在其周围又有类似虹一样的彩环，称“虹视”。应用抗癫痫药三甲双酮，在亮光下视力模糊，看的东西好像都盖着一层雪似的，称为“昼盲”。应用洋地黄过量时，多数病人视觉朦胧，并看到物体有闪光点和带有黄色、红色、绿色的光辉。口服抗菌素萘啶酸过量时，可见蓝色或紫色甚至漆黑一团（黑朦），短则半小时，长至7小时才会消失。这些都是由于药物直接作用于视网膜细胞的结果。

维生素A对眼睛是有益的，但长期大量服用，效果会适得其反。如出现复视、怕光、震颤，严重时可引起视网膜出血及眼球突出。

另外，联合用药不当对眼睛也会有影响，如用抗结核药异烟肼与利血平、乙胺丁醇配伍，会使眼球发胀，有异物感，怕光、流泪、视物模糊等。

哪些药物会引起口腔疾病？

应用某些药物治病，却会招致口腔疾病，甚至喉部及声带也会受到影响。

影响唾液腺分泌：例如治疗胃和十二指肠溃疡及胆道或输卵管绞痛时，常用的复方颠茄片、硫酸阿托品、溴化普鲁本辛、东莨菪碱、山莨菪碱（654-2）、胃疡平等，会抑制唾液腺的分泌，使病人口中缺乏津液、咽喉部发干，以致咀嚼和吞咽食物感到困难。又如降压药优降宁、盐酸可乐定、盐酸美加明与抗过敏药非那根、敏克静、盐酸苯海拉明及抗结核药异烟肼，治疗支气管哮喘的色甘酸二钠等都可引起口干、咽喉部不适，影响发声。再如，过量服用某些温热性中药，麻黄、细辛、桂枝、苏叶、肉桂、干姜、苍术、苍耳子与石决明、石菖蒲、磁石、人参、红参、鹿茸等都可出现口咽干燥不适和声音嘶哑等副作用。针对口干可用稀释的柠檬酸甘油或抗坏血酸甘油漱口。

毛果芸香碱与新斯的明等，都可促使唾液腺分泌，引起流涎。

酿成牙齿疾患：孕妇在妊娠末3个月，若服用土霉素、四环素，可引起婴儿的牙齿着色，严重者可致使珐琅质缺损和牙齿发育不全。8岁前儿童服用这些药物也可使恒

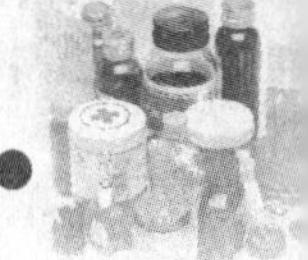

牙着色。速尿、氯喹、氯噻嗪、奎尼丁、甲磺丁脲、别嘌呤醇等可引起天疱疮样牙龈炎。抗癫痫药物苯妥英钠有牙龈增生现象，其发生率为20%，尤以儿童和青年为最多，需注意口腔卫生，防止牙龈炎。另外，凡可导致血小板减少的药物，都可造成牙科手术后出血过多。

腮腺疼痛与舌肿胀：溴苄胺、胍乙啶、苄胍和可乐定、甲基多巴等可引起腮腺疼痛。保泰松、氯丙嗪、胰岛素、华法林、异丙肾上腺素、硫脲嘧啶等可造成类似流行性腮腺炎的症状，即腮腺与舌头肿胀，发生吞咽困难。

诱发口炎和舌炎：四环素类药物可导致口炎、舌炎，口腔周围出现药疹，且咽喉部有刺激感。这种现象与该药属于广谱抗元素，抑制了肠内某些细菌，致使B族维生素缺乏有关。氯丙嗪与丙咪嗪等可增加白色念球菌感染，引起鹅口疮。

抑制上皮细胞增殖：抗癌药氨甲喋呤、氟脲嘧啶、环磷酰胺、更生霉素、阿霉素等应用后，在口、舌、唇、齿龈、颊部、腭部或悬雍垂（小舌头）处的黏膜，往往会发生炎症、红斑，甚至形成溃疡。

味觉改变：有林可霉素、头孢菌素类、链霉素、阿霉素、卡托普利、呋塞米、可的松等。服用降糖灵与灭滴灵等药物，口中会有金属味。

此外，治疗月经过多、子宫肌瘤、功能性子宫出血的甲基睾丸酮、丙酸睾丸酮、苯丙酸诺龙等雄激素和同化激素，若使用不当或剂量过大，可抑制女性脑垂体前叶分泌促性腺激素，使女性出现男性特征，可使喉部有异物感，声调低沉，嗓音嘶哑，不能大声说话。

哪些药物易引起药源性声音嘶哑？

声音嘶哑是临床上常见的一种病症。除某些炎症、声带上长出一些小结或息肉、声带麻痹等原因所引起的以外，有些药物应用不当也可引起声音嘶哑，医学上称之为“药源性声音嘶哑”。

易引起声音嘶哑的常见药物如下：

性激素类药：如甲睾酮、苯丙酸去甲睾丸酮等，这些药使用不当或用量过大，会使女性出现男性化趋向，发生声音低沉、粗糙，招致声音嘶哑等。

抗过敏药：如异丙嗪、苯海拉明、马来酸氯苯那敏等，若用量过大，或用药时间过长，会使唾液分泌减少，从而发生口干，导致声音嘶哑。

抗胆碱类药：如颠茄片、阿托品、山莨菪碱、东莨菪碱、溴丙胺太林等抗胆碱药，具有解痉、止痛、抑制腺体分泌等作用，可用于治疗消化性溃疡、胃炎等，但应用次数过多，则可出现咽喉干燥，从而引起声音嘶哑。

中草药：具有温热性质的中草药麻黄、桂枝、细辛、干姜、苍术、苍耳、鹿茸、人参及某些安神中药，如磁石、石决明等，服用过久，也可引起声音嘶哑。

教师、演员、播音员在使用药物时，要慎防药源性声音嘶哑。

可引起药物性鼻炎的药物有哪些？

许多药物使用不当都可导致药物性鼻炎，表现为间歇性或持续性鼻塞，不同药物引起的鼻塞症状相似，但机制各不相同。

血管收缩剂：鼻腔局部长期使用血管收缩剂如麻黄碱、苯丙胺，尤其是萘甲唑啉（滴鼻净），常可引起药物性鼻炎。该类药物长期使用后，可使鼻腔黏膜失去血管收缩效应，产生继发性血管扩张而造成鼻塞。

抗高血压药：甲基多巴、利血平、胍乙啶，可使副交感神经活动增强而致鼻充血阻塞；依那普利为血管紧张素转化酶抑制剂，可引起明显鼻塞；肼屈嗪引起的药物性鼻炎可能与变态反应有关。

胆碱酯酶抑制剂：新斯的明、加兰他敏等使外周血管扩张、腺体分泌增加，从而发生鼻塞。

α-肾上腺素受体阻滞药：酚妥拉明、妥拉苏林、麦角胺等可扩张外周血管而致鼻塞。

镇静药：氯丙嗪、奋乃静、溴化物等可造成鼻腔黏膜充血肿胀。

口服避孕药：炔诺酮、甲地孕酮，可引起鼻黏膜鳞状上皮化生，黏膜固有层腺体增生，而致慢性肥厚性鼻炎。

下列药物可引起变态反应性鼻炎：肝素、胰岛素、疫苗、某些动物血清制剂、磺胺类、青霉素类、头孢菌素类、阿司匹林、氨基糖苷类等。

药物性鼻炎一般预后较好，停药后多数患者病状可以逐渐恢复或缓解，个别患者可辅以药物治疗。

可引起关节痛和关节炎的药物有哪些？

药源性关节痛和关节炎可能主要与过敏或中毒反应有关。可引起关节痛和关节炎的药物有：异种血清，疫苗，结核菌素，肝素，胰岛素，青霉素，链霉素，氯霉素，四环素，磺胺类药，呋喃妥因，保泰松，羟基保泰松，巴比妥类，氯丙嗪，苯妥英钠，甲硫氧嘧啶，丙硫氧嘧啶，卡比马唑，甲硫咪唑，碘，溴、汞制剂，铋、砷制剂，异烟肼，对氨基水杨酸钠，普罗卡因，奎尼丁，洋地黄，酚苄明，脱氧核糖核酸酶，甲麦角新碱，硫唑嘌呤，长春新碱，西咪替丁，奎诺龙，普拉洛尔，美托洛尔，卡托普利，氯芬那酸，克林霉

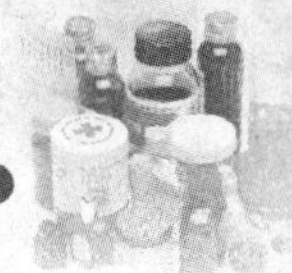

素，葡聚糖酸铁等。

哪些药物会引起性功能障碍?

据统计，在200种最常用的药物中，就有15%对性功能产生不良影响，甚至波及生育，因此越来越引起人们的关注。

镇静催眠药：巴比妥类，如鲁米那、阿米妥、速可眠等，若久用极易形成耐受性和成瘾性，对大脑中的性分辨能力及垂体促性腺激素的释放，均有抑制作用，使男病人出现性欲减退、阳痿或性高潮丧失。安定、安宁、利眠宁为镇静剂，一般用于治疗焦虑性神经官能症，且有松弛肌肉作用。如果服用较大的剂量，则会抑制雄性激素的分泌，引起阳痿。

抗精神失常药：氯丙嗪也具有安定镇静作用，若每日用量达400毫克，即会出现阳痿症状。它主要作用于下丘脑，使血液中的催乳素增加，并抑制促性腺激素的分泌，久用还会使睾丸缩小。氟哌啶醇长期应用，会造成部分男病人发生阳痿。

降血压药：这类药物与性欲减退、性高潮丧失及阳痿等性功能障碍，关系最为密切。其原因主要在于使用药物降低血压以后，一方面直接减少了对阴茎的供血量；另一方面由于心脏搏出的血液量减少，致使抵达阴茎的动脉血液量也相应不足。再则降血压药对交感神经与副交感神经都有一定影响。

胍乙啶具有较强而持久的降血压作用，当每日剂量在25毫克以上时，多数男病人会出现阳痿、不能射精或射精延迟。

利血平对中枢神经具有较强的镇静安定作用，又有引起抑郁的副作用，即使剂量较小，多数男病人也会降低性欲，引起阳痿。美加明口服吸收好，疗效持久，但对副交感神经有抑制作用，可引起阳痿。可乐定(氯压定)有的男病人服用后可发生性欲减退或阳痿。甲基多巴每日用量小于1克，服用后有些男子可出现性欲减退或阳痿，有些女子可发生性兴奋减弱。当每日剂量增多至2克时，男性则有射精延迟，女性则会发生性高潮丧失。肼苯哒嗪服用常规剂量不会引起性功能障碍，但每日用量超过200毫克时，有些男病人会出现性欲减退，有阳痿现象。哌唑嗪为较新的降血压药之一，但能使部分男女病人发生性功能障碍。

治心脏病药：洋地黄类强心药可引起阳痿。据分析，可能与它们会降低血循环中的睾丸酮有关。心得安主要用于治疗多种原因引起的心律紊乱，但对高血压也有一定的疗效。由于降血压时，血管张力下降和血容量减少，致使对阴茎的供血量不足，而诱发阳痿。

利尿药：安体舒通可引起男性病人性欲减退和阳痿，主要是由于该药能导致雄性激素（睾丸酮）水平降低的缘故。利尿酸和速尿都可诱发低血钾症，使血管平滑肌的收缩力减弱，导致对阴茎的供血量减少而发生阳痿，但只要补充钾盐即可迅速改观。氯噻嗪类利尿药尚能直接使血管平滑肌松弛，常用于治疗高血压，但长期服用因供血量不足，也会使男性发生阳痿。

激素类：雄性激素如甲基睾丸酮、丙酸睾丸酮等，主要用于治疗男子睾丸机能不足，但长期大量使用，可因抑制垂体前叶的分泌而导致睾丸萎缩，精子生成显著减少。

雌性激素如雌二醇、炔雌醇等，主要用于治疗子宫、卵巢发育功能不全。若用于男性治疗前列腺癌，即可迅速使患者性欲减退或消失，同时能导致阳痿和精子缺乏症，原因是睾丸酮生成受到抑制的缘故。

强的松每日剂量达30毫克时，可抑制精子的生成，其机理尚不明了。

抗过敏药：非那根、扑尔敏、安其敏、苯海拉明等广泛用于治疗过敏性疾病，但可抑制垂体促性腺激素的分泌，而使男、女患者的性欲减退，还可使女子阴道的润滑性显著降低。

胃肠解痉药：阿托品、东莨菪碱、山莨菪碱（654-2）及普鲁本辛等，主要用于胃肠道痉挛，因为这些药物能抑制副交感神经系统，使阴茎不能反射性地充血而发生阳痿。女性则因为阴道的润滑性减退，而造成性兴奋障碍。

其他：用于菌痢、肠炎的痢特灵（呋喃唑酮）；抗焦虑药闷可乐、苯乙肼；抗癌药甲苄肼等，都可使脑和其他组织中的多巴胺和去甲肾上腺素水平迅速增高，而睾丸酮的生成量减少，致使性功能低下，发生阳痿，甚而导致射精困难或延迟。

一般药物性阳痿，在停药1个月~2个月后多能恢复。

可增强男性性功能的非性激素类药物有哪些？

有些非性激素类药物通过不同的作用机制，可增强男性性功能。

西地那非：又名伟哥，为5型磷酸二酯酶（PDE_5）的选择性抑制剂。20世纪90年代发现，该药对阴茎有很强的勃起功能，能使阴茎内环磷酸鸟苷（cGMP）浓度增加，致使阴茎平滑肌舒张，血流增加，而产生及维持阴茎勃起。现已开发为新一代的治疗男性性功能障碍的药物，临床上用于治疗器质性、功能性及混合性的男性性功能障碍，有效率为40%~90%。该药不良反应较轻，常见的有头痛、面红、恶心、呕吐、鼻塞、一过性视觉变化等。65岁以上的老人及患有心、脑血管疾病的患者应慎用。

育享宾：为一种生物碱，能选择性地阻断神经节突触前α_2-肾上腺素能受体，使血管平滑肌舒张，扩张阴茎动脉，增加阴茎海绵窦的血流量，使阴茎充分勃起。用于治疗精神性、神经性、血管性及糖尿病性阳痿，总有效率达83.9%。不良反应较少，偶有轻微头痛、头晕、皮肤潮红等。

唐代医学家孙思邈说:“夫病为医者,必须先洞晓病源,知其所犯,以食治之,食疗不愈,然后命药。”

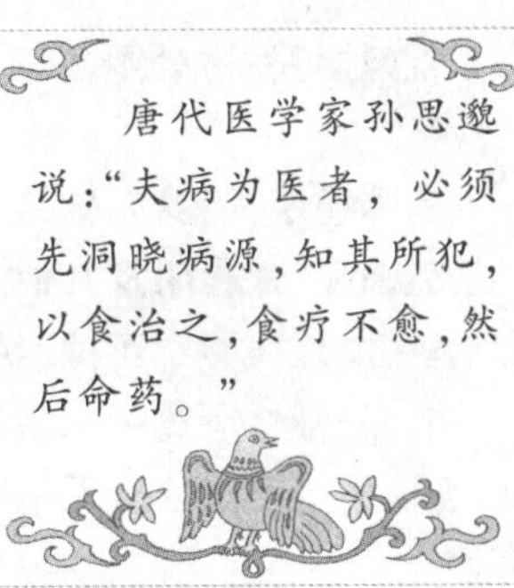

麻黄碱:能直接激动α及β-受体,呈现α和β-受体效应。麻黄素口服,中枢兴奋作用显著、持久,对性功能有一定促进作用。

士的宁:能选择性地提高脊髓的兴奋功能,而且提高脊髓的反射应激性,使反射时间缩短,神经冲动易传导,并增加骨骼肌的紧张度,从而增加勃起,兴奋中枢,其次对大脑皮质的视听分析器也有一定的兴奋作用,从而提高对性的敏感度。

左旋多巴:对男性和女性均可增加性乐趣或性活动。这是由于左旋多巴可以激活脑内多巴胺系统,使脑内多巴胺水平提高所致。左旋多巴每天5克,可明显增强性欲和性幻想。应在医生指导下使用。

优麦克斯:为多巴胺激动剂,可增加多巴胺在脑内的活动,使多巴胺能神经细胞对生理及药物刺激获得充分的敏感性,并纠正老年患者减退的多巴胺功能,专家认为是一种较安全的,尤其适合于老年患者的一种催欲剂。

酚妥拉明:为α-受体阻滞剂,能扩张周围血管,增加阴茎动脉的血流量而增加阴茎勃起强度。

前列腺素E_1:该药为前列腺素中最强的血管平滑剂松弛剂,它不仅能直接作用于阴茎海绵体血管平滑肌,而且可以拮抗去甲肾上腺素的作用,改善阴茎微循环。该药见效快、消失也快,极少引起阴茎海绵体纤维化和异常勃起反应。但易引起阴茎疼痛。

硝酸甘油:有良好的血管扩张作用,可以外用治疗血管性阳痿,获得较好效果。

能引起不育症的药物有哪些?

下列药物长期或大剂量使用可引起不育症:

抗肿瘤药物:丙卡巴肼和烷化剂,如苯丁酸氮芥、环磷酰胺及氮芥对生精上皮的毒性作用较强,可致无精子症。长春花碱、阿糖胞苷及顺铂对生殖上皮可能有毒性作用,而氨甲喋呤、氟脲嘧啶、长春新碱和博来霉素则对其无毒性作用。

抗菌药:呋喃妥因可引起一过性精子数目减少,柳氮磺胺吡啶长期应用常可引起精子减少和不育症,氨苯砜亦可致不育症。

抗惊厥药:使用此类药物可出现精子形态与活动异常,生殖功能受抑。

性激素:大剂量睾酮及其他雄性激素制剂可通过抑制垂体促性腺激素的分泌,导致少精子症,雌激素和孕激素亦可抑制精子功能,产生可逆性不育症。

抗风湿药:雷公藤多苷可致精子数目减少、活力下降或无精症,秋水仙碱可致精子缺乏。

西咪替丁:因具有抗雄激素作用,可致精子密度下降。

氯丙嗪、米帕明及其他三环类抗抑郁药、利多卡因和某些β-肾上腺素能受体拮抗剂:在体外实验中可抑制精子活力。

乙醇:慢性酒精中毒者常伴性腺功能衰竭,促性腺激素分泌受抑制,睾丸显著萎缩,表现为少精子症或无精子症,性功能障碍。

可引起溢乳的药物有哪些?

有些药物在治疗中可使男女乳房发育,出现乳房胀痛,轻度溢乳,常见的引起溢乳的药物有:

胃复安、吗丁啉、氯丙嗪、舒必利、硫必利、西咪替丁、螺内酯、碱式碳酸铋、异烟肼、黄体酮、利血平、甲基多巴、阿米替林、氯贝丁酯等。

使用上述药物时,应掌握适应证,剂量不宜过大,服用时间不能过长,发现溢乳,及时停药。

哪些药物可以引起药物性营养不良?

药物性营养不良常见于老年人。有些药物作用于胃肠道,阻碍了消化吸收的正常功能,造成脂肪性腹泻、蛋白质丢失、维生素缺乏、水盐代谢失常等,如新霉素、对氨基水杨酸钠等,可引起维生素B_{12}吸收不良,从而导致巨细胞性贫血。新霉素还可使肠道内脂肪和钾、钠、磷等元素的排泄增加。四环素、阿司匹林等可使维生素C从尿中排泄增加。长期服用磺胺类药及某些广谱抗生素会抑制肠道内正常菌群的生长,而导致维生素K和维生素B的缺乏。石蜡油可影响胡萝卜素及维生素A、D、K的吸收。卡那霉素、粘菌素、杆菌肽等可致肠道吸收不良而发生腹泻。

吲哚美辛(消炎痛)、保泰松等解热镇痛药可引起胃肠道黏膜糜烂、浅表性溃疡而致出血。长期大量使用泼尼松等肾上腺皮质激素,可促使胃酸和胃蛋白酶分泌,引起类固醇性溃疡。口服红霉素、四环素等可引起胃肠道出血或使原有溃疡症状加重。利血平、氯化钾、胍乙啶等可使胃肠道出血或使原有溃疡症状加重,从而影响机体对营养素的消化吸收。

一些药物可损害肝脏细胞,影响营养性物质在体内的代谢和利用,产生营养不良。如长期使用洋地黄后易导致肝脏蓄积药物残毒而致慢性中毒。抗癫痫药苯妥英钠或苯巴比妥可破坏维生素D的代谢，干扰钙的吸收利用，而引起维生素D缺乏症或骨质软化症。四环素、肾上腺皮质激素及某些抗肿瘤药物可抑制肝脏合成蛋白质的功能而引起脂肪肝。异烟肼、利福平等容易直接损害肝脏而引起胆汁郁积性黄疸。

此外，还有一些药物可干扰体内其他物质的合成及体内微量元素的动态平衡而引起营养不良症，如双氢克尿噻能促进钾、镁、锌的排泄。抗酸药氢氧化铝可与食物中的磷酸根结合生成不能吸收的磷酸盐，长期服用这类药物者易出现磷缺乏症，骨骼疼痛甚至发生骨软化症，有的还易发生低血磷、低血镁以至惊厥。

因此，当你出现消瘦或营养不良症状时，不妨到医院查查。

可能致癌的药物有哪些?

国际抗癌联盟(IARC)认为：人类癌症80%~90%与环境因素有关，其中主要是化学因素，约占90%以上。药物因素也是化学因素之一。据统计，药物引起的肿瘤大约占1%左右。对人有致癌作用的药物包括抗肿瘤药、激素、免疫抑制剂、解热镇痛药、抗惊厥药等。国际抗癌联盟的专家组1987年对628种化学物质与人类癌症关系进行再评价，其中与癌症有关的医学类化学物质如下：

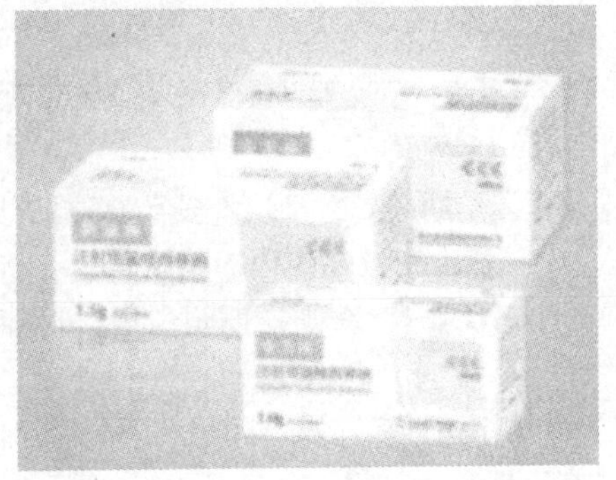

确定的致癌药物(指对人类致癌性证据充分者)：含非那西丁的镇痛药、硫唑嘌呤、白消安、苯丁酸氮芥、环磷酰胺、己烯雌酚、美法仑、氮芥+长春新碱+丙卡巴肼+泼尼松联合化疗方案、雌激素替代疗法、非甾体雌激素类、联合口服避孕药、序贯口服避孕药、司莫司汀(甲环亚硝脲)。

可疑致癌药物(指人类致癌性证据有限、实验动物致癌性证据充分者)：阿霉素、雄(同化)激素、顺铂、甲醛、洛莫司汀、5-甲氧补骨脂素、氮芥、非那西丁、盐酸丙卡巴肼、塞替哌。

可能致癌药物(指人类致癌性证据有限、实验动物致癌性证据并不充分；或人类致癌性证据不足，实验动物致癌性证据充分者)：乙酰胺、博来霉素、氯霉素、达卡嗪、柔红霉素、灰黄霉素、间羟胺、甲硫氧嘧啶、甲硝唑、丝裂霉素C、苯巴比妥、盐酸酚苄明、苯妥英钠、溴化钾、孕激素、丙硫氧嘧啶、乌拉莫司汀(乌拉氮价)。

药物诱发肿瘤的问题，已引起人们重视。当某些慢性病毒要长期用药治疗时，医者、病人都应权衡用药利弊，警惕药物可能诱发的肿瘤。

引起药物热的药物有哪些？

应用药物后引起发热，称为药物热。可引起药物热的药物以抗生素较为多见，如新生霉素、青霉素、头孢菌素类、万古霉素、两性霉素B、四环素族、链霉素、庆大霉素、卡那霉素、磺胺类、异烟肼、利福平等均可引起药物热。引起药物热的原因，可能与药物本身的毒性或其中所含的杂质有关，而不一定属于过敏反应。

另外，一些免疫调节剂如卡介苗、胸腺素、白细胞介素、干扰素、转移因子、人血球蛋白等，均可引起药物热，而且发生率较高。其他还有阿司匹林、保泰松、水杨酸钠、巴比妥类、甲基多巴、苯妥英钠、奎尼丁、阿托品、氯丙嗪、抗组胺药、西咪替丁等。

药物热一般无需特殊治疗，及时停用致热药物是最简便、最有效的治疗措施。病情严重者可适当使用糖皮质激素类药物。

可能有致畸作用的药物有哪些？

怀孕期间妇女使用许多药物对胎儿有致畸作用。

1.**肯定有致畸作用的药物有：**

巴比妥类：在妊娠期间用药，可引起先天性心脏病、无脑、四肢畸形、唇裂、腭裂等。

氯丙嗪：在妊娠期间用药，可引起脑发育不良、脑积水、小头畸形、无脑、腭裂、尿道下裂等。

奋乃静：在妊娠期间用药，可引起脑发育不良、脑积水、小头畸形、腭裂、尿道下裂等。

乙醚：在妊娠期间用药，可引起流产、婴儿发育不全。

苯妥英钠、扑米酮：在妊娠期间用药，可引起四肢畸形、先天性心脏病、智能低下。

三甲双酮：在妊娠期间用药，可引起面部异常、心血管和生殖器缺陷，智能低下、膈疝、腹股沟疝等。

非那西丁：在妊娠期间用药，可引起小头畸形、流产、死胎、足畸形、肾畸形、先天性心脏病。

阿司匹林：在妊娠期间用药，可引起流产、死胎、唇裂。

水杨酸钠：在妊娠期间用药，可引起流产、死胎、足畸形、肾畸形、先天性心脏病。

己烯雌酚：在妊娠早期用药，可引起生殖系统畸形、心血管缺损、眼畸形、牙畸型、先天愚形。

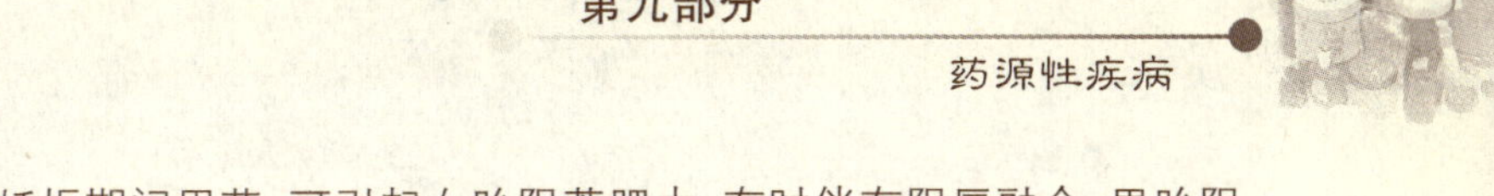

甲羟孕酮：在妊娠期间用药，可引起女胎阴蒂肥大，有时伴有阴唇融合；男胎阴茎短小、尿道下裂。

睾酮：在妊娠期间用药，可引起两性畸形、脑积水。

炔诺酮：在妊娠期间用药，可引起女性男性化。

醋酸可的松：在妊娠早期用药，可引起早产、死胎、腭裂、并指、无脑畸形、先天性白内障。

氨基喋呤：在妊娠期间用药，可引起流产、无脑、脑积水、腭裂。

环磷酰胺：在妊娠期间用药，可引起腭裂、扁平鼻、缺趾、脐疝、肛门闭锁、直肠阴道瘘等。

四环素：在妊娠早期用药，可引起尿道下裂、足畸形、唇裂。在妊娠期间用药，可引起肢体发育不全、腹股沟疝、牙釉质发育不良。

土霉素：在妊娠期间用药，可引起腹股沟疝。

链霉素：在妊娠期间用药，可引起听力障碍、四肢畸形。

氯霉素：在妊娠早期用药，可引起唇裂；在妊娠期间用药，可引起血小板减少、灰婴综合征。

他巴唑：在妊娠期间用药，可引起甲状腺肿大、精神发育迟缓。

2.**可能有致畸作用的药物有：**

氟哌啶醇：在妊娠早期用药，可能引起严重的肢体畸形。

安定：在妊娠早期用药，可能引起唇裂、腭裂、腹股沟疝。

利眠宁：在妊娠早期用药，可能引起先天性畸胎。

卡马西平：在妊娠期间用药，可能引起小头畸形，睑裂上斜、先天性心脏病。

安乃近：在妊娠早期用药，可能引起畸胎瘤、脊柱裂。

苯丙胺：在妊娠期间用药，可能引起心脏缺损、大血管错位、唇裂、足畸形。

口服避孕药：在妊娠早期用药，可能引起先天性心脏病。

醋酸泼尼松：在妊娠早期用药，可能引起并指、尖头畸形。

卡那霉素：在妊娠期间用药，可能引起听力及肾损伤。

扑尔敏：在妊娠期间用药，可能引起面部畸形。

其他：可能有致畸作用的药物有：氟脲嘧啶、秋水仙碱、磺胺药、利福平、病毒唑、对氨基水杨酸钠、青霉胺、乘晕宁、大剂量维生素等。

为了防止药物诱发畸胎，在妊娠头3个月应尽可能避免服用药物，尤其是已确定或怀疑有致畸作用的药物。

可引起儿童生长发育障碍的药物有哪些?

有些药物可引起幼儿及儿童的生长发育障碍,这些药物主要有:

肾上腺皮质激素:长期使用肾上腺皮质激素治疗的儿童,由于皮质激素抑制垂体生长激素分泌,降低外周组织对激素的敏感性,最终导致身高发育迟缓。

四环素:由于四环素对钙的高亲和力而很快被结合入成长骨中。此药可沉积在胎儿、新生儿、儿童的生长骨及牙齿中。剂量达7毫克~25毫克,可使40%的患者生长发育受抑制。

中枢神经系统兴奋药:治疗小儿多动症常用哌醋甲酯、苯丙胺、匹莫林等药物,可引起生长发育迟缓,其程度与用药的剂量及时间有相关性。

铅:铅对婴儿、儿童的生长发育有害。

其他药物:维生素A可造成骨骼过早的闭合,因而抑制生长;雄激素可造成骨骼早闭,导致早熟性发育停止;水杨酸盐的治疗剂量可造成大鼠体重和胫骨发育障碍。

什么是"菌群失调症"?

人在正常情况下,在口腔、呼吸道、肠道、泌尿道等处,寄生着各种各样的细菌和霉菌,其中有的是"常住户",也有的是"过路客",它们之间既有相互斗争,又相互依赖,保持着相对的平衡。若长期使用四环素、土霉素、氯霉素等广谱抗生素,体内腔道中的敏感菌会被杀灭或抑制,以致那些具有耐药性的病菌和霉菌失去了其他寄生菌的制约,而乘机大量繁殖起来;同时外来细菌中也会乘虚而入,尤其在人体抵抗力减弱的情况下,兴风作浪造成新的病患。这在医学上称为"菌群失调症"、"二重感染"。即发生于抗菌药物使用过程中的新感染。轻者如鹅口疮,重者如呼吸道炎、乳腺炎、心内膜炎、霉菌性肺炎及葡萄球菌性肠炎、败血症等。这些病人大都出现在用药后4个月~6个月,老年人与幼儿最易发生,而且非常顽固,难以控制,死亡率很高,应引起大家重视。另外,体质衰弱、抵抗力低的患者、合并使用肾上腺皮质激素、抗代谢或抗肿瘤药物时也容易诱发"菌群失调症"。

我们要避免滥用抗生素,合理控制使用抗生素的剂量和时间,密切注意病情变化。

什么是"中药性肾病"?

中药引起的肾脏损害,称为中药性肾病。主要是由于滥用、超量、长期使用,或轻

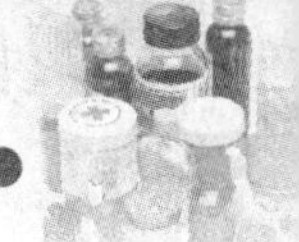

信偏方、验方、秘方所致。

可以引起中药性肾病的主要有:

植物类中药:木通、厚朴、防己、泽泻、柴胡、草乌、芫花、甘遂、巴豆、芦荟、苦参、雷公藤、益母草、使君子、苦楝皮、苍耳子、牵牛子、马兜铃、天花粉、大青叶、山慈姑、千里光、夹竹桃、补骨脂、胖大海、土贝母、千年健、钩藤、昆明山海棠、曼陀罗花、望江子、威灵仙、商陆、大戟等。

动物类中药:鱼胆、蛇胆、斑蝥、蜈蚣、海马、红娘子。

矿物类中药:含砷类(如雄黄、砒霜、砒石、红矾)、含汞类(朱砂、轻粉、升汞)、含铅类等。

中成药会引起药源性疾病吗?

很多人认为"中成药比西药安全,既不过敏,又无毒性,有病治病、无病防病"。其实,这是一种错误的理解。中成药使用不当,与西药一样有毒副作用,会引起药源性疾病。

六神丸:为消肿解毒药,常用于治疗急性扁桃体炎、咽炎、痈疽疮疖等症。除孕妇禁用外,体质虚弱者也应慎用。该药含有蟾酥等有毒成分,切勿滥用。有的人用后可引起皮肤奇痒、烦躁不安、恶心呕吐、面色苍白、喘气胸闷、心律不齐、全身发麻、嗜睡昏迷等。

牛黄解毒片:用于治疗咽炎、急性扁桃体炎、口腔溃疡、齿龈炎、疖肿等。孕妇忌用。有的服用后,出现口腔黏膜溃疡、鼻出血、头晕等。

金匮肾气丸:常用于治疗腰酸腿软、烦渴不眠、小便不利等。但有的人服用会出现皮疹、恶心、腹痛、腹泻、浮肿、头痛、血压上升等。

小活络丹:用于治疗肩周炎、腰部扭伤。有的人服后出现胸闷、呼吸困难、皮肤剧痒等。究其原因,可能与组方中地龙(蚯蚓)所含的动物性蛋白致敏有关。

云南白药:有止血祛淤的治疗作用。但超量服用,会发生中毒,表现为头痛、心慌、呕吐、四肢麻木、低血压、心律失常等。

三仙丹、安宫丸、朱砂安神丸、参茸卫生丸等:含有朱砂,久服会导致汞中毒。

哪些药物可能影响临床检验结果?

有些药物可引起人体生理、生化和病变,从而影响临床检验结果,造成假阳性、假阴性,引起诊断错误。

影响血脂检验结果的药物:如维生素AD、口服避孕药、睾丸素、蛋白质同化激素、糖皮质激素、速尿等，可使胆固醇检验值升高。而甲状腺素、对氨基水杨酸钠、卡那霉素、维生素C则可使胆固醇的检验值降低。

影响尿液检验结果的药物:如青霉素、头孢类、磺胺类、维生素C等，可使尿糖检验假阳性。庆大霉素、卡那霉素、氨苄西林、磺胺类、呋喃妥英等，可使尿蛋白出现阳性。

影响血沉检验结果的药物:阿司匹林可使血沉降低。右旋糖酐、球蛋白制剂、维生素A、双香豆素等，可使血沉检验值升高。

影响肝功能检验结果的药物:利福平、异烟肼、水杨酸类、消炎痛、保泰松、四环素、红霉素等可使肝功能检验(血胆红素、尿胆素、BSP试验)值升高。

影响血尿酸检验结果的药物:利尿酸、氢氯噻嗪、呋塞米、螺内酯、乙酰唑胺、普萘洛尔、维生素C、烟酸等可使血尿酸检验值升高。丙磺舒、别嘌醇、氯丙嗪、泼尼松等可使尿酸检验值降低。

影响粪便隐血试验的药物:硼酸、秋水仙碱、碘等药物可使粪便隐血试验(联苯胺、愈创木酚法)呈假阳性;大量维生素C可使其呈假阴性。

影响尿液颜色的药物:维生素B_2可使尿液变成黄色。口服酚酞药物后，约15%被吸收，且主要由尿排出，如果尿液呈碱性时，尿液变红色。呋喃妥英可使尿液呈棕色。呋喃唑酮(痢特灵)可使尿液呈橙棕色。利福平口服后在肝脏分解成乙酚基代谢物，呈橙红色，可使尿液以及粪便、痰液、泪液、汗液呈橙红色。长期大量使用消炎痛，对肝脏造成损害时，会引起绿胆素血症，使尿液呈绿色。

引起粪便变色的药物:抗酸剂(氢氧化铝等)、钡剂，可使粪便呈白色或有斑点。含铋制剂如枸橼酸铋钾，可使粪便呈绿黑色或灰黑色。消炎痛、蒽醌类，可使粪便呈绿色。活性炭、亚铁盐，可使粪便呈黑色。利福平、扑蛲灵可使粪便呈橙红色或红色。保泰松、阿司匹林及其他解热镇痛抗炎药，可引起胃肠出血，也可导致粪便呈粉红色或黑色。

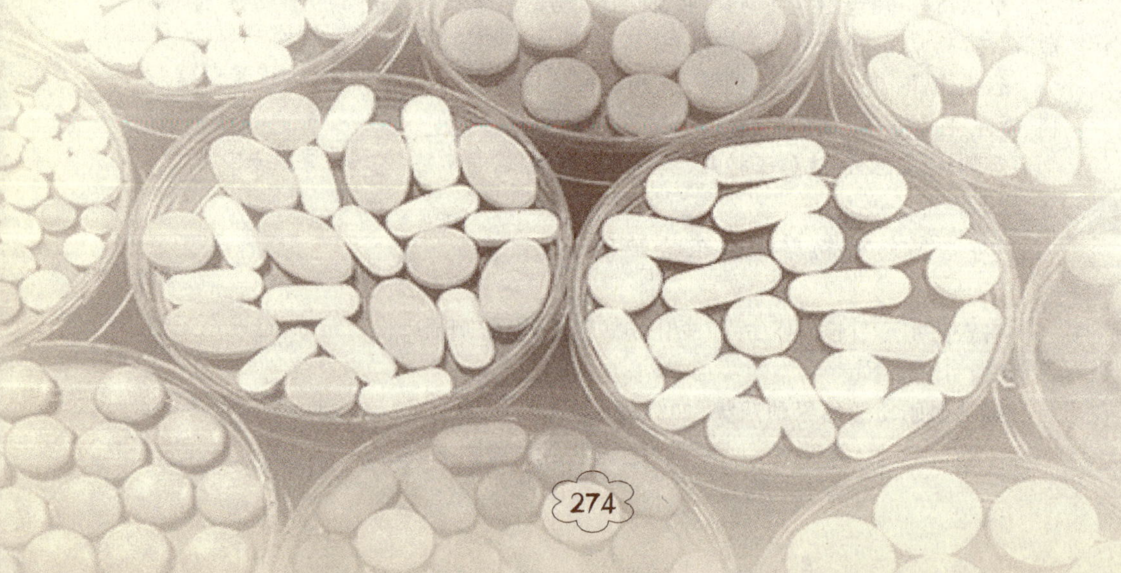

第十部分

合理进补

合理进补就是根据个人的体质,缺什么补什么,运用中药来调理人体气血阴阳及脏腑功能,达到有病治病,无病防病强身的作用。

不同季节如何进行药补?

总的来说,春夏之季应注意保养阳气,不宜进补温热之品,否则会使阳气更旺,汗出更多,反而损耗元气,秋冬之季,应注意保养阴液,不宜进补凉性之品,否则易伤阳气。

春季:一般来说,春季不宜进补,更不宜大剂量药补。食用芡实粥可以益精气、强智力、灵耳目;食用地黄粥可以补虚;食用淮山药粥可以补肺肾、固肠胃;食用防风粥可以去四肢风;食用茯苓粥可以健脾安神。

夏季:药补以益气养阴为原则。可选择西洋参、太子参、沙参、黄芪、茯苓、麦冬、王竹、石斛、地骨皮、黄精等。西洋参可用开水泡服;鲜石斛可煎汤代茶;气阴亏虚的,可用黄芪、白术、白扁豆各10克煎汤代茶饮用。

秋季:秋季需防燥,如食用由麦冬、天冬、沙参、枸杞子等中药制成的药膳,可滋阴润燥、生津补液。

冬季:冬季适宜药补,可服用温热之物,如鹿茸等;身体阴亏者,可服用养阴滋液之品,如阿胶等。

为什么一般要在冬令进补?

人们往往习惯于冬令进补,因为冬季气候严寒,自然界的动植物均处于收藏蛰伏的状态。中医认为,一到冬三月,人也同样应顺着自然界的变化,进入养精蓄锐的大好时期,这时人的皮肤肌腠比较致密,汗出得较少,摄入的营养物质也容易贮藏起来,况且在冬令季节里,人的食欲也比较旺盛,所以这时进补正是最好的时节,冬至以后尤为相宜。

补一般是针对“虚”来说的,老年人多以肾虚为主,所以补肾尤其重要。但冬令进补包含着“预防”的意思,即通过进补,预防疾病的发生,以达到养生健体的目的,正像中医古籍《内经》所说:“故藏于精者,春不病温”,也就是说至冬令通过进补,能使“精气”储存于体内,到春天就不会患温病了(是发热病的一种)。反之,如果不能做到这一点,那就会“冬不藏精,春必病温”。这正是中医“治未病”,也即预防为主思想的体现。

冬令进补习惯上以膏滋为主,因为膏滋是经药液高度浓缩而成,体积小,服用方便,又便于长时间服用。由于膏滋多由滋补药组成,天热容易变质,在冬季却便于保存,这也是冬季进补的原因之一。

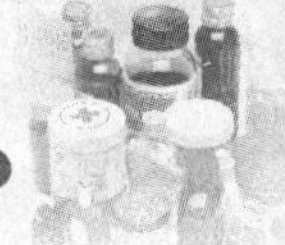

什么叫冬病夏治?

冬病夏治是夏令季节进补的一种形式。什么叫冬病夏治呢?所谓冬病夏治是指某些慢性疾患,例如慢性支气管炎、支气管哮喘等疾病,一到冬令往往反复发作,继而感染,有的“老慢支”发作相当厉害,甚至整个冬季都不得安宁。中医认为,这时的主要矛盾是邪盛(“邪”是致病因子),应该以祛邪为主,虽有正气虚弱的一面,但如单一进补,反而有使“邪”气留恋不去的弊端。因此,这时不太主张进补,即使进补也只能小补,或者在疾病稍有缓解之时,可以进服一些补药,也可与祛邪之药同用,这叫做“标本同治”。由于这些疾病到了夏季,往往多可缓解,这时予以进补,正是大好时机,患者应该珍惜这段时间,抓紧时间进补,大有好处。通过进补可改善体质,以减轻冬令疾病的发作。如能坚持不懈,长此以往,能达到减轻发作或延缓发作甚至治愈的目的,这就叫做冬病夏治。当然在进补时还得根据中医辨证,分清阴阳、寒热、虚实,以及所属脏腑,而后选择一些对自己适宜的补品。

儿童、中老年人怎样进行药补?

儿童:中医认为,儿童为稚阴阳之体,脏腑娇嫩,易患消化不良、腹泻、咳嗽、咯痰、发热等消化系统和呼吸系统疾病,所以宜健脾益肾补肺,但不宜药补而宜食补,还可食用一些既是食物又是药物之类的补品,如茯苓、山药、红枣、莲子、扁豆、蜂蜜等。

中年人:中年人的身体往往无明显的虚象,只是脏腑的某些功能出现了不协调现象,所以主要是进行调理,尤其要注意膳食平衡、营养全面。若有明显的虚症可有针对性地加以处治。

老年人:老年人以脾虚、肾虚最为明显,又常患有这种或那种疾病,是药补的重点人群,除对症而为以外,特别要避免对所患疾病产生不利影响。

此外,南方人体质薄弱,用药宜轻灵,以清补为主;北方人体质刚强,用药宜峻重,以温补为主。

如何自己制作膏滋药?

膏滋是内服药煎膏,是用中药加水煎煮后去渣取汁,然后浓缩成膏状的一种剂型。膏滋药除了市面上有出售的现成补膏外,大多数是根据每个人的具体情况临时配制的,这样就要求在医生的指导下进行。医生通过详细询问病情,然后辨证处方。为了使开出来的药更有针对性,达到既可以治病,又可以进补的目的,第一次就诊时可先开一些“引路药”作为试探,观察其服用后有何反应;第二次就诊时就可在“引路药”的基础上予以适当调整，然后开出膏滋处方。

膏滋药的效用是以滋补为主，但也有治疗疾病的作用，它的制作过程如下：

煎熬药材：先将药材放在砂锅中，加水浸泡数小时，水量以高出药面为宜，然后以武(旺)火煮沸后，再以文(小)火煎煮，保持慢沸状态，约8小时～10小时，并及时搅拌和补充水，以免烧干烧焦，倒出煎出液，过滤取出余液，将余液和煎出液合并。药渣再加适量水，以同样方法重复煎2次(共3次)，再煎时可适当缩短煎煮时间。在煎煮时要随时当心药液溢出，最后将药渣倒掉。

浓缩收膏：将上面滤出的药液加在一起继续煎煮，让其蒸发，浓缩成稠膏状。在蒸发过程中，火力要逐渐减少，并以汤匙或搅棒经常搅动。然后加入规定量的蜂蜜、冰糖或蔗糖、阿胶等，并不时搅拌，使其均匀混合，且可防止沉底或烧焦，再继续以文火加热煎沸，待其冷却，再除去表面的泡沫，然后装入消毒干燥的玻璃瓶内，密封待用。

配制好的膏滋以放置阴暗处为宜。每天清晨空腹或夜间以膏滋2匙，温开水冲服。膏滋用蜂蜜、冰糖、蔗糖或阿胶等物配制，不但味美可口，而且亦有补益作用。但这些辅料亦要根据每个病人的具体情况加以选用，切不可乱用。

为什么舌苔厚腻的人不宜进补?

舌苔厚腻属于一种病理表现。它主要表现是舌苔较厚，舌面上覆盖着一层粘腻物，尤如涂了一层糨糊，其颗粒细腻，紧贴舌面揩之不脱，刮之难去。腻苔的出现，一般显示此人内有痰湿，或胃肠有食物积滞不化，表示脾胃有消化吸收功能障碍。

中医补法的运用，主要是针对正气不足的虚症，选用有补益作用的药物，以恢复和改善脏腑的功能。一般的补药大多比较滋腻，易于壅中滞气呆胃，因此，在服用补药时，首先要注意患者的脾胃运化功能。只有脾胃功能正常，补药才能被吸收，发挥补益的作用。如果脾胃的运化功能较差，可适当加入理气醒脾之品，以增强脾胃的消化吸收能力，达到补而不滞的目的。所以，一般来讲，舌苔厚腻的人是不宜服用补药的。若身体明显虚弱，必须先服化湿、消滞之药后，待积滞、水湿之邪化净，舌苔不腻，脾胃功能正常后，方能进补。同时，在选用补药时，亦能注意药物的配伍，以防出现壅滞。

服补药后出现不舒服等副作用怎么办?

有的人服了补药后，非但没有疗效，反而出现了许多不舒服的感觉，比如头晕头痛、胸闷、腹胀、胃口不好、烦躁失眠、上火、口干口苦、恶心等症状。那么，这些副作用是怎么会发生的呢?出现了这些不舒服的感觉后又该怎么办呢?

首先，在进补过程中，如果出现这些不舒服的感觉，应先查核一下所服补药的品

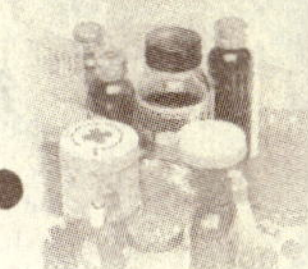

种或用量上是否适合自己的体质情况。由于个人的体质差异、病情的演变、正邪斗争的结果，使得情况有些变化，而补药使用不当，反会有害无益。比如，当有感冒，或发高热、腹泻情况，中医认为有“实邪”，此时服用补药，往往会使病情加重。再如，阳亢或火旺体质的人再服用温热助阳的药，就等于火上加油；如果阴盛虚寒体质的人服养阴清热的药，无异于雪上加霜；有气滞的人再服人参、黄芪、党参之类大剂补气药，往往使气滞更严重；脾胃功能本来就很差的人，再服滋腻呆胃的药物，往往使胃口更加不好。所以，我们应当仔细地针对自己的情况，有的放矢地去选择适合自己的补药，如果发现不对，就应及时停止服用，或调整补药的品种或用量，一旦难以确定时，应请中医给予“辨证施补”，而不能一味盲目地蛮补。古人说：“误用致害，虽人类甘草亦毒药之类也”，是确实有其经验教训的。

其次，当出现了这些不舒服的症状时，不必着急，可以根据所服的补药和这些症状，适当地服用一些其他的药品来纠正。比如，当服用人参、党参、黄芪、淮山药等补气药物后，出现头晕、头胀、胸闷、腹胀、食欲不振等症状时，一方面应停止服用，另一方面可饮一些浓茶，或吃些萝卜、陈皮等食品，或服保和丸，每日2次，每次9克。严重的可以用莱菔子9克水煎服，往往可以使这些症状消失。再比如，当服用龟板、鳖甲、熟地、阿胶、何首乌等滋阴的药物以后，出现中上腹闷胀、胃口不好、恶心、身重困倦、舌苔粘腻等症状时，可以服一些化湿醒胃的药，如陈皮9克，佛手片6克，白豆蔻4克(后下)，砂仁3克(后下)，山楂9克，神曲12克等；或用中成药如香砂养胃丸，每日2次，每次服9克。如果服用温阳药，如鹿茸、朝鲜人参(红参)、附子、肉桂、仙灵脾、巴戟天、牛鞭子、黄狗肾等药物后，出现升火、烦躁、失眠、血压升高、口干口苦，大便干结等症状时，可以用一些养阴泻火的药物来纠正，如生熟地各12克，知母9克，丹皮9克，麦冬9克，玄参9克，银柴胡9克等。也可选用中成药，如知柏地黄丸，每日2次，每次服9克；生脉饮，每日服2次，每次1支。

当然，在症状比较严重的情况下，还应当请教中医师来诊断与治疗。

补药如何收藏？

中药材的收藏主要是防止受潮。没有水分，许多化学反应就不易进行，微生物和害虫也不容易生长繁殖。

收藏时必须先干燥后再放入陶瓷、玻璃、铁罐等密闭容器中，还可以在容器中放些干燥剂，动物类药材更应如此。

参类药材中的红参、白参、西洋参均需密封好收藏，其中白参、西洋参可晒后冷却收藏；红参晒时要覆盖上纸，以免变色。

冬虫夏草易虫蛀、发霉、变色，应密封保存。如发现发霉，可用酒精擦洗后再烘干或晒干。

鹿茸可用细布包好后密封收藏，拌入少许花椒可防虫蛀。藏红花需防止干燥，可用小瓶装好后置于阴凉处。

人参有什么补益功效?

野生人参称为野山参，有较强的补虚之力；将幼小的野山参或人工栽培的人参移植于野山生长者称为移山参；人工栽培的人参称为园参。

历代医家都认为人参能大补元气，兴奋神经中枢，促进心脏搏动，具有较好的强壮滋补作用，对于心悸、气短、头晕、身体疲倦等气虚病人非常适合。

根据加工炮制方法的不同，市售人参分为生晒参(将人参洗净后用硫黄熏过，然后晒干)、红参(将人参蒸熟后晒干)、大力参(将人参用沸水浸煮后晒干)、白参(将人参用糖汁浸渍而成，又称糖参)、条参(人参的支根)及人参须(人参的须根)等。其中，生晒参、红参、大力参的质量较好；白参较差；条参的补益力量较弱，参须则更次之。

高丽参、吉林红参、日本红参、红参须等性质温热，适用于气虚、阳虚体质者服用，如久病气虚、气短乏力、畏寒肢冷等，内火重者则不宜服用。生晒参、白参等偏凉性，适宜于虚热和阴虚火旺体质者服用，如口干咽燥、头晕、耳鸣和大便干燥等。

西洋参产于北美、加拿大等地，性偏凉，具有滋阴生津功能，并兼有一定的补益扶正作用，适用于肺虚咳嗽、肾虚头晕、肝虚贫血、口干咽燥、潮热盗汗、脾胃虚弱、中气不足及热病、久病后伤阴伤津者。

党参和太子参的作用与人参基本相同，但补益力较差。一般处方多用党参代替人参。太子参又名孩儿参，其性平和，适用于一般体虚、热病、久病后及阴虚体质等。

如何服用人参?

人参有各种不同的服法：

人参汤：人参切片后，每日取3克～9克(甚至可更多些)，用冷水500毫升左右(根据参的多少，决定水量多少)浸泡几小时后，隔水蒸煮2小时～3小时(火候不宜太急)，然后分少量多次服。如心悸怔忡、失眠健忘者，加桂圆、枣仁、当归各9克；如因热伤津液、口渴汗多者，加麦冬12克，五味子、石斛各9克；肺虚喘咳者，加五味子9克，黄芪12克；脾虚食少加白术、茯苓各9克；因大出血引起的阴阳两虚者，加生熟地各12克，黄芪9克，阿胶9克烊冲。这种服法，应用于重急病患者。

人参茶：人参切片后，每日取3克～5克，冲开水加盖浸泡(开始时水量不宜太多)，2小时后，随时少量多次饮服，以晨起空腹及晚上临睡时服用更好。此法适用于慢性病或体弱多病者。

含化法：人参切片后，每次取1克左右(每日2次～3次)放在口内含化，1小时～2小

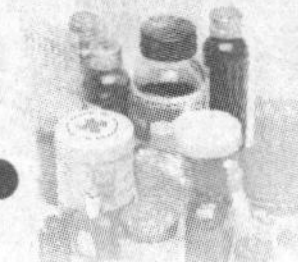

时后将已发胖的参片细嚼咽入，简便易行。又可随时饮服，此法适用于要进补强身，祛病延年的患者。

人参酒：将整枝人参，浸泡在白酒(50°～60° 高粱酒)500毫升内盖紧密闭2周～3周后，即可饮服，每晚15毫升～20毫升。此法适用于慢性筋骨酸痛，四肢麻木，经脉痹阻的患者。

人参粉：将人参打碎磨粉后开水吞服，每次1克～3克，1日2次~3次。如肺虚喘咳者，加蛤蚧(研粉)等量同服；畏寒肢冷、气血两亏者加紫河车(胎盘)等量研粉同服。

人参鸡：人参切片后，取3克～9克，和童子鸡同入砂锅加水适量，先用武火烧开，继用文火煮熟酥后，连汤带鸡饮服。服用量多少，主要根据胃口的大小而定，最好不要一次服完。此法适用于大手术后或大出血后药膳调补。

怎样服用鹿茸？

鹿茸是一味比较名贵的补益药，但人们对它的了解，远远不如人参。鹿茸在祖国医学中属于很理想的壮阳药，药性偏温，对人体的肝、肾有很好的滋补作用，不仅老年人和体质虚弱的人可以用此进补，中青年也能服用。一些沿海的渔民，都非常喜欢服用鹿茸，他们认为可以强壮身体，增强对寒冷和疾病的抵抗能力。

鹿茸指的是梅花鹿或马鹿的雄鹿头上未骨化而带着茸毛的幼角，如果幼角中有少量的血液，切成薄片，叫血茸片，则更为名贵。中医认为鹿茸是“血肉有情之品”，有益精补肾、助阳壮阳的作用。所谓“阳”实际上指的是生殖、生长、能量代谢等一些最基本的生理功能和活动。服用鹿茸后，有增强心肌收缩能力，增加胃肠道蠕动和分泌，调整中枢神经功能；能解除疲劳，促进溃疡及伤口愈合；能利尿和增强性功能等作用，对造血系统也有促进红细胞、血红蛋白、网织红细胞数量增加的作用，因此可用以治疗血小板减少症、白细胞减少症、再生障碍性贫血等。临床还用以治疗阳痿、遗精、不孕症、小儿生长发育不良等。由于鹿茸能壮阳，因此有较强的雄性激素作用，能促进蛋白质合成，提高工作效率，改善睡眠和食欲，增强肾脏利尿的机能。

鹿茸常用有薄片和粉剂两种，均可用开水吞服，成人每次0.3克～0.6克，1日3次。鹿茸片也可含化，它切得比纸还薄，放在舌上，顷刻就溶化了。市场上还有鹿茸精出售，一日3次，每次30滴～40滴口服。

高血压和经常低热、口渴、便秘、出鼻血的人，不宜服用。由于鹿茸药性较温，小儿也不能作为常用补品。

哪些动物胶可以滋补身体？

在中医常用的药物中，常选用一些有补益作用的动物胶来调补人体之阴阳。

阿胶:亦称驴皮胶。据分析,阿胶含有动物胶,氮质最多,还有明胶蛋白、钙和多种氨基酸等营养物质。阿胶有补血、止血、滋阴润肺的作用。实验证明,阿胶对促进血液的产生、影响血中钙的新陈代谢等有很大的作用。

鹿角胶:鹿角煎熬浓缩而成的胶状物。其味咸,性微温。有补肾阳、益阴血和较强的止血作用。主要用于肾虚或气血虚寒,症见阳痿、遗精、尿频、眩晕、耳鸣及崩漏下血、便血、尿血等。常与龟板胶同用,以使阴阳双补。

龟板胶:由乌龟的腹甲煎熬而成。其味甘咸,性平。有滋阴潜阳、补肾健骨的作用。其作用与龟板同,而且其补肾精,滋肾阴之力更强,并有补血止血之效。若与鹿角胶同用,则阴阳双补,功效颇著。

鳖甲胶:为中华鳖的背甲煎熬而成的胶块。有滋阴、补血、退热、消淤等作用。可用于阴虚潮热,久疟不愈,癥瘕疟母,痔核肿痛,及虚劳咳血等症。

黄明胶:为黄牛皮熬成的胶块。其性味甘平,无毒。有滋阴润燥、止血消肿的作用,并可补虚疗风,利水止泻。亦有用此代阿胶。

为什么哈士蟆能补益身体?

哈士蟆为产于四川、黑龙江、吉林、辽宁、内蒙古等地的林蛙晒干而成。干燥的哈士蟆,全身僵直,有紫褐色斑点,肉质干枯,体轻松,气腥。以体大,腹面色泽黄红,身干者为佳品。

吃哈士蟆为什么能补益身体呢?其补益作用主要体现于两部分:其一为哈士蟆肉,性味咸凉无毒。可以滋肾养肺,常以本品1个~3个炖汤,以治虚劳咳嗽。其二为哈士蟆油,实为雌性林蛙的干燥输卵管。性味甘咸而平,有补肾益精,润肺养阴的作用。可治病后、产后之虚弱,肺痨咳嗽吐血,以及夜间盗汗等。如治肺痨吐血,常以本品3克~9克,合白木耳,蒸汤内服,以补肺养阴。民间常做成丸剂内服,用做强化剂。

哈士蟆含有大量蛋白质,及脂肪、糖类、维生素和多种激素,营养丰富,药用价值高,大量实践证实,服用哈士蟆确能补益身体。

冬虫夏草有哪些功效?

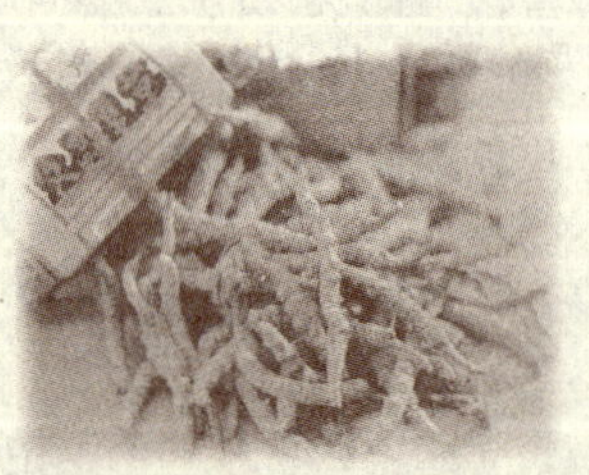

冬虫夏草是麦角菌科植物冬虫夏草菌寄生于蝙蝠蛾科昆虫草蝙蝠蛾幼虫体上的子座。冬季幼虫蛰居在土里,菌类寄生其中,吸取营养,幼虫体内充满菌丝而死,到了夏季,自幼虫头部生出幼苗,形似草,故而得名为冬虫夏草。

冬虫夏草含有蛋白质、脂肪、虫草酸、冬虫夏草素、维生素B_{12}等物质。其味甘,有养肺阴、补肾阳作用,是一种平补阴

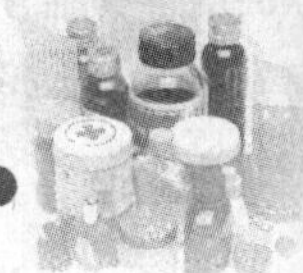

阳的名贵药材。《本草纲目》说它功用有如人参。中医学认为冬虫夏草的功效有壮命门之火，益精髓，补肺气，止咳喘化痰，疗虚损等作用。

冬虫夏草虽然是一种副作用甚少的滋养强壮药，但直接用于方剂中不多。天然冬虫夏草，民间有用以单味煎服作为病后调补之品。一般常用于配合肉类共炖，成为食疗之品，用以补益身体，或作为辅助治疗之用。

如体质虚弱的人，可用本品4枚，雄鸭一只(去毛及内脏)，加姜丝及配料，炖熟后吃，可补虚而增强体质，尤长于滋阴补肾。可应用于头晕目眩，耳鸣耳聋，失眠口干，手足心热，腰膝酸痛等症。对神经衰弱，肺结核，糖尿病，红斑狼疮等病症亦为有效。

如若肺虚阴亏，头目昏沉，记忆力减退，体虚易伤风、感冒、咳嗽者，须用本品4枚，鸡1斤左右共炖，饮汤食肉。亦可应用于阳痿、遗精、腰膝酸痛之肾虚者。

冬虫夏草食用方法还有许多，且多作食疗之用，方法简便，滋养性较强，虚损者不妨一试。冬虫夏草虽无大的副作用，但必须指出，感冒发热时，伤风咳嗽未愈者，皆不宜服用。

黄芪有什么功效?

黄芪是一味常用的补气药。明代大医药家李时珍对黄芪的补气作用颇为推崇。黄芪主产于黑龙江、吉林等地，又称北口芪。同为黄芪，但因炮制方法不同，其功用主治亦有区别，应用时分生黄芪和炙黄芪两种。生黄芪具有益气固表、利水退肿、托疮生肌的功效，主治体虚自汗盗汗、水肿、面目浮肿和气血不足的痈疮不溃或溃后久不收口等症。炙黄芪是生黄芪用蜂蜜拌匀后，文火炒黄而成。功效为补中益气升阳，用时多与党参相配，治疗内伤劳倦、中气不足、脾虚泄泻、脱肛、内脏下垂、妇女崩漏诸病。

> 中国医学科学院病毒学研究所研究认为，无论动物或人群试验均证明黄芪对感冒有很好的防止作用，在感冒季节里，口服黄芪可使感冒发病率降低41.2%~67.7%。即使感冒，它的病程也可以缩短。

黄芪的主要成分是蔗糖、葡萄糖醛酸、黏液质、胆碱、数种氨基酸、甜菜碱等。药理研究证明，黄芪有降低血压、降低血糖、利尿强心、抗肾炎(尤其是祛除尿蛋白)、保护肝脏等功能，对溶血性链球菌、金黄色葡萄球菌、肺炎双球菌均有拮抗作用。黄芪还能增强老年人血液循环的协调性，提高人体免疫功能，并可作为滋补强身之品服用。

民间常用黄芪30克、冰糖30克加上适量水，一起放入洗净挖空内脏的鸡腹中，文火炖服，其味甘美。久服能补中益气，润肺健脾，从而起到延缓衰老，轻身延年的作用。

枸杞子有哪些作用? 如何服用?

枸杞子是茄科植物宁夏枸杞的成熟果实，历代医家都把它作为滋补强身的主要药物，唐代著名诗人刘禹锡还赋诗赞誉枸杞“上品功能甘露味，还知一勺可延龄”。

枸杞子性味甘平，亲润多液，不寒不热，具有滋补肝肾、强壮筋骨、润肺明目的功能。中医常用枸杞治疗肝肾阴虚，腰膝酸软，头晕目眩，视力减退，遗精消渴等症。现代药理研究证实，枸杞子含有维生素A、维生素B_1、维生素B_2、维生素C等物质，可以降低血糖，抑制脂肪在肝细胞内沉积和促进肝细胞新生，对于糖尿病、慢性肝炎及脂肪肝有较好的治疗作用。

服用枸杞子的方法很多，除了煎汤服用外，还可以：

(1)枸杞子30克(洗净)，粳米250克，同放锅内煮粥。枸杞粥味美可口，易于消化，老少皆宜，长久服用可起到补肝生血、益肾强身、延年益寿的作用。

(2)枸杞子50克，桂圆肉50克，同浸入50℃左右500毫升(半公斤)的白酒内，将容器密封，每日摇动数次，7天～10天后，即成了素有盛名的“枸圆酒”。每天服用10毫升～15毫升，能起到养血安神、补心的作用，可治疗失眠多梦，心悸等症。

(3)枸杞子15克(洗净)，再加上少量冰糖，隔水蒸熟，细细嚼服。可以补肝明目，治疗老年人眼目昏花，迎风流泪，目涩干痛等症颇有功效。

何首乌有什么补益功效？

何首乌具有补肝肾、益精髓、乌发须的作用，适用于肝虚肾亏、头晕眼花、须发早白、腰酸腿软等。何首乌还有降血脂、抗动脉硬化、降血糖、保肝的作用，能增强机体免疫功能，延缓衰老。

首乌桑寄茶可治高血压，方法是取首乌30克、桑寄生30克，旱莲草15克，共煮代茶饮。

何首乌有生用、(炮)制用之分，滋补强壮宜用制首乌。首乌狗脊煲猪腰有阴阳双补、壮腰补肾的功效。做法是：取首乌、枸杞子、狗脊、肉苁蓉各30克，猪腰2个，同入砂锅煲熟，食汤吃猪腰。

当归有什么补益功效？

当归的主要功能是养血和血，调经止痛。它既能补血，又能活血，可治月经不调、痛经、闭经、胎前产后一切病症，可谓女性益友。当归还能抑制血小板聚集，降低全血黏稠度；能扩张冠状动脉，改善心肌代谢；能降低血清胆固醇，防治动脉粥样硬化；能增强免疫机制，并有保肝护肝作用。

中药中，全当归补血又活血；当归身重在补血、养血；当归头和尾偏于活血、破血。

当归生姜羊肉汤的做法很简单，它由当归9克、生姜15克、羊肉500克，煮成汤后服用。既可用于治疗产后血虚腹中作痛，又可作为冬令补益药膳。

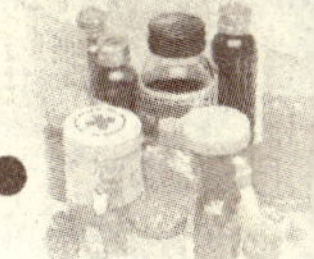

将当归、菟丝子各30克与切成段的牛尾巴1条，加水煲至牛尾巴熟烂，对肾阳虚型的肾虚痛病人有较好的疗效。

哪些补益药有增强免疫功能的作用?

中医的虚症主要见于一些免疫性疾病或与免疫有关的疾病中，尤其是在免疫功能低下的情况下，常有虚症的各种症状出现。补益药多数能增强机体的免疫功能，用来治疗与免疫功能低下有关的疾病，起到免疫增强剂的作用；也有部分能抑制免疫功能的亢进，用以治疗与免疫功能亢进有关的疾病；还有少数如人参、刺五加则对免疫功能具有双向调节作用，用以治疗与免疫功能失调有关的疾病。根据现代研究证明，免疫系统及其有关疾病与中医脏腑学说有较密切的关系，尤其与脾、肾、肺的关系更为密切。脾虚者免疫细胞及有关物质均减少，免疫功能下降，益气健脾药对免疫系统多具有兴奋作用，少数为调节或抑制作用。肾虚者也表现为免疫功能低下，肾阳虚者则同时有肾上腺皮质功能的降低，补肾药则多有促进免疫细胞的增加，增强免疫功能及肾上腺皮质的功能，其中亦有少数药物具有免疫抑制或调节作用。补肺气及养肺阴药，有的能增强免疫功能，有的能抗过敏。

现仅对免疫系统有增强作用的补益药简介如下：

研究证明，人参、党参、黄芪、灵芝、阿胶、胎盘、鸡血藤、女贞子、山萸肉、补骨脂、刺五加、肉桂等能促进血液中白细胞数量的增加；人参、黄芪、白术、甘草、山药等有促进嗜中性白细胞吞噬功能增强的作用；黄芪、人参、党参、白术、灵芝、猪苓、香菇、当归、地黄、仙灵脾、补骨脂、刺五加、杜仲等有促进单核巨噬细胞系统吞噬功能增强的作用；甘草、香菇等可促进单核巨噬细胞系统细胞数的增加。人参、灵芝、香菇、白术、薏苡仁、黄精、天门冬、女贞子、仙灵脾等可促进T细胞数量的增加；黄芪、人参、党参、白术、灵芝、猪苓、薏苡仁、何首乌、当归、黄精、阿胶、地黄、女贞子、五味子、仙灵脾等可促进淋巴母细胞的转化。

另外，黄芪对干扰素有诱生作用；黄芪、人参、香菇、何首乌、胎盘、地黄、仙灵脾等对抗体产生有促进作用。

人参、党参、白术、灵芝、薏苡仁、胎盘、五味子、刺五加、仙灵脾、杜仲、附子等具有兴奋肾上腺皮质功能的作用，对于预防疾病的发生以及治疗疾病均有着非常重要的意义。

哪些药酒有补益作用?

目前市场上供应的药酒，按其药物作用分析，其应用大致可分为两大类：

第一类是治疗风湿病痛的风湿药酒，例如：虎骨木瓜酒、风痛药酒(原名冯了性药酒)、愈风酒(原名海藏愈风酒)、风湿骨痛药酒等等。适用于由风、寒、湿等病邪引起经脉气血不和、淤血阻滞、郁痹不通而产生的关节肌肉发麻或疼痛等症状。此类药酒中虽也有补益药物,但其治疗原则是以祛风、散寒、利湿、和血祛淤为主,其适应证常为风湿病、肌肉劳损、关节炎等病症。

第二类才是滋补强身的补酒,主要适用于体弱、病后或劳倦过度所引起的脏腑虚损、生理功能减退的患者。虚则补之,其治疗主要是正气不足的各类虚症,所以这类药酒的配方主要为中药补益剂。补益药酒虽均有补养作用,但由于它们的组成不同,作用也随之而异,应根据个人的病情和体质,有目的选用,才能起到较理想的效果。如果选择不当,非但经济上蒙受损失,还会产生不良反应。近年来,由于人民生活不断得到改善,市场上的各种补酒已成为孝敬长辈和馈赠亲友的最佳礼品。如何选择这些补酒呢?

十全大补酒:由补气名方四君子汤(人参、白术、茯苓、甘草)合补血名方四物汤(地黄、当归、川芎、芍药),加补中益气的黄芪和温中补阳的肉桂组成。可补益气血,并有温阳作用。但药性偏温,肝阳上亢或血压较高的人不宜服用。

人参酒:选用全枝新鲜人参加白酒浸制而成。可大补元气,老年或体弱之人少量常服,可强身延年。但酒性躁烈,不宜过量。

虫草补酒:选用补元气、疗虚损的名贵药材冬虫夏草、人参,和温阳补血的仙灵脾、龙眼肉以及滋阴生津的玉竹等药物,加砂糖、曲酒酿制而成。有益气温阳、增强体质和延缓衰老的作用。

炮天红酒:其药物较多,主要有补气养血的党参、当归、熟地、红枣,补肾温阳健腰的鹿茸、肉桂、肉苁蓉、仙茅、附子、杜仲、狗脊,填精补髓的生地、熟地、枸杞子、镇阳,益气健脾补肺的山药、蛤蚧及强健筋骨的川断、牛膝等多种名贵药材,加砂糖和高级曲酒酿制而成。酒味清香,略带甜味,浓郁醇和。精血亏衰者宜服,患高血压者慎用。

龙凤酒:由温阳益气的人参、黄芪、龙眼肉,养阴生津的石斛,补肝益肝的枸杞子、桑葚、牛膝,滋补精血的海龙、鸡汁及活血和营的三七花等名贵药材,并加少量砂糖,配以曲糖和黄酒等组成。有调补气血,滋养肝肾,养阴生津,延缓衰老等作用。酒性醇和,气味香甜,堪为滋补强身的佳品。本酒配方全面,虚衰者皆宜。

补酒的服法,一般宜少服取缓效。每次可饮服25毫升~50毫升,1日1次~2次。当然还应根据体质的强弱,病情的需要,年龄的差异,饮酒量的大小等实际情况,以适度为宜。由于药物补酒含有少量酒精,患有肝脏疾病者及怀孕妇女不宜服用。

此外,万年青酒、参茸酒、参桂酒等,都属于补益类药酒。目前市售补酒种类较多,但由于价格一般较贵,一些家庭亦可自制以备饮服,只要选用补益药物浸制,同样有补益作用。现介绍两种简便的自制补酒。

首乌乌发酒:何首乌20克,熟地30克,当归15克,人参10克,浸泡于1000毫升白

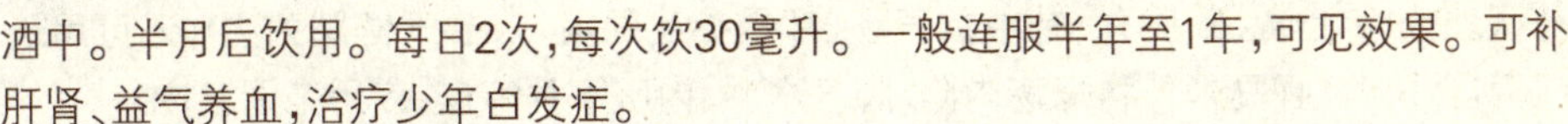

酒中。半月后饮用。每日2次，每次饮30毫升。一般连服半年至1年，可见效果。可补肝肾、益气养血，治疗少年白发症。

桂圆酒：桂圆肉125克，置于500毫升白酒中，浸泡10日后启封服用。每日1次～2次，每次饮10毫升～20毫升。可补益心脾、养血安神。主治心脾虚损、心血不足引起的失眠、健忘、心悸、畏寒及脑力衰退等症。

哪些药可以使白发变黑？

为什么会过早出现白发呢？据现代医学研究证明，思想高度紧张，思虑过度，恐慌惊吓等精神因素是导致过早白发的主要原因。其次，由于营养不良、植物神经功能失调、甲亢、结核、内分泌障碍等疾病亦会出现白发，有的白发还与遗传因子有关。中医认为："若血气虚，则肾气弱，肾气弱，则骨髓枯竭，故发白。"可见，头发黑与肾气强弱、气血盛衰有密切的关系。

中医主要采用益肾补精，养肝生血的方法。中药首乌、核桃肉、黄精、白术、黑小豆、熟地、黑芝麻、枸杞子、山萸肉、当归等药均有乌须黑发的功效，可以选用一味或数味，坚持服用，必有益处。

⑴何首乌30克，肉苁蓉20克，用精肉90克制成肉饼，放少许细盐一起用水炖至肉饼熟，去药渣，食肉饼。此法可长期食用。

⑵白术100克，浸入上等白酒500毫升中，密封在容器中，每天摇动数次，10天后即可饮用，每天服10毫升～15毫升。据《千金翼方》记载，长久服用能使白发返黑，面呈光泽。

⑶枸杞子60克，核桃肉12枚(去壳取肉，切碎文火炒香)，黑小豆250克，首乌60克，山萸肉60克，先将枸杞子、首乌、山萸肉三药加水同煎取浓汁，弃渣。再将核桃肉、黑小豆放入煎好的药汁中同煮，至核桃肉稀烂，全部被黑豆吸收为度，取出晾干即可。每日早晚空腹服2次，每次服50粒黑豆，对治疗过早白发有很好的效果。

常用的补气中药有哪些？

有人参(包括常参、太子参)、黄芪、山药、白术、甘草、大枣、扁豆等。

人参味甘性平，无明显的寒热偏胜，但如属阴虚火旺的人应该暂时停服人参，或者以养阴药为主，少佐人参。别直参性偏温，宜用于脾肾虚寒，阳气衰弱的人。党参补力逊于移山参，但性味及价格都较平和，既可补气又能调理脾肾，在补气剂中被广泛应用。太子参又叫孩儿参，效似人参而力薄，性味甘苦微寒，所以除了补气养胃之外，又能清热滋阴，是一味清补之品。常用于病后虚弱，小儿食少多汗等症，服之能益气扶正。

补气药中除参类外，当数黄芪为最重要，黄芪味甘性带温，除了与参类配合用于补气外(如参芪膏、归脾丸、补中益气汤,都是参芪同用,以益气健脾为主),还可用于虚劳自汗、气血两虚,外科疮疡内陷、脚气水肿、内脏下垂等症,应用范围甚广。

补气药中的山药、白术、扁豆都是以健脾胃见长,对身体虚弱,食欲不振,或慢性腹泻、脾胃功能不健都可应用。甘草、大枣在补气药中也各占一席之地。

近年来,现代医学科学发现,很多补气药,如黄芪、党参、白术等,可以提高机体免疫力,这是对中医补气扶正理论的有力支持。补气药中大部分带有甜味,家庭中亦常可选择其中一两味煎汤代茶或浸酒饮服,如黄芪、大枣常用于治虚汗,预防感冒,太子参和大枣煎汤可治小儿脾胃虚弱、胃口不好;人参酒则适用于老人气虚无力等。

常用的补血中药有哪些?

中药补血与西药抗贫血不同，不是直接用铁剂或与造血有关的制剂治疗贫血。中医所谓补血不一定在短时期内使血液的有形成分明显增加，直接纠正贫血状况，而是通过补血中药使病人所表现“血虚”症状逐步得到改善,如面色痿黄、皮肤干枯、头晕乏力、须发早白等。

常用的补血中药有地黄、首乌、桑葚、阿胶、龙眼肉等。地黄又分生地黄、熟地黄和鲜地黄几种。生地黄通过滋养肾阴凉血而补血;熟地黄是生地黄蒸制加工而成,其性微温,滋肾益精、补养阴血的作用较生地黄更专,被称为补血上剂;鲜生地性大寒,用于清血热、止血。由于地黄性滋腻,所以应用时要注意不要影响胃口。

何首乌分生首乌与制首乌。生首乌主要用于精血枯燥引起的大便秘结;制首乌补肝肾益精血,治疗因阴虚血枯引起的眩晕、腰酸、须发早白等症。近几年的实验表明,首乌能降低血中胆固醇。我国明代医药家李时珍认为:首乌“养血益肝、固精益肾、健筋骨、乌须发,为滋补良药,不寒不燥,功在地黄,天门冬诸药之上”。

阿胶性味甘平,功能补血止血,滋阴润肠,故常用于妇女月经崩冲或淋漓不止,或肺虚咳血等症,传统还用它制作各种补膏,一般以3年以上退去火气的陈阿胶滋阴补血作用较好。

桑葚功能益肝肾,养阴血,与首乌同功。但桑葚还能养血祛风,治血虚,筋骨不利等。龙眼肉即桂圆肉,功能益脾养心,补虚开智,用于血虚心悸、劳神健忘等症甚佳。

常用的补阴中药有哪些?

补阴的中药品种十分多,如沙参、麦冬、天冬、龟板、鳖甲、冬虫夏草、玉竹、黄精、女贞子、西洋参、石斛等。

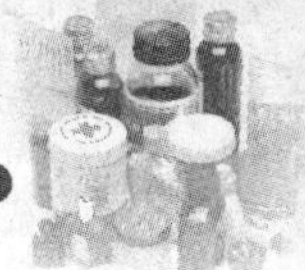

沙参性味甘寒，能清肺养阴，除热止咳。北沙参之力稍胜于南沙参，鲜沙参质润多液，为滋阴清热佳品。

天冬、麦冬同为养阴润肺、清热生津的药物，常用于肺热阴虚、虚劳咳嗽等症。麦冬兼能清心胃之火，天冬长于补肾中之阴，各有偏重。但在感冒咳嗽或湿浊未化，大便溏薄等情况下，二药都不宜服用。

石斛是民间比较熟悉的养阴生津药，主要用于津液不足引起的口渴、咽干、舌燥等。龟板和鳖甲都是动物性滋阴药，它们的功效比前面介绍的几种似乎更强。鳖甲除养阴外尚有较好的清热作用；而龟板益阴之力强，还可用于血虚妇女经漏崩冲等症，二药同中有异。

女贞子、玉竹、黄精是普通养阴药，养阴药中以西洋参和冬虫夏草较名贵。西洋参味苦微甘，性寒，功能滋阴润肺、清火泄热，对阴虚津少而又有火者最相宜，对肺气虚弱，上气不足以息的肺功能衰竭患者，亦每每显示其特殊功效。冬虫夏草是药食两用的药物，性甘平，味鲜美，功能补肺益肾，有提高机体免疫功能的作用。

常用的补阳中药有哪些？

补阳中药又叫温阳药，有肉苁蓉、补骨脂、菟丝子、仙灵脾、锁阳、附子等。以温补肾阳为主，可以治腰酸冷痛，男子阳痿、遗精、早泄，女子宫寒不孕。

温补药中以鹿茸、鹿角、鹿角胶、紫河车等药，称为“血肉有情之品”，其中鹿茸填精髓、壮元阳，主要用于真阳衰微，精血两亏之虚损重症。若是阴虚血热则属禁忌范围。鹿角生用行血、消肿、辟邪，熟用则益肾补虚，强精活血，但功效逊于鹿茸。鹿角膏则多用于滋补，治疗阳虚劳伤。

紫河车用于肾虚喘咳，阳虚怕冷等症。蛤蚧温肾定喘，主要用于补肺肾，治疗肾虚气喘，肺虚咳喘及老年呃逆等。若是外感痰多咳嗽，则不宜服用。

温阳药还有很多，比较平和些的有续断、狗脊、杜仲、山萸肉、五味子、潼蒺藜等。临床上见有腰酸、膝软、头晕乏力等症时，可随时选用。

患感冒是否能服补药？

感冒一年四季都可发生，但以冬春两季最为多见。患了感冒以后是否能吃补药呢？一般来说，如果较轻的感冒，只有鼻塞流涕而无发热等其他症状时，是可以进补的。但如果伴有发热等症状时，那最好将补药暂时停服一段时间，等感冒好了以后再进补，不致因误补而影响对感冒外邪的疏散驱除。

但有些原来体质就很差的人，往往比一般人容易患感冒，中医认为这是“正不胜邪”，“虚人感冒”。对于这样的人，可以在驱除外邪的同时，应用一些补药，如气虚的加益气药(党参、黄芪等)，阳虚的加温阳药(附子、桂枝等)，血虚的加补血药(地黄、当归等)，阴虚的加养阴药(玉竹、麦冬等)，这在中医里称“扶正祛邪”，以有利于外邪的疏散驱除。等感冒痊愈后，可常服些加黄芪、党参等益气药物，中医称“益气固表”。

另外，党参(人参)、白术、茯苓等补气健脾药有提高人体免疫功能作用，如与黄芪一起服用，预防感冒效果更好。

患了高血压就不能进补吗？

不一定，要看具体情况而定。如果是属于肝阳上亢的，出现头晕、头痛、烦燥不安、容易发脾气、面色发红等，就不应以补为主，应以“平肝潜阳”为主，可用钩藤12克，石决明20克，天麻6克，这些药都有一定降压作用，但是也可以加一些补肝肾的药，如杜仲12克、桑寄生12克、怀牛膝9克等，它们不但能补肝肾，也可降血压。

如果是肝肾阴虚，出现头晕耳鸣、腰酸膝软、舌红等症，就应以补为主，可用杜仲12克、熟地黄9克、山萸肉9克、枸杞子9克，旱莲草12克、女贞子12克等，平时也可以长服杞菊地黄丸等中成药。

如果是肾阳不足的，出现面色发白、腰酸、怕冷、四肢不温、舌淡等症状，应该以温补肾阳为主，同时滋补肾阴，如附子9克、肉桂3克、山萸肉9克、肉苁蓉12克等。

患冠心病的人可以服补药吗？

中医认为患冠心病的人，它的本质是“虚症”，往往表现为“本虚标实”。在心绞痛发作较频繁时，应以治“标”为主(对症处理)，可根据不同情况分别选用活血化淤、芳香温通或化痰的中药，但在平时应以治“本”为主(针对病因治疗)。在“本虚”方面主要表现为气虚及阴虚。气虚的主要表现是胸部闷痛、心慌、气短、精神痿靡不振、不想多说话、容易出汗。这时应以补气为主，常用党参12克、黄芪9克、白术9克、茯苓12克、甘草6克等药；重的可用人参6克；在补的基础上可适当加用一些活血药。另外，一些病人可表现阴虚为主症状，像胸痛胸闷、心慌不安、夜间盗汗、心烦失眠、腰酸、头晕耳鸣、舌红等。养阴药用生地12克、熟地12克、当归9克、山萸肉9克、枸杞子9克、麦冬9克、五味子9克、酸枣仁12克等。同时也可以在这些药的基础上适当加活血药或化痰药、理气药。如果既有气虚症状，又有阴虚的症状，这叫“气阴两虚”，可以补气药与养阴药同用。

上述的补气药、温阳药或养阴药，它们不但能调补身体，而且对冠心病有直接治疗

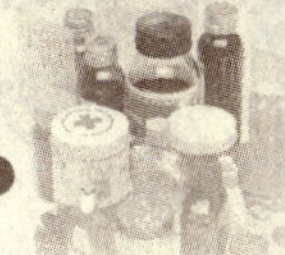

作用，如麦冬、仙灵脾等可以扩张冠状动脉，减少心肌的耗氧量。附子、肉桂等还可以提高心率，使心跳加快，对心率慢的人尤为适宜，这些药都是一药多用，可以优先选用。

肾虚腰酸是否可以服用人参？

肾虚腰酸是一般多见于40岁以上的人，常见的症状是腰膝酸软，下肢无力，头晕目眩，精神萎靡，面色淡白，健忘早衰，尿频或五更泄泻等。出现这种症状，是由于劳累过度，体质薄弱，气血亏损等原因引起的。在这种情况下，就应该吃参，以大补元气，益气养血，健运脾胃，舒筋活血通络。一般吃红参为宜，因为红参偏温，它不但有活血通络、温运血脉的作用，而且还可以有温补肾阳的作用。老年人服用时，最好与鹿茸、杜仲等药同时服用，效果更好。

男子阳痿是不是一定要服壮阳药？

一般人认为，男子阳痿都是由于“虚”的原因，特别是肾阳虚，所以一味进补壮阳药。其实不然，除了肾阳虚以外，还可由于气血不足、惊恐、紧张或湿热下注等原因。当然，以肾阳虚多见。

肾阳虚表现为面色淡白、头晕耳鸣、精神萎靡不振、腰膝酸软、怕冷、四肢不温、舌淡等症状时，才考虑用壮阳药治疗。常用壮阳药有仙茅12克、仙灵脾12克、巴戟天9克、山萸肉9克、韭菜子9克、肉苁蓉9克、锁阳9克、阳起石6克、蛇床子12克、潼蒺藜12克、菟丝子12克、杜仲12克等，可以选择几味加以应用。如果阳虚较甚的病人，也可在经济条件许可下，用鹿茸(1克～3克，研粉吞服，一日3次分服)或海狗肾(3克)之类的药。鹿茸既能补肾阳，又能养精血，海狗肾含有雄性激素，都是较好的壮阳药，但也不能乱用，用得不当，适得其反。在中成药方面可以选用参茸片、全鹿丸、五子衍宗丸等。

糖尿病病人为什么服用人参好？

人参能改善糖尿病病人的一般症状，如消渴、多饮、消食易饥多食、虚弱等情况，但不能改变重度糖尿病患者的血糖程度。对轻度糖尿病患者的尿糖可以减少至40mg%～50mg%，停药后仍可维持2周以上;对中度糖尿病患者的血糖，改变不明显，但多数临床症状可以改善;对某些患者可以减少胰岛素的用量。所以说人参对糖尿病的治疗在某种程度来说，是有一定作用的。但糖尿病病人最好服用生晒参、皮尾参、种面参、白干参，根据具体体质情况，可以选用红参。白参和糖参都含有糖分，不宜服用。

糖尿病病人怎样进行药补?

糖尿病病人的药补以养阴津、清虚热为原则:

玉竹粥:将新鲜玉竹30克~60克或干品15克~20克洗净后切碎,煎取浓汁后与粳米100克煮成稀粥,加入冰糖调味。此粥可治口渴饮多,小便多。

增液鸭:将洗净的鸭子半只,与玄参、生地、麦冬各30克,沙参50克共4味药一同放入砂锅中,加清水用文火焖煮1小时左右,加调料后饮汤吃鸭肉。此药膳可治饮不解渴、口干舌燥、大便秘结等。

地骨皮糊:先把地骨皮30克,桑白皮、麦冬各15克洗净,加水煎煮,去渣取汁,与面粉100克共煮为糊,渴即饮食。此药膳可治口渴心烦、小便量多、腰膝酸痛等。

银杞明目汤:将水发银耳15克、枸杞子5克洗净,鸡肝100克切片,一起放入锅内加水煮汤,待鸡肝将熟时投入茉莉花24朵稍煮即可。此汤可治头晕眼花、视物不清。

高脂血症病人如何进行药补?

高脂血症病人的药补以降血脂为重点,在药补前宜先试用饮食疗法3个月以上。

山楂消脂饮:将鲜山楂30克、生槐花5克、嫩荷叶15克、草决明10克,放入锅中煎煮,待山楂将烂时予以碾碎,再煮10分钟,取出汁渣,加少量白糖后服用。

首乌芹菜粥:先将制首乌50克放入砂锅煎煮后取浓汁,后将粳米100克同首乌汁同煮,粥将好时,下瘦猪肉末50克和芹菜末100克,煮至米烂,调味后即可食用。

慢性肝炎病人如何进行药补?

慢性肝炎如果表现为脾虚或肝肾阴虚者,宜用药补进行调理。

菇杞肉:将香菇150克洗净切块,枸杞子60克洗净,牛肉250克洗净后用沸水氽去血水后切片,然后将三种物料一起放入砂锅内煮至肉烂熟为止。此药膳可治肝区隐痛不适、面色萎黄、疲倦乏力、食少消瘦。

化淤养肝蜜:先将山楂250克、丹参500克、枸杞子250克浸泡2小时后煎成药液,再把蜂蜜1000克、冰糖60克放入砂锅内,一起用微火煮30分钟,等蜜汁与药液融合且呈黏稠状时冷却,密封保存,用开水冲饮。此药膳可治肝肾阴虚、淤血停滞所致的胁肋刺痛。

慢性胃炎病人如何进行药补?

慢性胃炎可分为肝胃不和、脾胃虚寒、胃阴不足等型。

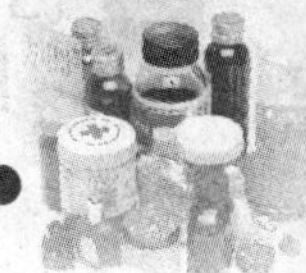

瑞香汤：将山药120克，乌梅、甘草各30克，陈皮、木香各3克研为末，每次取适量做汤服食。此药膳可治肝胃不和所致的胃脘胀痛、不时泛恶、大便溏薄。

干姜粥：将干姜、高良姜各3克洗净煎煮，去渣取汁，同粳米60克一起煮成粥。此粥可治脾胃虚寒所致的胃脘隐痛、呕吐呃逆、泛吐清水、肠鸣腹泻。

山药百合汤：将淮山药60克、百合30克、大枣10枚，同入锅内加水煮烂可食，此药膳可治胃阴不足所致的胃病隐约、口燥咽干、舌红少津、大便干燥。

沙参麦冬橘皮粥：取沙参、麦冬各15克，橘皮8克，大米100克，冰糖适量，煮粥食用，有滋阴养胃、理气止痛的作用。

慢性肾炎病人怎样进行药补？

慢性肾炎为可分为脾虚水泛、脾肾阳虚、肝肾阴亏等型。

两仁饭：将郁李仁100克碾碎，用清水过滤取汁1000毫升，再将其汁与薏苡仁200克及粳米一起煮饭。此饭可治脾虚水泛所致的水肿、小便不利、咳喘。

芡实煮老鸭：把芡实200克放入洗净的老鸭(约2000克)腹中，炖至烂熟。此药膳可治脾肾阳虚所致的水肿、小便不利、带下或遗精。

枸杞芝麻粥：将枸杞子30克、黑芝麻15克、红枣10枚、粳米60克加水煮成粥。此粥可治肝肾阴亏所致的腰膝酸痛、头晕目眩、小便黄赤。

缺铁性贫血病人怎样进行药补？

缺铁性贫血多以虚症为主，补益时要兼顾健脾开胃。

参枣汤：将党参15克、大枣10枚加水煎煮2次，去渣合汁。此汤可治脾虚气弱所致的面黄肌瘦、气短乏力、头晕眼花、食欲不振、大便稀溏。

归参炖母鸡：将当归、党参各15克放入洗净的母鸡腹内，置入砂锅中炖至鸡肉烂熟。此药膳可治气血两虚所致的头晕目眩、面色痿黄、神疲乏力、心悸气短、失眠健忘。

杞圆膏：将等量枸杞子、龙眼肉同入砂锅内，加水适量，煮沸后改用文火煎煮至无味，去渣后继续煎熬成膏。此药膳可治肝肾亏虚所致的面色苍白、头晕眼花、心悸气短、健忘失眠。

神经衰弱病人如何药补？

神经衰弱可分为心脾亏虚、肝肾阴虚、肾阳不足等型。

安神定志汤：将远志肉、炒枣仁、石莲肉各20克加水煎煮，饮汤。此药膳可治因心脾亏虚所致的失眠健忘、心悸怔忡。

酸枣仁粥:将酸枣仁50克炒后放入砂锅内,加水适量,煎煮20分钟,去渣留汁,再将粳米75克加入后熬煮成粥。此药膳可治肝肾阴虚所致的心神不宁、失眠多梦、体虚多汗。

桃杞鹑蛋:将胡桃肉15克放入盐开水中浸泡,枸杞子10克用清水泡后上笼蒸5分钟,鹌鹑蛋入油锅炸至金黄色,再与枸杞子、番茄酱等一起服食。此药膳可治肾阳下足所致的头昏脑涨、健忘失眠、神疲无力。

骨质疏松症病人怎样药补?

骨质疏松症可分为肝肾阴虚、脾肾阳虚等症。

桑葚杞子米饭:将桑葚、枸杞子各30克与粳米80克洗净后,加水适量并加入白糖20克煮成米饭。此药膳可治肝肾阴虚所致的头晕目眩、心烦不眠。

茯苓羊肉包子:将茯苓30克先后煎煮3次,再将3次药液合并,温热后与面粉1000克和成发酵面团。鲜羊肉500克剁成肉末,拌成肉馅,做成包子。此药膳可治脾肾阳虚所致的头晕乏力、畏寒怕冷、小便清长、大便溏薄。

中医对骨质疏松症主要采用补肾法,如治疗肾阳虚衰的中成药有右归丸、清宫寿桃丸;治疗肾阴亏虚的中成药有知柏地黄丸、六味地黄丸、活力苏口服液、大补阴丸;治疗肾阴肾阳两虚的龟龄集胶囊,以及适用于各症型的肾骨胶囊。

女性更年期综合征病人怎样进行药补?

女性更年期综合征可分为肝肾阴虚、脾肾阳虚、心神不安等型。

清脑羹:将银耳10克放温水中泡发半小时,洗净后撕成碎片。将冰糖50克放锅内加少许水,用文火熬成糖呈微黄色时,滤去渣备用。将炙杜仲10克放入锅内,加水煎煮20分钟,反复3次,合并药汁。在杜仲中放入银耳、清水,文火熬至银耳酥烂,再加入冰糖。此药膳可治肝肾阴虚所致的月经紊乱、烦躁烘热、睡眠不安、腰酸腿软。

胡桃莲肉猪骨粥:将胡桃肉、莲子肉各50克及猪骨200克洗净,入锅煮沸后用文火煮30分钟,再加粳米100克煮成粥。此粥可治脾肾阳虚所致的头晕耳鸣、腰膝酸软、夜尿频数、面浮肢肿、气短乏力、月经紊乱等。

玉灵膏:将龙眼肉30克、西洋参3克、白糖3克放入碗内,在饭锅上蒸透,可蒸多次,每次用开水冲服1匙。此药膳可治心神不安所致的虚烦不眠、头晕目眩。

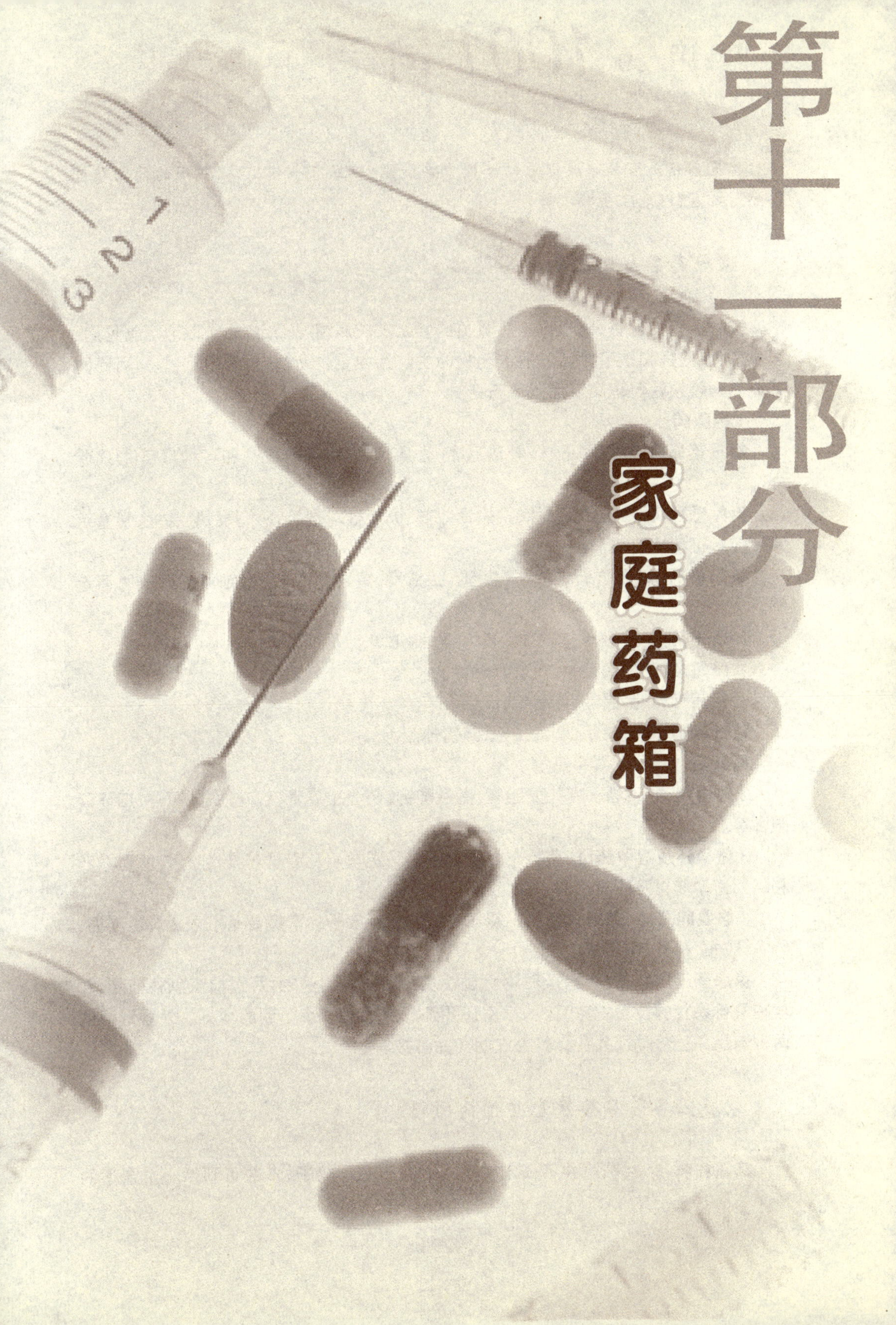

第十一部分

家庭药箱

家庭药箱是家庭自我保健的一项重要措施，一旦有小伤小病，备用的药物即可解燃眉之急，以免除疾病之苦。

家庭药箱如何配备常用药品?

家庭药箱的配备，需根据家庭成员的健康及疾病情况而定，通常以治疗常见病、多发病、慢性病和季节性多发病的药物为主。品种要少而精，数量不宜过多，可随时补充。一般家庭药箱应包括以下药品:

1.**内服药:**

解热镇痛药:如阿司匹林、扑热息痛、去痛片等，可用于发热和各种疼痛(腹痛除外)。

治疗感冒药:如维C银翘片、抗病毒冲剂、板蓝根冲剂等，感冒发热、头痛、鼻塞流涕等症状可酌情选服。

抗感染药:如复方新诺明、氟哌酸、红霉素、黄连素等，发生细菌性感染时可选服。

助消化药:如多酶片、吗丁啉、复方维生素B等。

胃肠解痉药:如颠茄片、普鲁苯辛等。

通便药:如开塞露、液体石蜡、麻仁丸等。

抗过敏药:如扑尔敏、苯海拉明、氯雷他定等。

解暑药:如人丹、藿香正气水等。

2.**外用药:**如碘酒、酒精、龙胆紫、高锰酸钾、伤湿止痛膏、红花油、创可贴、四环素眼膏等。

3.**避孕药及避孕药具:**育龄夫妇应常备一些避孕药及避孕药具，包括口服避孕药和局部避孕药以及安全套等。

4.**必要的器械、敷料:**如剪刀、镊子、体温表(有孩子的家庭要备肛表)、消毒药棉、纱布、胶布、棉签、绷带等。

家庭药箱应经常清理，及时清除过期及变质失效的药物，经过检查急救药品，并放在醒目易找的位置;有小孩的家庭还要注意放在孩子拿不到的地方。外观形似的两种药品，应分开放，并在标签上注明药品名称等。

家庭贮备药品要注意些什么问题?

药箱材料:家庭药箱并不一定在形式上有一只小箱子，多数可利用一个合适的

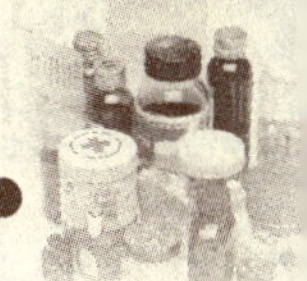

抽屉或小柜子即可。但一般要求用木质的或塑料等材料制成，比较牢固严密、避光、不易滋长微生物或不易潮湿。事实上考虑到各种药品或制剂对贮存药品的条件要求不同，一般贮存药品的地方可能需要多处。

存放位置：药品必须存放在安全可靠的地方或必要时加锁，防止让孩子和精神有异常的病人随时拿到，以免偷服、误服发生中毒。家庭用的消毒、灭蚊、灭蝇药决不可同贮备的内服药品混放，以免发生意外。也尽量不要把药品放在浴室、厨房、汽车中。

分类登记：建一张药品明细表，分内服药、外用药两大类，再按药品名、用途、用量、用法、注意事项、失效期等列表，一旦需要即可查表，能够起到方便、安全用药的作用。有条件时可以用电脑建立一个数据库，并输入上述重要参数，可以方便从多个角度查找到需要的药品或数据。

贮存包装和容器：药品最好用原包装物包装，这样便于识别，便于掌握服用方法、剂量。如无原包装，就应选用干净的小瓶，干燥后装药，并将药物的名称、服法、剂量等写清楚贴在包装瓶上。一般医院里分装的纸包装的药品不适宜长期贮存，必要时可以转存于玻璃瓶或其他较适合的容器内，并及时地贴上标签。贮存中药材时，若有干燥的密封罐是最好的，若没有玻璃罐，也可以用塑料袋将它层层包封以隔绝空气。最好不用铁器类容器保存，因为药材中一些成分在潮解状态中会和金属离子形成盐而变质。塑料盒因为是再制品，其成分能和药材起化学反应，也不宜直接盛装药材。

特殊贮存的条件：①避光：西药大多是化学制剂，阳光中紫外线能加速药物变质，特别是维生素、抗生素类药物，遇光后都会使颜色加深，药效降低，甚至变成有害或有毒物质。因此我们应设法将其保存在避光的地方或容器里。

②密封：空气中的氧气能使药物氧化变质。所以，无论是内服药还是外用药，用后一定要盖紧瓶盖，以防药物氧化变质失效。

③干燥：有些药品极易吸收空气中的水分，而且吸收水分后便开始缓慢分解失效或使其刺激性大大增加。

④阴凉：药物的化学反应随温度的上升而加快，温度上升10℃，化学反应速度可增加2～4倍。因此，药品的存放位置，应选择在家中最凉爽处。

⑤冷藏或冷冻：一般药品室温保存即可，适合放在冰箱冷藏(2℃～8℃)保存的药品有栓剂(夏天室温即可溶化)、糖浆(含糖量高，很容易受到细菌污染)、有机酸制剂(如口服用补血的葡萄糖酸亚铁容易氧化变质)、一些生物制品(白蛋白、血液制品等)及胰岛素等。长时间不用的中药材，可密封保存于冰箱冷冻室(-2℃～10℃摄氏度)中，近期使用的可放在冷藏室中。

定期检查和更新：要经常(一般为3个月～6个月)、定期检查药品是否超过有效期或变质失效。如发现药品超过有效期限，药片变色、松散、潮解、有斑点、胶囊有粘连、开裂、丸药有虫蛀、霉变，糖浆、膏滋类药发霉、发酵，药水混浊、沉淀，眼药水混浊、有絮状物等情况时，均应及时处理和更换。

家用医疗小器械怎么消毒?

家庭药箱里备用一些器械或敷料用品，如剪刀、镊子、棉棒、纱布、绷带、脱脂棉球及贮存这些物品的铝盒、瓶子等均需洁净无菌，否则反而会污染了伤口。如何做到洁净无菌呢?家庭采用蒸汽消毒法最为方便。

将欲消毒的物品放在铝锅、不锈钢锅、搪瓷锅及高压锅等容器内，待水烧开后再蒸45分钟(高压锅20分钟)即可达到灭菌消毒的目的。在蒸气消毒操作时应严格注意以下几点：

(1)蒸煮的锅、屉及剪刀、镊子、铝盒、瓶子应先用洗涤剂洗刷并用清水冲洗干净，不得有油渍污迹。

(2)制备消毒棉必须用药店购来的脱脂棉，不能随意用其他棉花代替。

(3)纱布、绷带、卫生棉等为了避免蒸后潮湿，可放在加盖铝盒内蒸气消毒。

(4)剪刀、镊子、瓶子等可用洁净白布(医药术语称为敷料包布)包好蒸。

(5)进行瓶子等玻璃器皿消毒时，锅内不可直接加入热水煮沸，而应加入冷水逐渐加温至沸，以防瓶子裂损。

(6)消毒好的物品应放在消毒的铝盒、敷料布包内保存，以免污染。

(7)剪刀、镊子及有时用来拔刺的针，用前可再用消毒乙醇擦拭一下。

家庭药箱如何整理?

首先，定期检查药品登记表和药品有效期。应经常或定期(3个月~6个月)检查你所登记的药品明细表，检查是否有药品即将或已经过期，有计划地尽快使用接近失效期的药品，对已经超过有效期的药品应立即妥善处理，不得继续使用。最好还应该注意一些新出台的药品法规，特别应注意国家定期明文规定淘汰或因为某些特殊药品不良反应事件，而暂停使用的药品品种，遇到这种情况应及时废弃或处理这些药品。

其次，定期检查和清理药品。发现霉变、腐烂以及其他变质情况的药品必须立即清理，并排除其对同贮的其他药品有无影响。由于药品保管不当而导致包装破损(如瓶口脱蜡、活塞盖松动等)的药品极易染菌和酸败，这类药品应及时清理出药箱。标签不全，字迹模糊、看不清规格和剂量的药品，不可凭自己“经验”判断和服用，抛弃是最安全的做法。挥发性药品挥发后，会造成含药量增高或降低，这类药物应经常清理，重新补充。

再次，定期补充必备药品。根据对药箱中药品的检查和清理情况，应及时补充平时必备的药品，并注意及时登记和正确保存。随着家庭成员增减和身体状况的变化，应及时调整家庭药箱应贮藏的药品品种和数量，及时补充相应的药品。

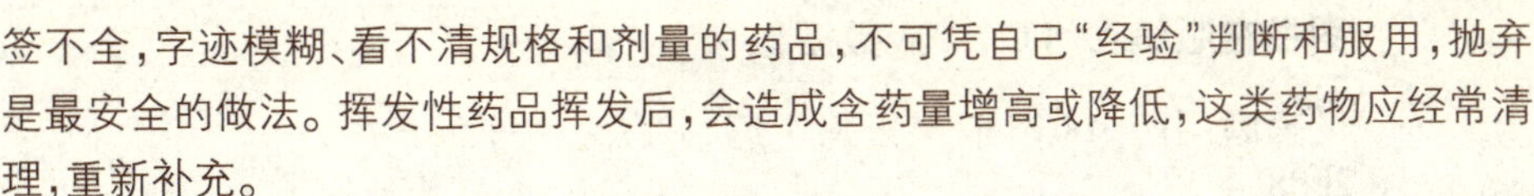

吃不完的药怎么处理？

很多人会想：吃不完的药可以留下来以后使用吗？其实，吃不完的药应该以以下三个原则来处理：

（1）不要轻易把剩余的处方药与亲友共享：处方药应该有医生明确的处方指导才能用药，如果不得已保留了先前剩余的处方药，不要擅自把它们推荐给亲友共享，否则可能会由于不能正确掌握病人的用药适应证或用药方法而导致不可预料的后果，使得“好心不得好报”。不论是自己或亲友服用这些剩余药物，必须在医生开出同种药品的处方之后遵医嘱使用，而且必须判断该药品在有效期内且贮藏无变质。

（2）务必保留剩余药品的说明书及包装外盒：剩余药品存放时应该尽量保存其说明书和原包装，这样在服用前可详细阅读药品说明书，并判断其有效期和是否变质。假如存放的药品名称不清楚、有效期限的记载模糊、药片药膏有变质异味或迹象，宁可丢弃，绝对不要贸然服用。

（3）那么，哪些药物该留？哪些该弃呢？

极易分解变质的药物不留。如阿司匹林极易分解出对胃肠有刺激的物质。维生素C久留分解而失去药效。另外，还有鱼肝油滴剂都会因分解而失效。

有效期短的不保留。如乳酶生、胃蛋白酶合剂或接近到期的抗生素，如放置时间过久就会降低或失去药效。

没有良好包装的药物不能留。如氨茶碱、苯妥英钠、苯巴比妥等剧毒药，由于给药数量受限，多为药袋分装，由于密封不好易分解而降低或失去药效。

所剩药物非常少时不留。如病愈后只剩几片，也无保留价值。

不属于常用药不留。偶尔患一次非常见病，用剩的药不留，除留时间过久造成失效外，还会因留用药物品种过多，时间一久还会造成混淆。

已打开包装的药物不宜留。像口服液等制剂，容易污染变质，如剩下不多而在短时间内又不用时无保留意义。

图书在版编目（CIP）数据

家庭用药1001问/吴云鸣主编. —太原：书海出版社，2008.4

ISBN 978-7-80550-781-1

Ⅰ.家… Ⅱ.吴… Ⅲ.①药物-问答②用药法-问答 Ⅳ.R97-44

中国版本图书馆CIP数据核字（2008）第048580号

家庭用药1001问

主　　编：吴云鸣
责任编辑：秦继华　高美然
装帧设计：清晨阳光（谢成）工作室设计制作

出 版 者：山西出版集团·书海出版社
地　　址：太原市建设南路21号
邮　　编：030012
电　　话：0351-4922220（发行中心）
0351-4922235（综合办）
E-mail：Fxzx@sxskcb.com
Web@sxskcb.com
Renmshb@sxskcb.com
网　　址：www.sxskcb.com

经 销 者：山西出版集团·书海出版社
承 印 者：山西出版集团·山西新华印业有限公司新华印刷分公司

开　　本：787mm×960mm　1/16
印　　张：20
字　　数：387千字
印　　数：1-10 000册
版　　次：2008年4月第1版
印　　次：2008年4月第1次印刷
书　　号：ISBN 978-7-80550-781-1
定　　价：30.00元